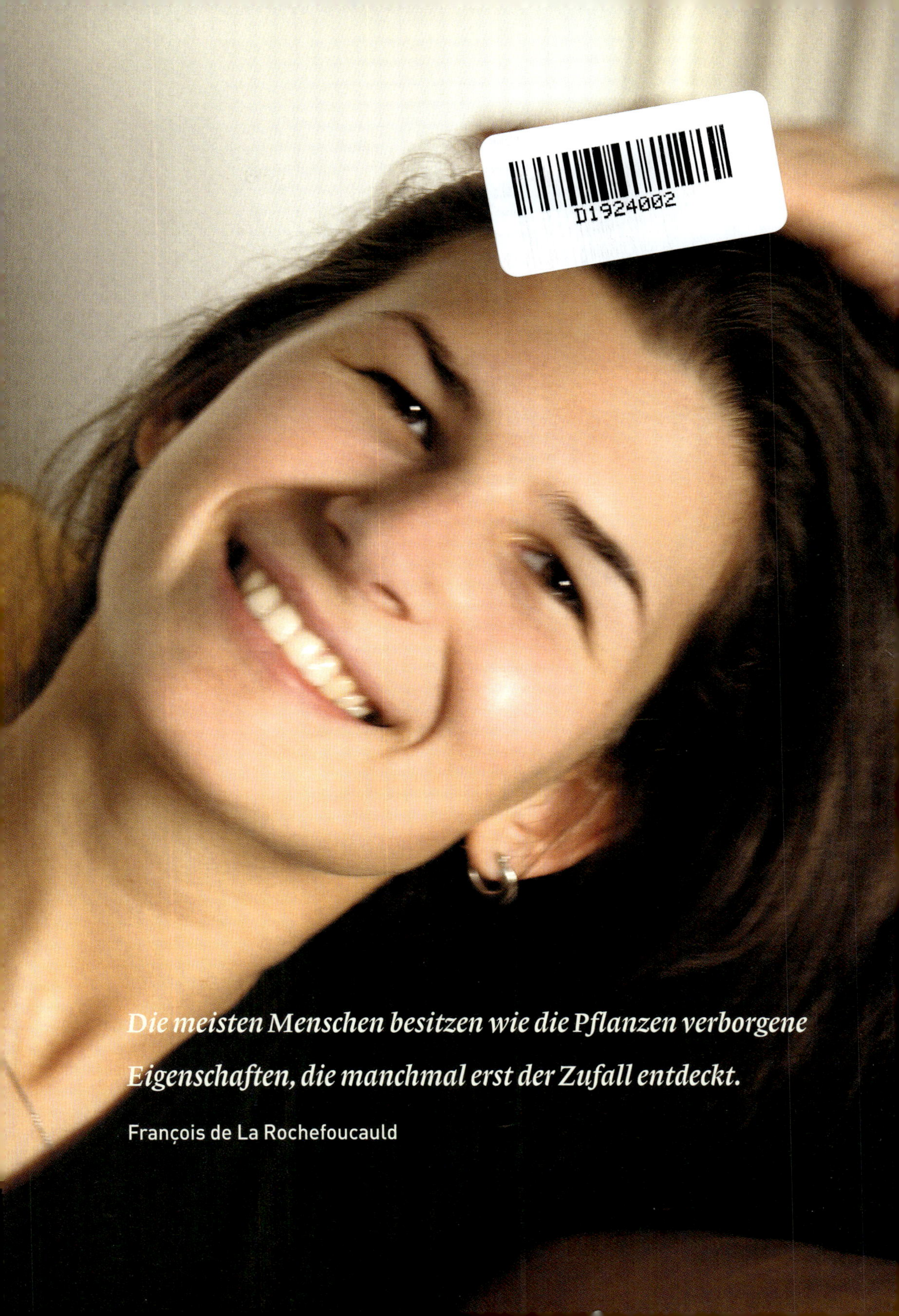

Die meisten Menschen besitzen wie die Pflanzen verborgene Eigenschaften, die manchmal erst der Zufall entdeckt.

François de La Rochefoucauld

Inhalt

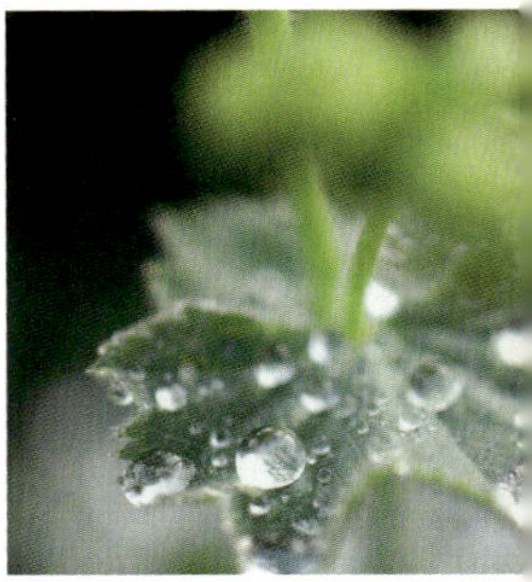

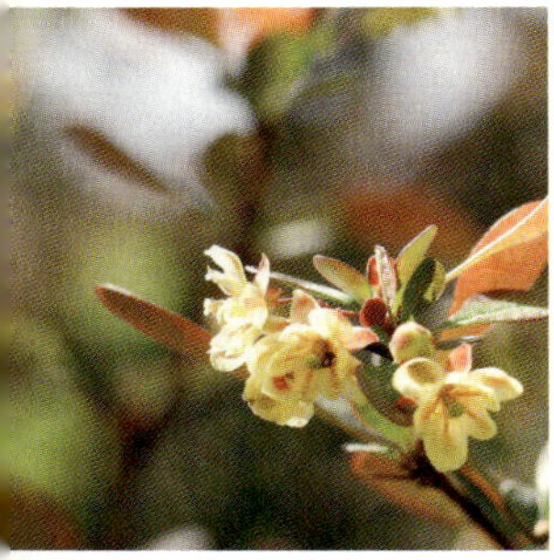

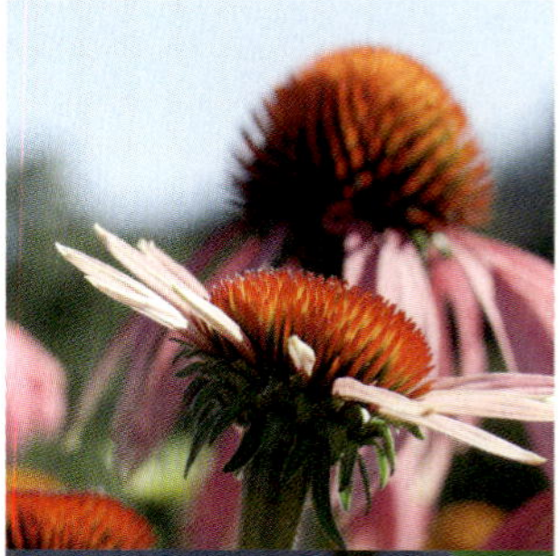

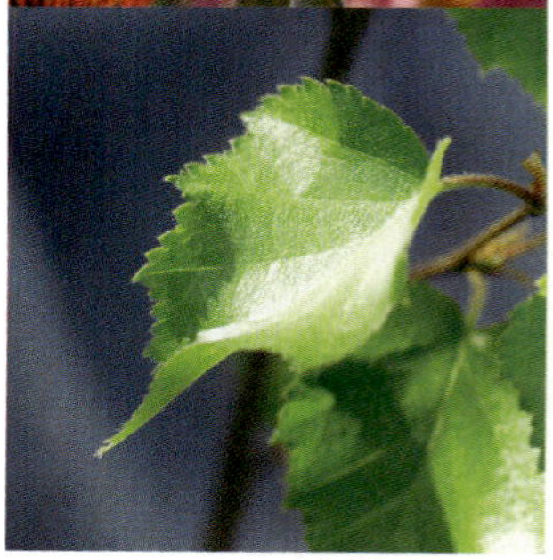

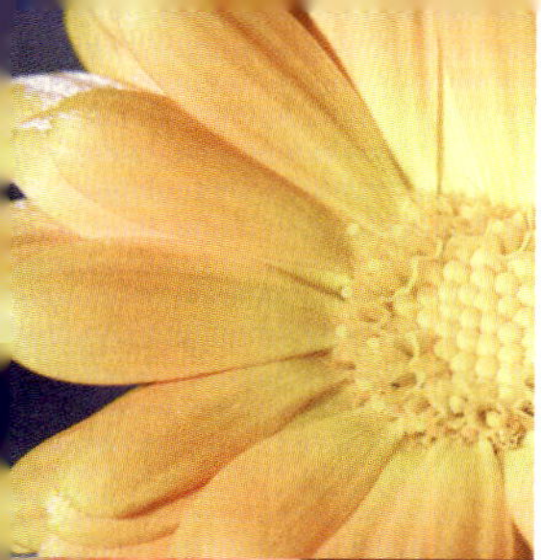

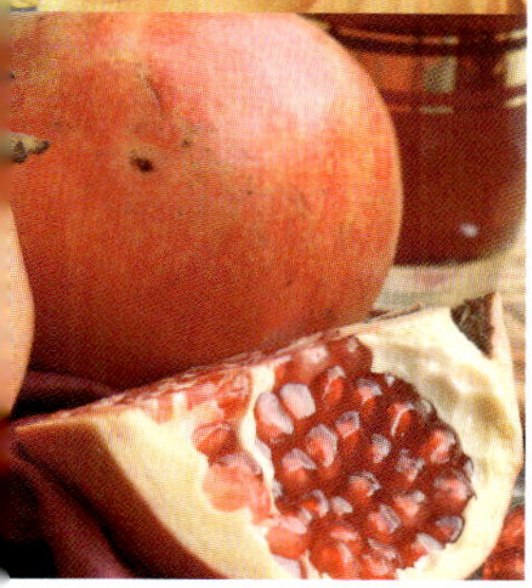

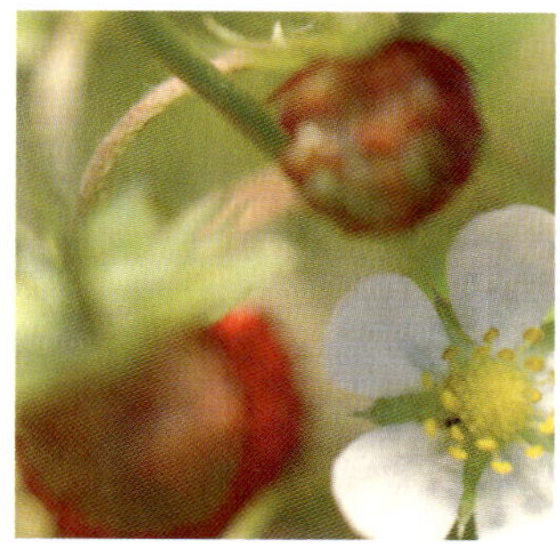

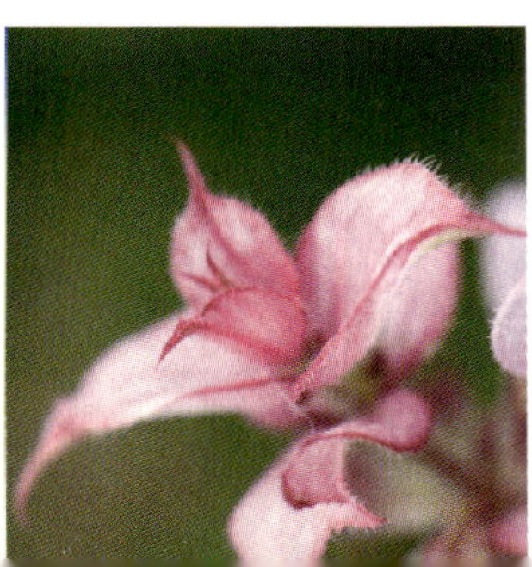

Einleitung

Liebe Leserin,

noch immer weiß man(n) nur wenig darüber, was den weiblichen Körper gesund erhält. Auch in der medizinischen und pharmazeutischen Forschung wird die spezifisch weibliche Biologie bislang fast völlig vernachlässigt. Denn das Bild vom gesunden Menschen orientiert sich nach wie vor am Mann.

Frauen jedoch sind bekanntlich anders gestrickt: Ihre Biochemie funktioniert anders, die weiblichen Hormone beeinflussen den Stoffwechsel anders, Krankheiten äußern sich anders, sie brauchen andere Mittel und Wege, eine andere Pflege zur Gesundung. Und das Wichtigste: Frauen durchlaufen unterschiedliche Lebensphasen, die jeweils mit spürbaren körperlichen und seelischen Veränderungen verbunden sind. Diese lebenszyklischen Veränderungen sind sinnvolle Maßnahmen der Natur. Sie gehören zum Frausein, sie machen unsere Besonderheiten und Stärken aus. Die erstaunlichen Anpassungsleistungen unseres Organismus und unseres seelischen Empfindens während all dieser Phasen verdienen Anerkennung und Wertschätzung. Und sie ermöglichen uns das grundlegende Vertrauen in eigene Gesundungs- und Heilungskräfte.

Viele Frauen stellen deshalb die gängigen Betrachtungsweisen der Medizin in Frage und suchen nach einem Verständnis von Gesundheit und Krankheit aus weiblicher Sicht – nach neuen Erklärungen, Diagnosen, Behandlungswegen und Heilmitteln. Bei der Behandlung von Gesundheitsstörungen wünschen sie sich deshalb immer häufiger auch eine nebenwirkungsarme, sanfte Medizin, die sie unterstützt und begleitet.

Dieses Buch stellt Ihnen viele einfache und zum Teil jahrhundertelang erprobte Heilmethoden vor, mit denen Sie sich im Krankheitsfall aktiv selbst helfen oder eine schulmedizinische Therapie bewusst ergänzen können. Neben der Behandlung mit pflanzlichen Mitteln finden Sie im Kapitel «Wärme und Wasser» wirksame und leicht ausführbare Wärme- und Wasseranwendungen beschrieben. Im Text wird darauf mit einem Pfeil verwiesen. Damit Ihnen außerdem nach einer ärztlichen Diagnose oder einer Arzneimittelverordnung die Orientierung leichter fällt, habe ich die medizinischen und pharmazeutischen Fachbegriffe aufgenommen.

Allerdings brauchen Sie für manche Beschwerden auch die Hilfe professioneller Expertinnen. Wenn Sie sich also unsicher fühlen, besorgt sind oder Ihr

Wohlbefinden sich mit den empfohlenen Mitteln nicht bessert, zögern Sie bitte nicht: Es gibt Krankheiten und Notsituationen, in denen akut nur die Schulmedizin helfen kann.

An dieser Stelle gilt mein besonderer Dank Frau Dr. med. Rona Britting für die sorgfältigen Korrekturen meines Manuskriptes, die sie zusätzlich zu ihrer Arbeit als Klinikärztin und Mutter von Lucy (9) und Svenja (6) rasch und fachkompetent erstellt hat.

So unterschiedlich wir Frauen sind, so verschieden zeigt sich auch das Wesen der Heilpflanzen. Wenn Sie neugierig geworden sind, gehen Sie auf Ihre persönliche Erkundungsreise, suchen Sie «Wald- und Wiesenverwandtschaften» und finden Sie beim Entdecken der Naturschätze immer wieder Ihre körperliche und seelische Balance.

Ihre Birgit Laue

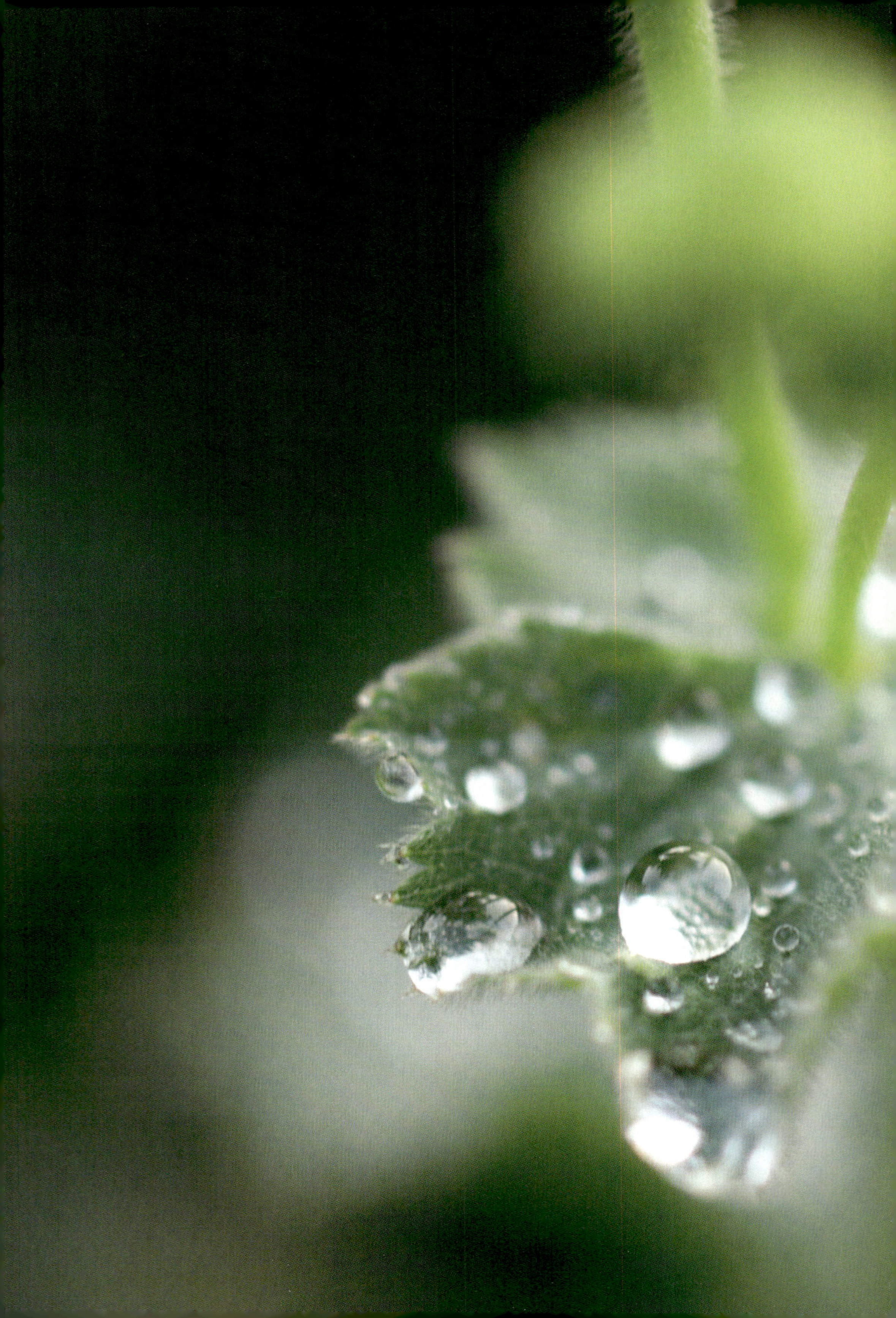

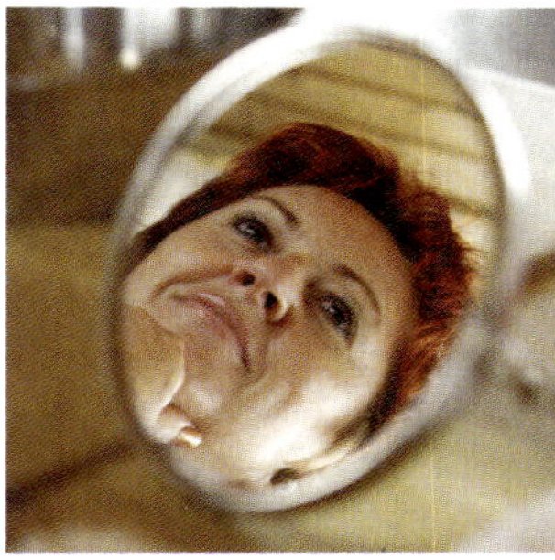

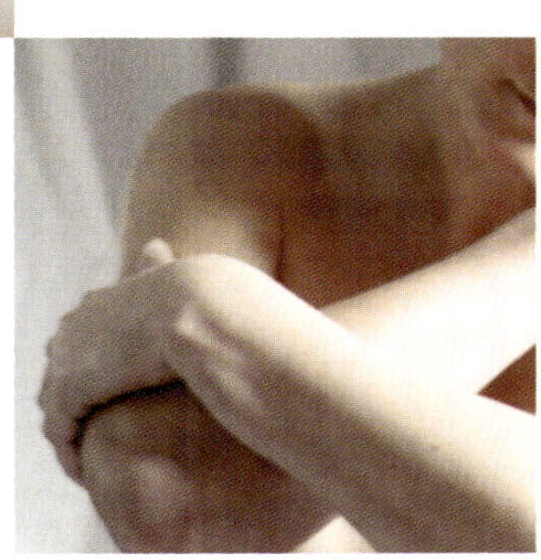

ro
ro
ro

vital:

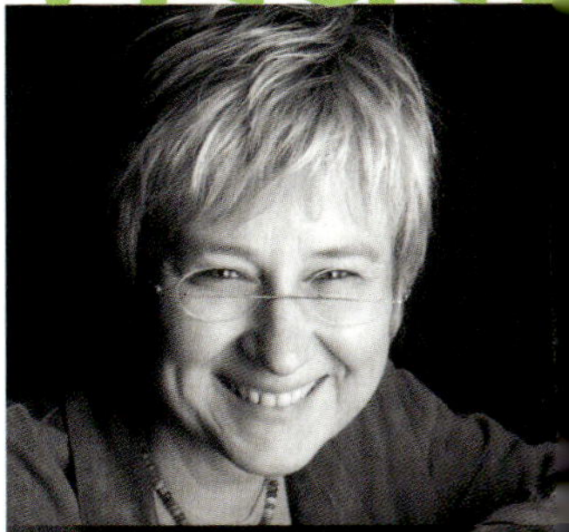

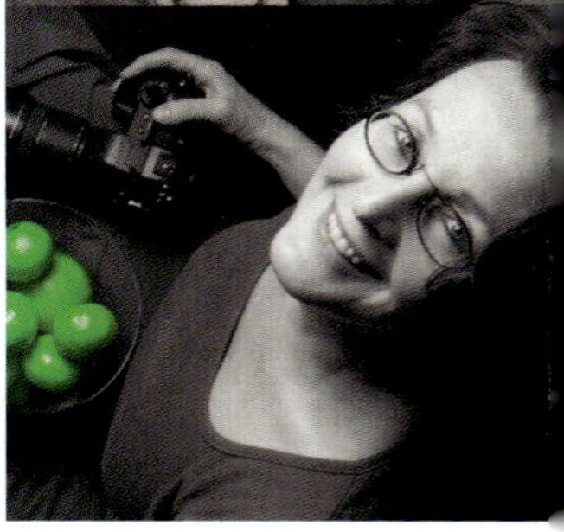

Die Autorin *Birgit Laue*, geb. 1959, Hebamme und Lehrerin für Gesundheitsfachberufe mit langjähriger praktischer Erfahrung in Phytotherapie, Homöopathie und anthroposophisch orientierter Medizin. Fachredakteurin und -autorin, Medical Relations Managerin für den Fachbereich Hebammen, WELEDA AG, Schwäbisch Gmünd, Referentin für Profis aus dem Gesundheitswesen, Fachbeirätin des Internetportals babyclub.de.

Die Fotografin *Angelika Salomon*, geb. 1960, Erzieherin, Studium der Sozialpädagogik, Yogalehrerin BDY/EYU, Meditationslehrerin und Gesundheitspädagogin, Autorin, seit vier Jahren professionelle Bildjournalistin.

Mehr Informationen und Bilder unter www.as-pekte.de

Von Birgit Laue und Angelika Salomon sind bei Rowohlt bereits erschienen: Ich bin schwanger: Natürlich pflegen und heilen (rororo 60997), Kinder natürlich heilen (rororo 61703), 100 Fragen: Geburt (rororo 61716).

Birgit Laue

Heilpflanzen für Frauen

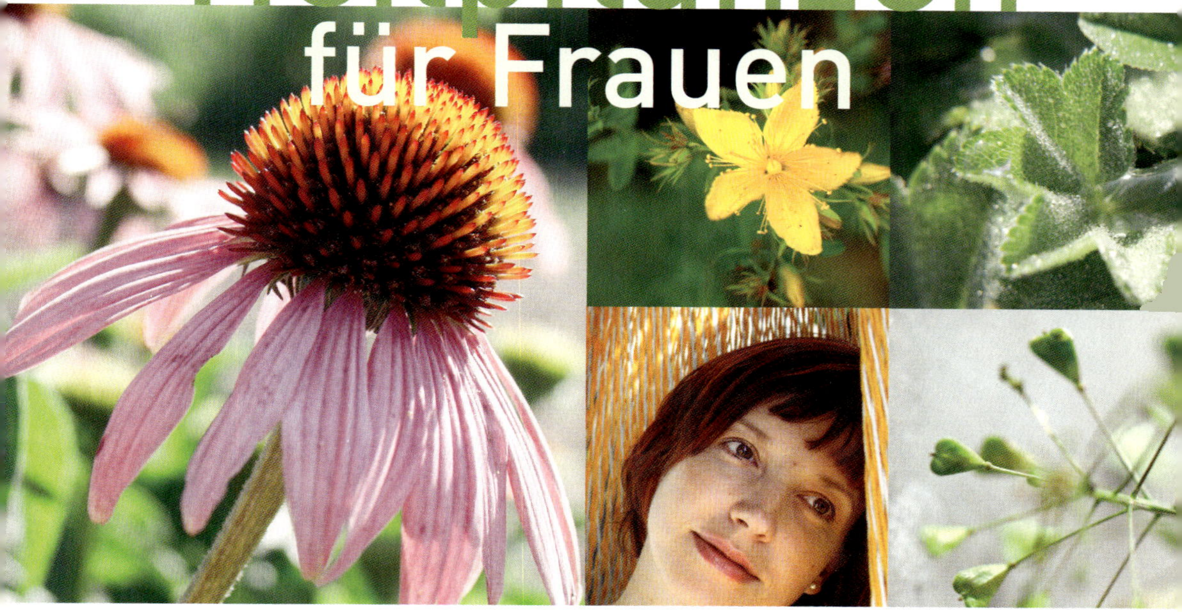

Sanfte Naturmedizin und die besten Hausmittel

Symptome erkennen, Beschwerden lindern

Viele praktische Selbsthilfe-Tipps

Mit großem Pflanzen-Abc

Rowohlt Taschenbuch Verlag

Mitarbeit Angelika Salomon

WICHTIGER HINWEIS
Alle Ratschläge und Informationen sind sorgfältig geprüft und erwogen. Jeder Leser ist aufgefordert, eigenverantwortlich zu handeln und in Fällen ernsthafter Erkrankungen sowie bei unklaren Symptomen rechtzeitig ärztliche Hilfe einzuholen.

Auch beim Einsatz von naturheilkundlichen Mitteln muss auf genaue Anwendung und Dosierung geachtet werden.

Irrtümer und Druckfehler sind vorbehalten. Garantie und Haftungsansprüche jeder Art sind ausgeschlossen.

Originalausgabe / Veröffentlicht im Rowohlt Taschenbuch Verlag, Reinbek bei Hamburg, April 2005 / Redaktion Bernhard Schön / Fotos (Innenteil) Angelika Salomon / Umschlaggestaltung ZERO Werbeagentur, München (Fotos: zefa/M. Botzek, mauritius images/K. Paysan, Angelika Salomon) / Layout Christine Lohmann / Gesamtherstellung Clausen & Bosse, Leck / Printed in Germany / ISBN 3 499 61616 5

Zyklus und Menstruation

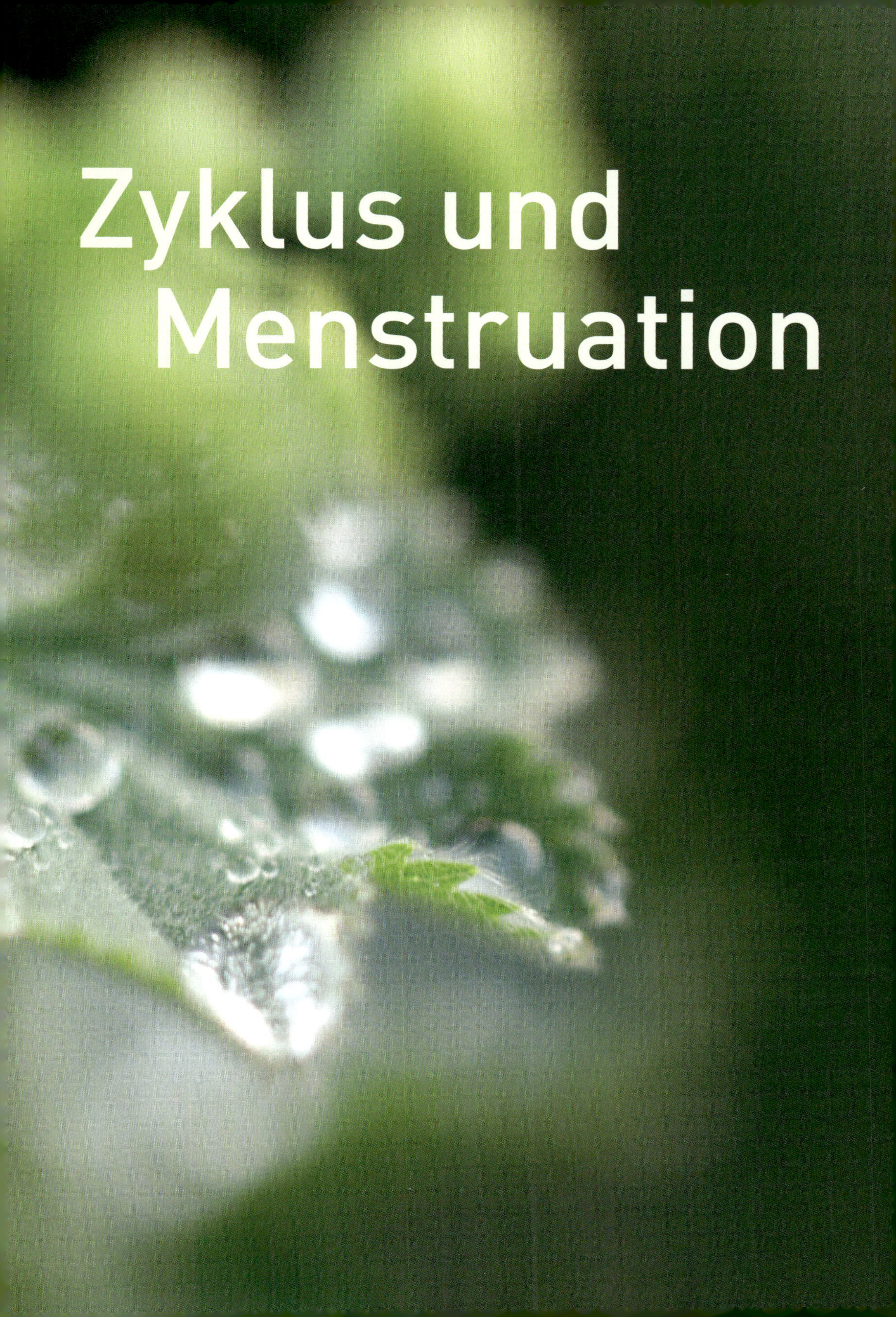

Der weibliche Zyklus

Wissen Sie eigentlich, wie verschwenderisch Mutter Natur uns Frauen mit Fruchtbarkeit bedacht hat?

Bereits in einem fünf Monate alten weiblichen Embryo sind 5–6 Millionen Eizellen angelegt. Davon bleiben allerdings bis zur Pubertät «nur» ca. 400 000 so genannte Follikel übrig, alle anderen sterben vorher ab. Und auch von diesen reifen während der fruchtbaren Frauenjahre in beiden Eierstöcken insgesamt lediglich etwa 500 Follikel bis zum Eisprung heran. Dadurch wird der Eierstock im Verlaufe eines Frauenlebens immer kleiner: Während er in der Pubertät noch glatt und ca. pflaumengroß ist, hat er nach den Wechseljahren nur noch die Größe einer Haselnuss. Durch die vielen Eisprünge ist seine Oberfläche narbig, die meisten Eizellen haben sich im Körpergewebe aufgelöst.

Der Organismus einer Frau ist ab der ersten Monatsblutung (Menarche) in einem ca. 4-wöchigen Rhythmus körperlichen und seelischen Veränderungen unterworfen, die die Voraussetzung für eine Schwangerschaft schaffen. Anfänglich kann dieser Zyklus auch noch unregelmäßig und ohne Eisprung sein, bis sich ein Rhythmus eingependelt hat. Mit jedem Zyklus stellt je ein Eierstock eine einzige befruchtungsfähige Eizelle (außer bei Mehrlingsschwangerschaften) bereit, und die Gebärmutter schafft durch Auflockerung ihrer Schleimhaut immer wieder aufs Neue ein weiches «Nest» für ein eventuell befruchtetes Ei.

Harmonie der Hormone

Die fein aufeinander abgestimmten Abläufe während des Zyklus werden erst durch ein äußerst kompliziertes hormonelles Zusammenspiel von Zwischenhirn (Hypothalamus), Hirnanhangdrüse (Hypophyse) und Eierstöcken (Ovarien) möglich. Die Eierstöcke produzieren über den ganzen Zyklus hinweg in unterschiedlichen Mengen Östrogen, Progesteron wird erst in der zweiten Zyklushälfte nach dem Eisprung bereitgestellt. Diese beiden Hormone sind für die Heranreifung des Eies und seine eventuelle Einnistung zuständig, außerdem regen sie das Wachstum und die Umwandlung der Gebärmutterschleimhaut an.

Das Zwischenhirn übernimmt die Vermittlerfunktion und sorgt dafür, dass die Hirnanhangdrüse (Hypophyse) zwei für den Eisprung wichtige Hormone bildet:

- **das follikelstimulierende Hormon (FSH), das die Eibläschen in den Eierstöcken zum Wachsen anregt, und**
- **das luteinisierende Hormon (LH), das den Eisprung und den Gelbkörperaufbau auslöst.**

Wenige Tage vor dem Eisprung bereitet sich der Körper optimal auf eine mögliche Befruchtung vor: Der Muttermund öffnet sich leicht, der zähe Schleim, der sonst den Gebärmutterhals (Cervix) fest verschließt, wird dünner und durchlässiger, sodass die Spermien leichter passieren können. Der Eisprung selbst dauert lediglich 15 Sekunden. Dabei platzt die Hülle des Eibläschens auf und entlässt das Ei samt seinen Nahrungszellen. Damit es nicht in den Bauchraum verschwindet, wölbt sich einer der sehr beweglichen, mit Fransen (Fimbrien) besetzten Trichter, die am Ende jedes Eileiters sitzen, über den Eierstock und saugt das Ei samt Nahrungszellen ein.

Der leere Follikel zieht sich in den Eierstock zurück und wandelt sich unter dem Einfluss des luteinisierenden Hormons in den so genannten Gelbkörper (Corpus luteum) um. Er heißt so, weil der Follikel bei seiner Veränderung eine gelbe Farbe annimmt. Seine Aufgabe ist vor allem die Produktion von Progesteron (Gestagen), das die Gebärmutterschleimhaut auf eine eventuelle Schwangerschaft vorbereitet.

Progesteron im Blut bedeutet für die Steuerzentralen im Zwischenhirn und in der Hirnanhangdrüse, dass möglicherweise schon eine Schwangerschaft eingetreten ist. Ein weiterer Eisprung erfolgt dann nicht.

Über diesen Mechanismus wirkt übrigens auch die Pille: Dem Körper wird kontinuierlich eine ausreichend hohe Dosis synthetischer Hormone zugeführt, die eine zweite Zyklushälfte oder eine Schwangerschaft simuliert. Damit wird der Eintritt eines Eisprungs gehemmt.

Erhöhte Basaltemperatur

Häufig macht sich der Eisprung durch ein leichtes Ziehen im Unterbauch, manchmal auch durch eine kleine Zwischenblutung bemerkbar. Unter dem Einfluss des Progesterons steigt die morgens vor dem Aufstehen gemessene Körpertemperatur etwa 1–2 Tage nach einem Eisprung sprunghaft an und bleibt bis zum Einsetzen der Menstruation, ca. 12–14 Tage später, auf einem durchschnittlich um 0,5 °C erhöhten Level (Basaltemperaturerhöhung).

Damit das Ei in Richtung Gebärmutter wandern kann, ziehen sich die Muskeln des Eileiters von Zeit zu Zeit zusammen, kleine Flimmerhärchen sorgen außerdem für die Bewegung. Für ca. 24 Stunden ist das Ei nun befruchtungsfähig und bleibt zunächst im äußeren Drittel des Eileiters, also in der Nähe der Eierstöcke.

Im Falle einer Befruchtung wandert es langsam durch den Eileiter in Richtung Gebärmutter, wo es sich in der gut durchbluteten und weichen Schleimhaut einnistet. Der Gelbkörper wächst weiter und produziert immer mehr Gestagen, das auch als «schwangerschaftsbehütendes Hormon» bezeichnet wird. Die Basaltemperatur ist in den ersten Schwangerschaftswochen weiter erhöht, die Menstruation bleibt aus.

Ein neuer Zyklus beginnt

Kommt es nach dem Eisprung nicht zur Befruchtung, zerfällt die Eizelle und geht unbemerkt verloren. Der Cervixschleim verdickt sich unter dem Einfluss des Progesterons und verschließt den Eingang zur Gebärmutter. Der Gelbkörper erschöpft sich in seiner Progesteronproduktion für das Schleimhautwachstum der Gebärmutter. Er schrumpft ebenfalls und löst sich auf.

Die mittlerweile fast 1 Zentimeter dicke Gebärmutterschleimhaut wird nun nicht mehr benötigt. Eine vermehrte Ausschüttung von Gewebshormonen, so genannten Prostaglandinen, sorgt dafür, dass die Muskulatur der Gebärmutter sich rhythmisch zusammenzieht. Dadurch wird das Gewebe abgestoßen und zusammen mit Blut aus kleinen Blutgefäßen durch die Scheide nach außen geschwemmt: Die Periode setzt ein. Die Prostaglandine sind auch der Auslöser für mögliche Schmerzen bei der Monatsblutung. Durch die gesteigerte Kontraktionsbereitschaft der Gebärmutter wird die Durchblutung ebenfalls verringert.

Bei manchen Frauen setzt die Menstruation langsam und mit leichten Schmierblutungen ein, bei anderen strömt das Blut gleich recht heftig. Insgesamt verliert frau aber nur ca. 30 – 80 ml Flüssigkeit, die sich zur einen Hälfte aus Blut und zur anderen aus Gebärmutter- und Scheidensekret sowie Teilen der Gebärmutterschleimhaut zusammensetzt.

Übrigens: Der erste Tag der Monatsblutung ist auch der erste neue Zyklustag. Das ist u. a. für die Bestimmung Ihrer empfängnisbereiten Tage wichtig zu wissen. Normalerweise dauert dieser Zyklus 28 Tage. Aber jede Frau ist anders und hat ihren eigenen Rhythmus: Individuelle Abweichungen (25 – 35 Tage) sind deshalb sehr häufig.

Menstruationsbeschwerden

Das prämenstruelle Syndrom

Die Tage vor den Tagen sind für fast ein Drittel aller Frauen nicht gerade die besten. Sie leiden vor dem Einsetzen der Monatsblutung regelmäßig unter einem prämenstruellen (lat. prä = vor, mens = Monat) Syndrom, kurz PMS.

SYMPTOME

Schlechte Laune, depressive Verstimmungen, Reizbarkeit, Nervosität, Kreislauf- und Verdauungsprobleme sind genauso Anzeichen wie Wassereinlagerungen, Gewichtszunahme, geschwollene, schmerzende Brüste, bohrende Kopfschmerzen oder sogar Migräneanfälle. Die Beschwerden können schon ein bis zwei Wochen vor der Regelblutung beginnen und nehmen bis zum Einsetzen der Menstruation zu. Am ersten oder zweiten Tag der Blutung klingen sie dann wieder ab.

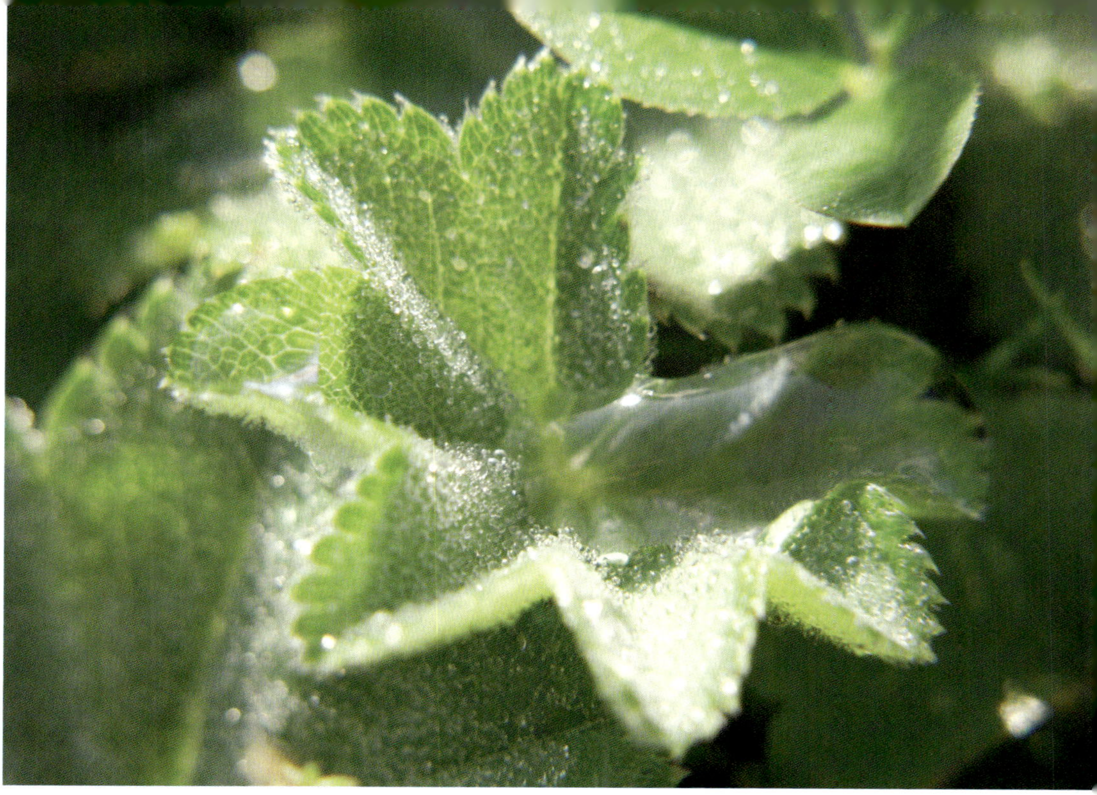

Frauenmantel

URSACHEN

Auch wenn die Ursachen nicht geklärt sind, wird das PMS häufig durch Hormonveränderungen während der Pubertät, nach einer Schwangerschaft, nach dem Absetzen der Pille oder der wieder einsetzenden Periode nach einer Krankheit oder hohem Gewichtsverlust ausgelöst. Häufig handelt es sich um einen Östrogenüberschuss im Verhältnis zum Progesteron.

BEHANDLUNG

Tees

In der Heilpflanzenkunde ist besonders der *Frauenmantel* (Alchemilla vulgaris) für seine gelbkörperregulierende Wirkung bekannt. Wenn Sie über mehrere Zyklen täglich 2–3 Tassen *Frauenmanteltee* – auch in Kombination mit *Schafgarbe* – zu sich nehmen, können Sie einem hormonellen Ungleichgewicht bereits gut vorbeugen.

Frauenmantel

Der aus der Familie der Rosengewächse stammende Frauenmantel ist eines der klassischen Heilkräuter gegen Frauenbeschwerden. Auch wenn seine Wirkungen bislang wissenschaftlich noch nicht näher untersucht wurden, hat er in der Volks- und Erfahrungsheilkunde schon lange seinen festen Platz.

Die sehr ausdauernde Staude wächst bevorzugt auf feuchten Wiesen, Weiden und an Waldrändern und lässt sich auch im Garten kultivieren.

Ihre Blätter, die zu den schönsten im Pflanzenreich zählen, sind rundlich, gezähnt und wie ein mittelalterlicher Radmantel in ca. 7–10 Abschnitte «gefältelt», was der Pflanze ihren Namen gab. Blütezeit ist von Mai bis September, die eher unscheinbaren, gelblich grünen Blüten duften leicht süßlich.

Eine Besonderheit stellt der große, kristallklare Wassertropfen dar, der sich wie eine schimmernde Perle am Blattgrund sammelt. Dieser «Himmelstropfen» ist nicht etwa Tau, sondern Wasser, das an der Spitze der Blattzähnchen von der Pflanze selbst aktiv ausgeschieden wird. Die Alchemisten vergangener Zeiten nutzten dieses himmlische Wasser bei der Herstellung des «Steins der Weisen», der geheimnisumwobenen Substanz, die alle unedlen Metalle in Gold und jede Krankheit in Gesundheit verwandeln sollte. Daher leitet sich vermutlich auch der lateinische Name «Alchemilla» ab.

Verwendet werden die getrockneten oberirdischen Teile und die Wurzel, Sammelzeit für das Kraut ist von Mai bis August.

Das Kraut enthält hauptsächlich Gerbstoffe und Bitterstoffe, darüber hinaus Saponine, Phytosterine, Flavonoide, Spuren von Salicylsäure (S. 41) und ätherisches Öl.

WIRKUNG

Frauenmantel kräftigt die Organe des kleinen Beckens, hilft bei Unterleibsentzündungen und Ausfluss, unterstützt besonders zu Beginn der Pubertät den gesunden Menstruationsrhythmus, wirkt entspannend bei Unterleibskrämpfen und hormonregulierend bei Wechseljahrsbeschwerden. Weil die Pflanze ihre Tröpfchen «ausschwitzt», also selbst Einfluss auf ihren Wasserorganismus nimmt, wirkt sie nach der Signaturenlehre auch bei klimakterischen Hitzewallungen und dem damit verbundenen Schwitzen. Die von Paracelsus erarbeitete Signaturenlehre beruht auf der Annahme, dass alle Erscheinungen und Wesen in der Natur miteinander in Beziehung stehen und insgesamt verknüpft sind. Diese Zusammenhänge lassen sich in der Natur aufgrund von Ähnlichkeiten äußerer Merkmale (Signaturen) erkennen. So sind sie z. B. ein Mittel, die Heilkräfte einer Pflanze, eines Minerals etc. zu erkennen.

Alchemillatee, im Wochenbett getrunken, beugt einem Stau des Wochenflusses vor und unterstützt die Rückbildung der Gebärmutter. Selbst eine bruststraffende Wirkung wird ihm zugeschrieben, wenn mit frischem Presssaft getränkte Kompressen oder zerquetschte Blätter auf die Brust aufgelegt werden.

Ein enger Verwandter, der Alpenfrauen- oder Silbermantel, soll sogar bei Zyklusstörungen im Zusammenhang mit einer Unterfunktion der Eierstöcke hilfreich sein.

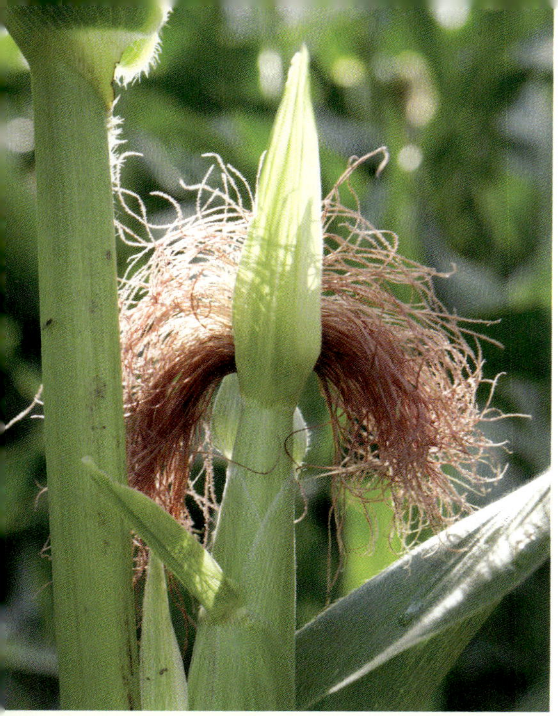

Maisgriffel

Wassereinlagerungen

Bei Wasseransammlungen, Aufgedunsensein und Schwellungen ist es sinnvoll, mindestens 2 l Wasser pro Tag zu trinken und regelmäßig 3–4 Tassen eines ausschwemmenden Tees zu sich zu nehmen. Sehr gut wirken *Maisgriffel, Brennnessel-* oder *Löwenzahnblätter* und *-wurzel, Hauhechel-* oder *Klettenwurzel.*

Kopfschmerzen

Plagen Sie Kopfschmerzen, hilft Ihnen ein pflanzliches Mittel aus *Pestwurz* (S. 22 f.), z. B. *Petadolex* von Weber & Weber oder *Petaforce* von Bioforce. Auch → *Senfmehlfußbäder* (S. 136) befreien von Kopfschmerz und bringen die Monatsblutung in Fluss.

Nervosität und Anspannung

Einer Niedergeschlagenheit, Nervosität oder Reizbarkeit begegnen Sie am besten mit *Eisen-* oder *Johanniskrauttee*, den Sie mit *Melissenblättern* oder *Lavendelblüten* mischen.

Bei starker Anspannung empfehlen sich *Baldrian* und *Passionsblume.* Stimmungsaufhellend wirken auch Gewürze wie *Ingwer, Kardamom und Zimt,* weil sie die Ausschüttung des Stresshormons Adrenalin verringern.

Verdauungsprobleme

Bei Blähungen, gespanntem Bauch und Verdauungsproblemen schaffen → *feuchtwarme Bauchauflagen* (S. 124) oder auch → *Ölkompressen* (S. 129) mit einem Zusatz von *Kümmel, Majoran, Fenchel* und *Anis* Entlastung.

Hormonregulation mit Mönchspfeffer

Direkte Auswirkungen auf die Hirnanhangdrüse und somit auf die Ausgewogenheit Ihres Hormonhaushaltes hat der *Mönchspfeffer* (Vitex agnus-castus), auch Keuschlamm genannt.
Der zur Familie der Eisenkrautgewächse gehörende Strauch galt im Altertum als Sinnbild der Keuschheit. Nicht ganz einig ist man sich darüber, ob sich der Name agnus castus nun vom griechischen «a gonos» (= ohne Nachkommen) oder von den lateinischen Wörtern «agnus» (= das Lamm) und «castus» (= keusch) ableitet.

In mittelalterlichen Klöstern verwendete man die pfefferartig scharfen Früchte jedenfalls als Zugabe zum Bettstroh, um Mönche und Nonnen von unkeuschen Gedanken abzulenken.

Mit modernen Untersuchungsverfahren konnte gezeigt werden, dass die phytohormonhaltigen Samen der Pflanze ähnlich wie Progesteron wirken. Gemeinsam mit Östrogen ist dieses Hormon an der Regulation nahezu aller weiblichen Fortpflanzungsfunktionen beteiligt. Es bestimmt die Umwandlung der Gebärmutterschleimhaut in der zweiten Zyklushälfte und sorgt unabhängig von den Östrogenen für die nach dem Eisprung einsetzende Erhöhung der Körpertemperatur. Wird zu wenig Progesteron gebildet, sind unregelmäßige Monatsblutungen, verkürzte Zyklen und Zwischenblutungen die Folge.

Wässrig-alkoholische Extrakte aus den Mönchspfefferfrüchten, z. B. *Agnus castus D6* von Weleda, *Agnucaston* von

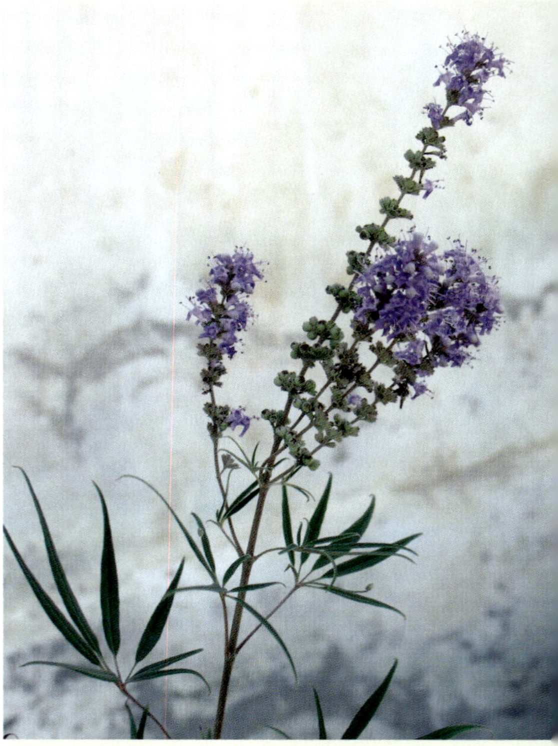

Mönchspfeffer

Madaus, werden deshalb auch beim prämenstruellen Syndrom, zur Normalisierung von Zyklusunregelmäßigkeiten und schmerzhaftem Spannungsgefühl in den Brüsten (S. 90) eingesetzt. Diese Beschwerden können auch auf eine stressbedingte Erhöhung des Prolaktinspiegels zurückzuführen sein, ein Hormon, das die Brustdrüse und die Milchbildung stimuliert. Durch die Gabe von Mönchspfeffer wird der wichtige Nerven-Botenstoff Dopamin freigesetzt, der dem Prolaktin entgegenwirkt und das lästige Spannungs- und Schmerzgefühl in der Brust vor den Tagen vermindert.

Naturheilkundlich erfahrene Frauenärzte empfehlen, Mönchspfeffer nur in der zweiten Zyklushälfte einzunehmen, wenn der Organismus auch auf das Progesteron reagieren kann. Nehmen Sie also vom 12. bis zum 28. Zyklustag 3-mal täglich 20 Tropfen einer Tinktur oder eines Fertigarzneimittels ein. Die Wirksamkeit setzt langsam ein, Sie benötigen etwa drei Monatszyklen, bevor Sie sicher wissen, ob Mönchspfeffer bei Ihnen wirkt.

Wie bei allen Hormonpflanzen kann es vorkommen, dass Ihr Körper durch eine Verstärkung der Symptome reagiert. Dann ist der Mönchspfeffer nicht das richtige Mittel für Sie.

Übrigens: Es besteht keine Gefahr, mit der Einnahme den Spaß und die Lust auf körperliche Liebe zu verlieren. In Untersuchungen konnte bei einer niedrig dosierten Therapie die lusthemmende Wirkung bisher nicht bestätigt werden.

Mönchspfeffer zeigt bisweilen auch fruchtbarkeitsfördernden Erfolg beim unerfüllten Kinderwunsch: Geht die Kinderlosigkeit auf eine Störung der Gelbkörperproduktion zurück, kann Agnus castus diese Funktionen ebenfalls normalisieren (S. 30 f.).

Schmerzhafte Periode

Eine schmerzhafte Periodenblutung, medizinisch Dysmenorrhoe genannt, ist im Zusammenhang mit der Menstruation der häufigste Grund für einen Frauenarztbesuch. Mindestens jede fünfte Frau ist davon betroffen. Treten die Beschwerden schon mit Einsetzen der ersten Regelblutung (Menarche) auf, spricht man von einer primären Dysmenorrhoe. Die sekundäre Dysmenorrhoe entwickelt sich erst im Laufe von Jahren. Sie ist meist organischer Natur und sollte deshalb unbedingt frauenärztlich abgeklärt werden.

URSACHEN

Primäre Dysmenorrhoe

Die lang anhaltenden, schmerzhaften Gebärmutterkrämpfe werden durch eine verstärkte Bildung von Gewebshormonen, den Prostaglandinen, in der Gebärmutterschleimhaut verursacht. Die Beschwerden sind auch seelisch sehr belastend, weil sich die Angst vor dem wiederkehrenden Schmerz immer mehr aufbaut und zusätzlich zu Verkrampfungen führt. Sie können dies umgehen, wenn Sie mit den Gegenmaßnahmen bereits einige Tage vor Einsetzen der Periode beginnen.

Sekundäre Dysmenorrhoe

Bei der sekundären Dysmenorrhoe spielt vor allem die Endometriose (S. 38 f.) eine große Rolle. Aber auch Spiralen zur Verhütung, Myome (S. 43 f.) oder vorausgegangene Unterleibsoperationen können zu einer sekundären Dysmenorrhoe führen.

SYMPTOME

Starke, krampfartig ziehende Beschwerden im Unterleib, die mit einem Druckgefühl im gesamten Unterbauch einhergehen und sich zu kolikartigen Schmerzen steigern können, machen den betroffenen Frauen das Leben schwer. Dazu kommen Rückenschmerzen, Übelkeit, Erbrechen, Verstopfung oder auch Durchfälle, Migräne, Herzrasen und oft eine große Müdigkeit. Die Seele leidet ebenso mit: Ein vermindertes Selbstwertgefühl, nervöse Reizzustände, Verstimmungen und Depressionen treten gar nicht so selten auf.

Die Beschwerden beginnen zumeist einige Tage vor der Menstruation und sind am Anfang der Blutung am stärksten. Bei jungen Mädchen führt der oft noch enge Gebärmutterhalskanal, durch den die als Gewebsfetzen abgehende Schleimhaut nur langsam austreten kann, zusätzlich zu Schmerzen.

BEHANDLUNG

In vielen Kulturen können sich Frauen während ihrer Periode zurückziehen und schonen. In unserer leistungsorientierten westlichen Welt ist dies nicht akzeptiert, das natürliche Bedürfnis wird oftmals sogar belächelt. Trotzdem: Bejahen Sie, auch wenn es Ihnen jetzt schwer fallen mag, Ihr Frausein und Ihre Weiblichkeit.

Gönnen Sie sich bewusst Pausen vom Alltag. Bewegen Sie sich ganz in Ihrem eigenen Rhythmus, gehen Sie ein paar Schritte durch die Natur, meditieren Sie ein wenig – alles, was Sie körperlich entspannt und seelisch stärkt, ist jetzt richtig.

Wohlige Wärme auf dem Bauch oder im Rücken fördert die Durchblutung im Becken und löst die Krämpfe: Ein warmes Bad, ein Kirschkernsäckchen und, nicht zu vergessen, die heiß geliebte Wärmflasche sind bekannte und bewährte Notfallhelfer.

Beim Befüllen einer Wärmflasche gibt es zwei wichtige Dinge zu beachten, um eine lang anhaltende, wohltuende Wärmewirkung zu erleben:

Wärmflasche

- **Die Wassertemperatur sollte nicht zu heiß sein, ca. 60 °C. Füllen Sie auf keinen Fall kochendes Wasser ein, weil es sonst zu schweren Verbrennungen kommen kann.**
- **Die Luft in der Flasche muss herausgedrückt werden, damit sie sich nicht erwärmt und die Wärmflasche zum Platzen bringt. Außerdem hält eine Wärmflasche mit Luftblasen die Wärme nicht gut.**

Sie halten die bis zur Hälfte gefüllte Wärmflasche am Einfülltrichter fest, legen sie schräg auf eine flache Unterlage und lassen die Luft entweichen, bis der Wasserspiegel die Einfüllöffnung erreicht. Sie verschließen die

Flasche sorgfältig. Stecken Sie die Wärmflasche vor der Anwendung in einen kleinen Kissenbezug oder eine spezielle Hülle.

TEES

Gänsefingerkraut

Nomen est omen: Bei allen Krämpfen der glatten Muskulatur hat sich das Krampf- oder Krammetkraut hervorragend bewährt. Wir kennen die kleine Pflanze aus der edlen Familie der Rosengewächse eher unter dem Namen *Gänsefingerkraut* (Potentilla anserina), weil sie früher als Gänsefutter diente. Ihre Blätter bilden eine Rosette, die an der Unterseite mit silbergrauen Härchen bedeckt ist. Die Blätter sind stark gesägt, und die Stängel wachsen ausläuferartig am Boden entlang. Auf Wiesen und an Straßenrändern findet man die kleine gelbe, 5-blättrige Blüte von Mai bis Juli.

Zusätzlich zu seinem hohen Gerb- und Bitterstoffgehalt enthält Potentilla anserina Schleime und Flavonoide, die es für die Behandlung der genannten Beschwerden auszeichnen. Auch bei starkem Spannungskopfschmerz und beginnender Migräne zeigt es Wirkung. Und wenn Sie zur Entspannung gerne kochen: Die Blätter und Wurzeln des Gänsefingerkrautes eignen sich sehr gut als Wildgemüse.

Eine letzte wichtige Verwendungsmöglichkeit sollte den Hexen unter Ihnen nicht vorenthalten werden: Wird die Wurzel zur Sonnwende am frühen Morgen gegraben, soll sie als Amulett für den Liebeszauber dienen.

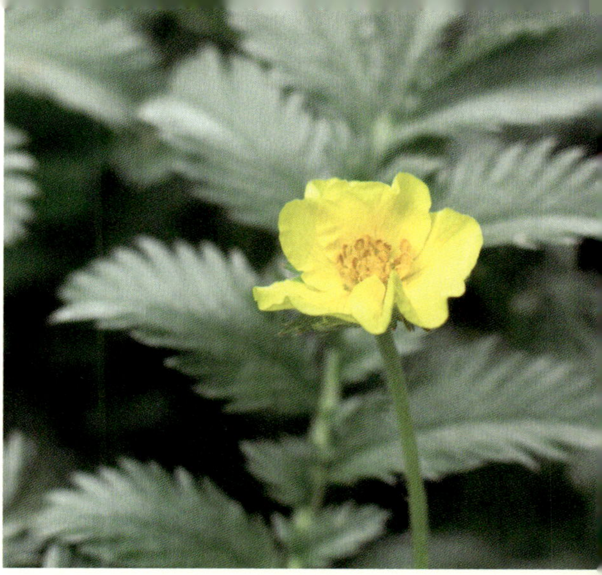

Gänsefingerkraut

Teemischung bei Periodenschmerzen

Zutaten: Gänsefinger-, Frauenmantelkraut und Schafgarbe zu gleichen Teilen, je 1/2 Teil Kamille und Melisse

Zubereitung: Sie gießen von der Mischung 4 TL frisches oder 2 TL getrocknetes Kraut mit 250 ml heißem Wasser auf, lassen den Tee 10 Minuten ziehen und seihen ihn ab.

Dosierung: Beginnen Sie mit der Einnahme eine Woche vor Einsetzen der Periode. Trinken Sie täglich 2–3 Tassen vor den Mahlzeiten, bis die kritische Phase vorbei ist. Nach einigen Wochen der Besserung setzen Sie den Tee versuchsweise ab.

Verfeinern Sie die Anserinen-Milch mit den schmerzstillenden Gewürzen Safran und Zimt.

tipp

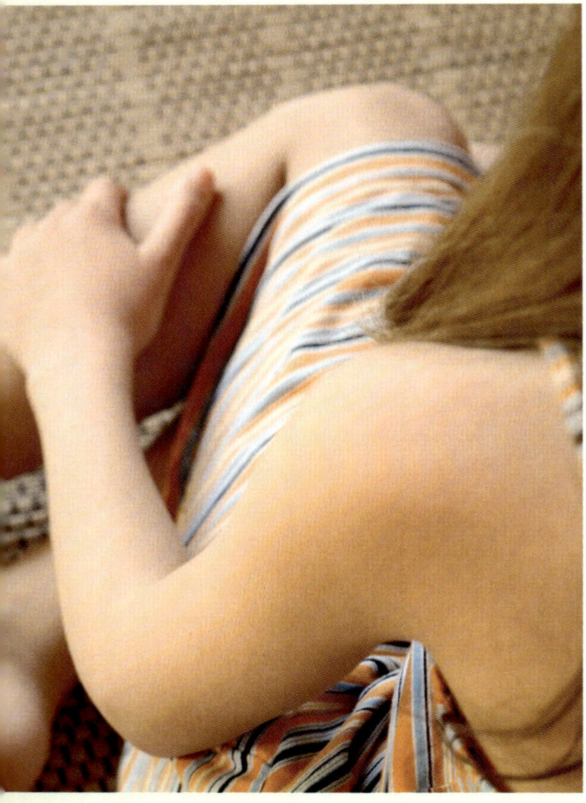

Auch Pfarrer Kneipp war von der Heilwirkung des Gänsefingerkrautes überzeugt. Er schrieb: *«Tee von Anserinenkraut ist ein vortrefflich Mittel bei Krampfanfällen, seien dieselben im Magen oder wo immer … Beim Beginne der Anfälle, noch besser, bei den Vorzeichen der Krämpfe gebe man den Kranken täglich dreimal recht warme Milch (so warm sie ertragen werden kann), in welcher Anserinenkraut, so viel mit drei Fingern zu fassen ist, zu Tee abgebrüht wurde. Zugleich sollen auf die krampfhaften Stellen Umschläge mit dem in Wasser angeschwellten oder abgebrühten Kraute gemacht werden.»*

Damit das Blut gut im Fluss bleibt und sich nicht staut, trinken Sie Tee von *Frauenmantelkraut*, *Ringelblumenblüten* und *Himbeerblättern* (S. 30).

Bei allgemeiner Anspannung und Nervosität helfen entspannende Kräuter wie *Melisse, Lavendel, Eisenkraut* und *Baldrian* (S. 109).

Pestwurz

Eine alte, in Europa weit verbreitete Heilpflanze ist die *Pestwurz* (Petasites officinalis). Der Name leitet sich ab von «petasos» (griechisch = großer Hut mit breitem Rand), und in der Tat: Kinder lieben es, sich zum Schutz vor Sonne oder Regen mit den manchmal bis zu 30 cm im Durchmesser großen, wunderbaren Blatthüten zu schmücken.
In den Pestzeiten des Mittelalters wurde Pestwurz als harn- und schweißtreibendes Mittel eingesetzt.

Zu Heilzwecken verarbeitete man Wurzeln und Blätter, die Sesquiterpen-lactone (u. a. Petasin und Isopetasin), Pyrrolizidinalkaloide (giftig), Schleim- und Bitterstoffe beinhalten. Pestwurz wirkt krampflösend und schmerzstillend, ausgleichend und beruhigend.

Aufgrund des Gehaltes an giftigen Pyrrolizidinalkaloiden sollten Sie auf eine Herstellung eigener Tinkturen und Tees verzichten und besser auf standardisierte Arzneimittel aus der Apotheke zurückgreifen, z. B. *Petaforce* von Bioforce oder *Petadolex* von Weber & Weber.

Traubensilberkerze

Starke Schmerzen mindert die *Traubensilberkerze* (Cimicifuga racemosa), auch Wanzenkraut genannt. Dieser Name leitet sich aus den lateinischen Wörtern «cimex» – Wanze und «fuga» – Flucht ab. Obwohl die Pflanze keinen intensiven Geruch besitzt, wurde ihr doch eine insektenabwehrende Wirkung nachgesagt.

Der lateinische Artname «racemosa» (Traube) bezieht sich auf die traubenartigen Blütenstände der Pflanze. In Europa wurde die Silberkerze bereits im 18. Jahrhundert in die Frauenheilkunde eingeführt, sie gehört zu den mittlerweile besterforschten Pflanzen für dieses Fachgebiet und wird gegen schmerzhafte Regelblutungen und typische Wechseljahrsbeschwerden (S. 101) eingesetzt.

In der Apotheke finden Sie eine Vielzahl von fertigen Arzneimitteln aus Traubensilberkerze.

Mögen Sie's scharf? Dann verwenden Sie beim Kochen jetzt reichlich stoffwechselanregenden *Cayennepfeffer* (Capsicum frutescens). Er verleiht Wärme und stimuliert den Blutkreislauf. Der zusätzliche Kick: Durch den Inhaltsstoff Capsaicin wird die körpereigene Endorphinproduktion angeregt, diese «Glückshormone» geben ein Gefühl des Wohlbefindens. Und das können Sie jetzt bestimmt gebrauchen, oder?

tipp

Bischofskraut

Sehr hilfreich sind auch *Ammi visnaga D_1 Tropfen* von Weleda. Dieses Arzneimittel aus Zahnstocheramei, auch *Bischofskraut* (Ammi visnaga) oder Khella genannt, wirkt entspannend auf die Muskulatur der Gebärmutter und lindert den Schmerz.

Ätherische Öle

Sanfte Massagen des Kreuzbeinbereichs (unterer Rücken) oder des Unterleibs mit den krampflösenden Ölen von *Rose, Ylang-Ylang, Lavendel und Muskatellersalbei* können ebenfalls Spannungen und Schmerzen lindern. Muskatellersalbeiöl enthält einen hohen Anteil an Sclareol, einer östrogenähnlichen Komponente, die sehr entspannend wirkt. Wenn Sie niemanden in der Nähe haben, der Sie liebevoll massieren kann, sind warme → *Ölkompressen* (S. 129) mit einem Zusatz von *Kamille-, Lavendel-* und *Melissenöl* eine wirkungsvolle Alternative.

Kompressen und Auflagen

Wunderbar entspannend wirkt eine → *feuchtheiße Bauchauflage* (S. 124) mit einem Zusatz von *Kamille* oder *Schafgarbe.*

Wenn Sie die Wärmewirkung lieber im Rücken spüren: Eine → *Ingwerauflage* (S. 126) regt die Durchblutung an. Von den vielen ätherischen Ölen, die der Ingwer enthält, sind die Gingerole für die Schmerzhemmung die wichtigsten. In ihrer chemischen Struktur und der Wirkweise ähneln sie dem Aspirin. Sie wirken vor allem dem gefäßverengenden Hormon Serotonin entgegen und helfen deshalb bei krampfartigen Schmerzen und Übelkeit. Scharfstoffe regen zusätzlich den Wärmeorganismus und den Nierenstoffwechsel an.

Die trockene Wärme einer → *Bienenwachsauflage* (S. 128) hilft Ihnen, auch eine schmerzgeplagte Nacht zu überstehen.

Zu starke Blutungen

In Fachbüchern findet man den Hinweis: Wenn während der normal dauernden Periode mehr als 15 Binden pro Tag benötigt werden oder ein Tampon weniger als 2 Stunden ausreicht, handelt es sich um eine verstärkte Blutung oder – medizinisch – eine «Hypermenorrhoe».

Am besten können Sie allerdings Ihre Blutungsmenge selbst einschätzen: Bluten Sie stärker als sonst, und das über 2–3 Zyklen hinweg, sprechen Sie unbedingt mit Ihrer Frauenärztin.

URSACHEN

In den meisten Fällen ist eine zu starke Blutung organisch bedingt, z. B. durch Myome (S. 43 f.), Lageveränderungen der Gebärmutter, Entzündungen und Schleimhautveränderungen, aber auch hoher Blutdruck oder Herz- und Nierenkrankheiten können die Ursachen sein. Nur in wenigen Fällen liegt eine hormonelle Störung wie z. B. eine Schilddrüsenüberfunktion vor. Starke Blutungen können auch stressbedingt sein.

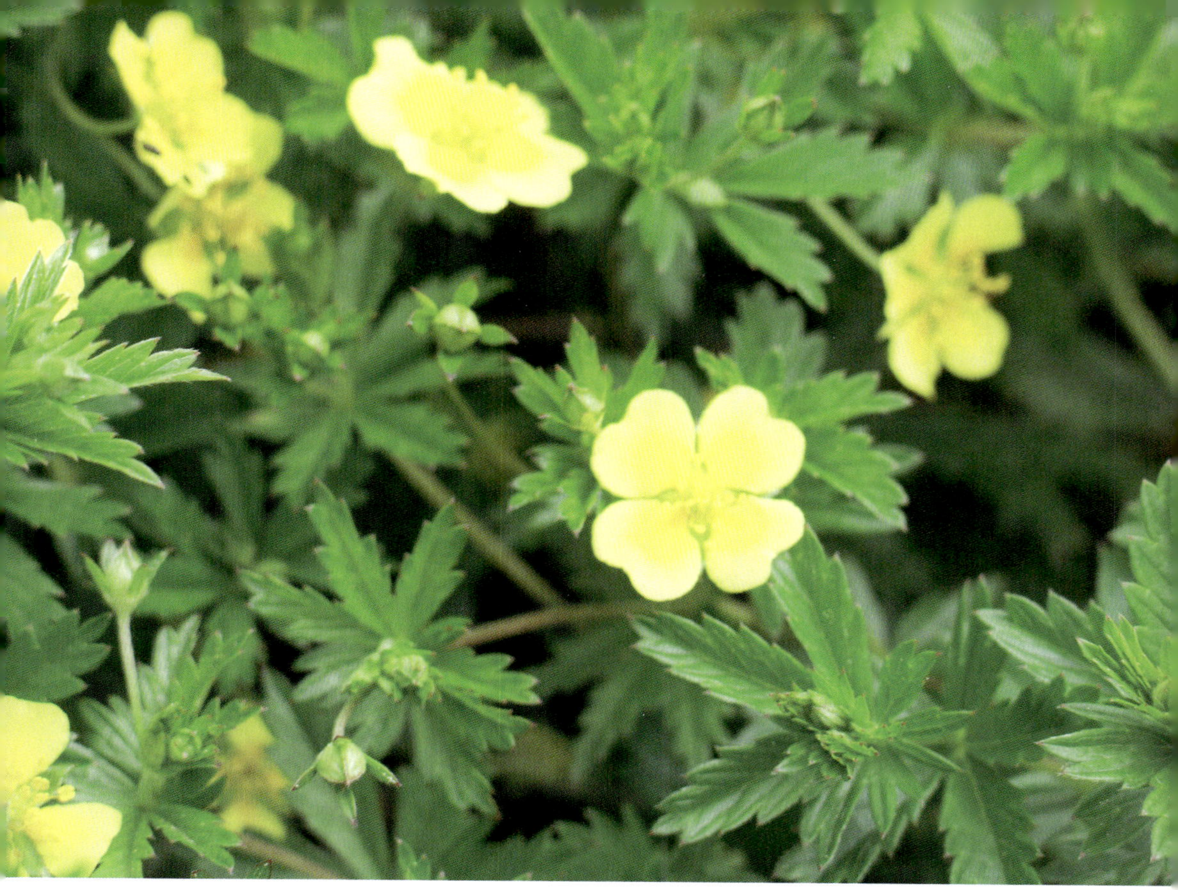

Blutwurz

BEHANDLUNG

Blutungsstillende Heilpflanzen sind vor allem die *Blutwurz* (Potentilla tormentilla) und das *Hirtentäschel* (Capsella bursa pastoris).

Blutwurz

Die *Blutwurz* (Tormentilla) stammt aus der Familie der Rosengewächse und hat ihren Namen vom blutroten Saft, der beim Anschneiden aus dem gelblich weißen Wurzelstock austritt.

In der Pflanzenheilkunde wird das im Frühjahr oder im Herbst ausgegrabene Rhizom entweder als Tinktur oder als Tee verwendet. Wirksame Inhaltsstoffe sind vor allem die starken Gerbstoffe und Gerbsäuren. Im Laborversuch hemmt der Pflanzensaft auch das Wachstum von Bakterien und Viren.

Blutwurz wirkt stark zusammenziehend und austrocknend. Zubereitungen der Tormentilla werden daher äußerlich in Form von Spülungen oder Pinselungen bei entzündlichen Erkrankungen der Haut und Schleimhaut verwendet. Innerlich genommen, vermindern sie die Haut- und Schleimhautdurchblutung und werden deshalb

Blutwurztinktur

Zutaten: Getrocknete Blutwurz (Tormentillae rhizoma), 70%iger Alkohol (Weingeist), 1 Glas mit Schraubverschluss, 1 Braunglasflasche für die fertige Tinktur, 1 Kunststoffsieb, Gaze zum Abseihen

Zubereitung: Sie befüllen das Glas zu 1/5 mit den Wurzelstückchen, gießen es bis zum Rand mit dem Alkohol auf und verschließen das Glas. Sie stellen es auf eine helle Fensterbank und schütteln die Mixtur täglich. Nach 3 Wochen ist die Tinktur fertig zum Abseihen. Pressen Sie dabei auch die Wurzelreste aus. Füllen Sie die fertige Tinktur in die Braunglasflasche und beschriften Sie sie mit Inhaltsangabe und Herstelldatum.

Anwendung: Nehmen Sie bei Bedarf 2- bis 3-mal täglich 10–30 Tropfen mit etwas Wasser ein.

vor allem bei Mund- und Rachenentzündungen oder Durchfällen verabreicht. Auch in der Frauenheilkunde wirkt Blutwurztinktur zusammenziehend auf die Gebärmutterschleimhaut und hilft so, die zu stark blutenden Gefäße zu verschließen.

Hirtentäschel

Das genügsame *Hirtentäschel* (Capsella bursa pastoris) ist bei starken Blutungen ein sehr gutes Mittel. Die dreieckigen samentragenden Kapselfrüchte sehen aus wie die Tasche eines Hirten und gaben der Pflanze ihren Namen. Sie enthält vor allem Flavonoide, Kaliumsalze, Alkaloide, Cholin und Gerbstoffe, die die Gebärmutter anregen, sich zusammenzuziehen. Schon lange geben Hebammen Hirtentäscheltee nach der Geburt, um die Nachblutungen zu minimieren. Neuere wissenschaftliche Untersuchungen haben jetzt einen Einfluss auf die Blutgerinnung bei Anwendung eines wässrigen Auszuges aus Hirtentäschel bewiesen, was lange Zeit umstritten war.

Hirtentäschelkraut hat einen leicht bitteren Geschmack und ist im Frühjahr auch eine leckere Zutat in Wildkräutersalaten und -suppen.

Als blutstillendes Mittel wird es gern mit anderen adstringierenden Mitteln wie *Mistel* (Viscum album), *Ackerschachtelhalm, Blutwurz* und *Schafgarbe* kombiniert. Und gemeinsam mit dem *Frauenmantel*, der Regelkrämpfe lindert und den Blutfluss hemmt, ist es eine sehr wirksame Kombination. Trinken Sie während der Periode 2-mal täglich eine Tasse Tee.

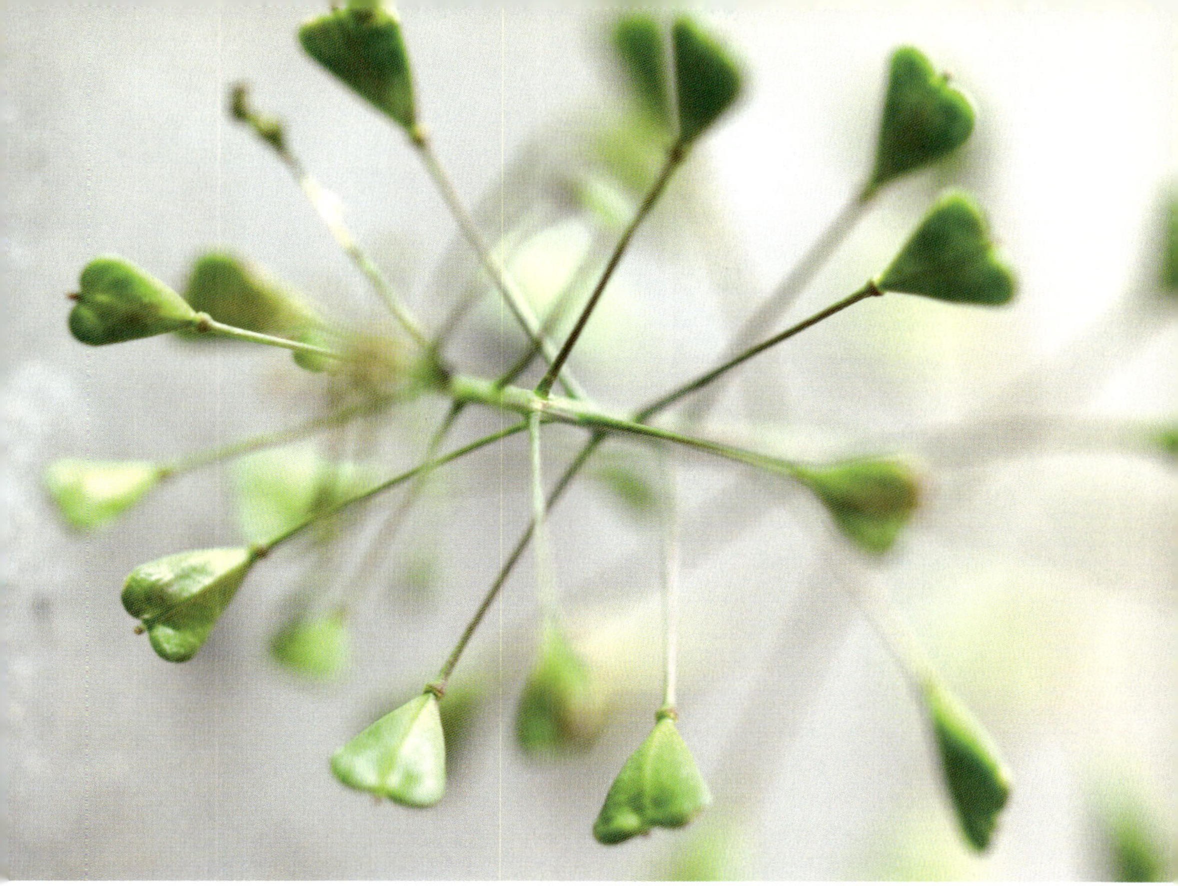

Hirtentäschel

Brennnessel

Neben einer ausgewogenen, gesunden Ernährung mit viel grünem und rotem Gemüse und Obst (Rote Bete, Johannisbeeren, Kirschen, Trauben) kann der sinkende Eisenspiegel bei lang anhaltenden Blutungen entweder mit einem Frischpflanzensaft von *Brennnesseln,* z. B. von Herbaria, oder mit einem speziellen pflanzlichen Tonikum, z. B. *Blutquick*, ebenfalls von Herbaria, oder *Kräuterblutsaft* von Salus aufgefüllt werden.

Zur Anregung des Eisenstoffwechsels gibt es von Weleda ein Mittel, das ebenfalls Brennnessel, ein natürliches Eisensilikat und Anisfrüchte enthält. *Ferrum ustum comp. Pulver* hat den Vorteil, dass es – im Gegensatz zu den meisten herkömmlichen Mitteln zur Eisenunterstützung – nicht zu Verstopfungen führt.

Zu schwache oder ausbleibende Periode

Wegen einer zu schwachen Monatsblutung (Hypomenorrhoe) geht zunächst kaum eine Frau zum Arzt. Ein verminderter Blutfluss ist bei Einnahme der Antibabypille schon fast normal, ebenso nach einer Ausschabung. Treten schwache, menstruationsähnliche Blutungen in der Frühschwangerschaft auf, gehen Sie unbedingt sofort zur Frauenärztin.

Wenn die Blutung völlig ausbleibt (Amenorrhoe) und Sie nicht schwanger sind, liegt dies oft an einer Schwäche im hormonellen Zusammenspiel. Die Gründe für eine Amenorrhoe sind vielfältig und reichen von Stress, seelischen und körperlichen Belastungen, extremer Gewichtsabnahme, anderen Grunderkrankungen bis hin zur Einnahme bestimmter Medikamente. Gelegentlich kommt auch ein «post-pill-Syndrom» vor: Nach Absetzen hormoneller Verhütungsmittel dauert es einige Zyklen, bis frau wieder zu ihrer Fruchtbarkeit zurückfindet. Bei mehrmonatigem Ausbleiben Ihrer Regel sollten Sie die Gründe klären und sich behandeln lassen.

Menstruationsfördernde Frauenkräuter

Die meisten dieser «Emmenagoga» genannten Pflanzen zählen zu den Würzkräutern, weil sie über eine kräftige Durchblutung des Unterbauchs auch die Verdauungsorgane anregen. Viele von ihnen sind schon seit dem Altertum bekannt und wurden früher zur Geburtenkontrolle und zu Abtreibungen genutzt.

Es liegt also auf der Hand, dass die therapeutische Anwendung all dieser Kräuter besonders in der Schwangerschaft in kundige Hände gehört. Aber keine Angst: Das Blättchen Basilikum zu Tomate und Mozzarella darf genauso sein wie der Rosmarinzweig auf den provenzalischen Lammkoteletts.

Rosmarin

Seine kampferähnlichen ätherischen Öle und Gerbstoffe sind ausgesprochen wasserstoffreich. Sie feuern die Energie regelrecht an und wirken deshalb gut bei zu schwachen oder ausbleibenden Blutungen. Vor allem, wenn Sie schnell frösteln und oft kalte Füße haben, ist *Rosmarin* (Rosmarinus officinalis) das richtige Mittel für Sie. Regelmäßige → *Sitzbäder* (S. 132f.) mit einem konzentrierten Zusatz von *Rosmarintee* oder einem fertigen Badezusatz, z. B. *Rosmarin-Aktivierungsbad* von Weleda, wirken durchwärmend und tonisierend. Vorsicht ist allerdings bei zu hohem Blutdruck und in der Frühschwangerschaft geboten.

Senf

Ähnliche Wirkung haben auch regelmäßige → *Senfmehlfußbäder* (S. 136), die Ihrem Stoffwechsel regelrecht einheizen und damit auch für eine kräftige Durchblutung der Organe im Becken sorgen.

Basilikum

Ein Tee aus *Basilikumblättern* (Ocimum basilicum) soll mild östrogenartig wirken und Eisprung und Libido anregen. Im Mittelalter galt ein überreichtes Sträußchen Basilikum als Aufforderung zur Minne, und angeblich soll Madame Pompadour vor jedem ihrer Schäferstündchen ein Blättchen

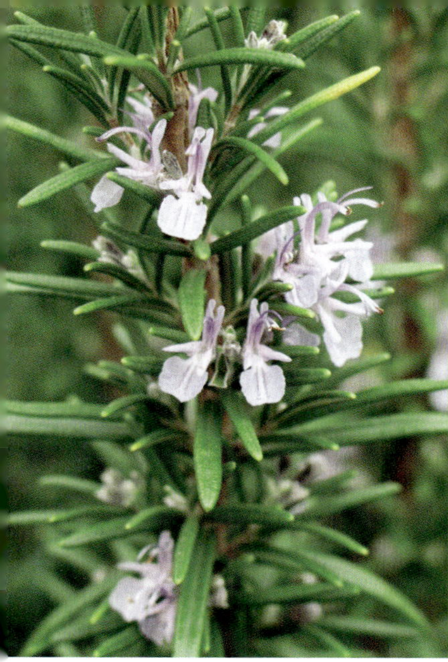

Rosmarin

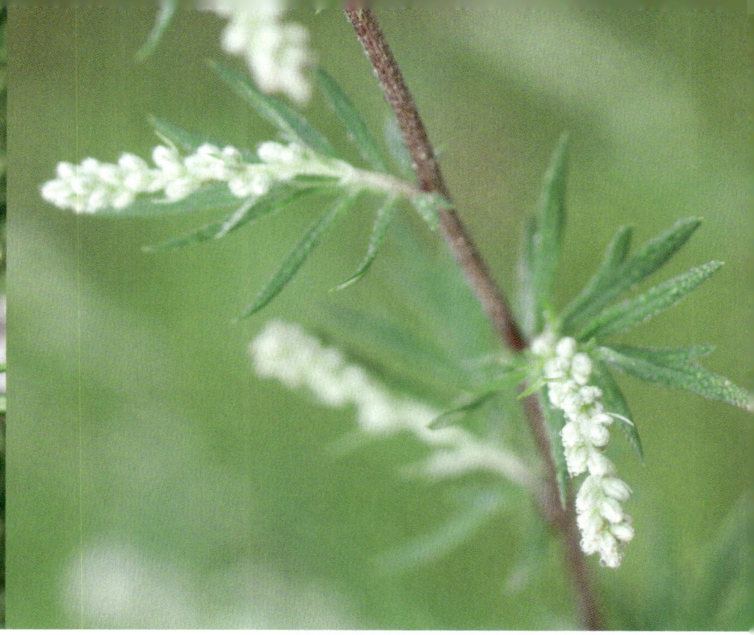

Beifuß

des duftenden Gewürzes als Liebesdroge zu sich genommen haben.

Aufgrund seines hohen Estragolgehalts fördert das ätherische *Basilikumöl* jedenfalls den Beginn der Monatsblutung. Geben Sie 1 – 2 Tropfen täglich in ein Glas lauwarmes Wasser, in dem Sie 1 TL Honig auflösen, und tanken Sie geballte Sommerkraft.

Beifuß

Die «Mutter der Kräuter» wurde in fast allen alten Kulturen verwendet. Beifuß fand man bereits bei archäologischen Grabungen im Irak in über 70 000 Jahre alten Gräbern. Bei den keltischen Druiden war er eines der neun Kräuter, die Unheil und Gifte abwehren sollten. Und bei den Angelsachsen wurde er mit Hexenkünsten und Fruchtbarkeitsritualen in Verbindung gebracht.

In ihrem botanischen Namen «Artemisia vulgaris» zeigt die Pflanze ihre Beziehung zum weiblichen Geschlecht: Artemis war die griechische Göttin der wilden Jagd, Herrin der Heilpflanzen und der Heilkräuterkundigen, die Beschützerin der Frauen und Hüterin der Geburt.

Auch Tabernaemontanus, ein mittelalterlicher Gelehrter der Medizin und Botanik, schrieb: *«Wann ein Weibsperson ihre Zeit nicht recht hat, die nehm ein Handvoll Beyfuß, laß den in einer halben Elsasser Maßs Weins den dritten Theil einsieden und trinke davon Abends und Morgens jedesmal ein gut Becher voll warm …»*

Die Wirkung von Artemisia erklärt sich vermutlich über die anregende Wirkung der Hirnanhangdrüse. Trinken Sie 2 – 3 Monate lang regelmäßig

Majoranbutter

Zutaten: 1 EL Majorankraut, 1 EL 40%iger Weingeist, 1 EL frische ungesalzene Biobutter, 1 Porzellanmörser, 1 kleiner Topf, Gaze, 1 Schraubglas

Zubereitung: Sie zerdrücken das Majorankraut im Mörser, vermischen es mit dem Alkohol und lassen das Ganze ca. 4 Stunden ziehen. Geben Sie dann die Butter dazu, erwärmen alles im Wasserbad, bis die Butter geschmolzen ist. Dann rühren Sie die Masse gut um und filtern sie durch die Gaze in das saubere Glas.

Dosierung: Die abgekühlte Masse 2- bis 3-mal täglich sanft über dem Venushügel einmassieren.

Auch regelmäßig getrunkener *Himbeerblättertee* lockert die Muskulatur des kleinen Beckens auf und fördert dadurch eine bessere Durchblutung. Hebammen empfehlen diesen Tee deshalb ab der 34. Schwangerschaftswoche auch zur Geburtsvorbereitung.

tipp

täglich 2 Tassen Beifußtee, um Ihr Becken wieder gut zu durchbluten. Sie können die Kräuter dazu entweder selbst sammeln (S. 140 f.), oder Sie werden in der Gewürzhandlung fündig.

Majoran

Durch die ätherischen Öle, Gerb- und Bitterstoffe des *Majorans* (Origanum majorana) wirkt selbst hergestellte *Majoranbutter* sanft und anhaltend durchwärmend. Cremen Sie Ihren Bauch am besten regelmäßig damit ein. Da die Butter nicht lange haltbar ist, bereiten Sie sich nur kleine Mengen vor.

Kinderwunsch

Sie vermeiden Stress, leben gesund, nehmen sich Zeit für die Liebe, und trotzdem klappt es nicht mit dem Nachwuchs?

Bleibt der Wunsch nach einem Kind unerfüllt, stellt sich für viele Paare die Frage, ob mit ihnen körperlich etwas nicht stimmt. Leider trifft diese Vermutung häufig zu. Die Ursachen für die ungewollte Kinderlosigkeit liegen bei Männern wie Frauen gleichermaßen: In 20 % der Fälle gibt es bei beiden Faktoren, die eine Empfängnis erschweren können. Deshalb ist es wichtig, dass sich beide Partner einer ärztlichen Diagnostik unterziehen. Gerade dies ist für verliebte Familienplaner oft ein schwerer Schritt.

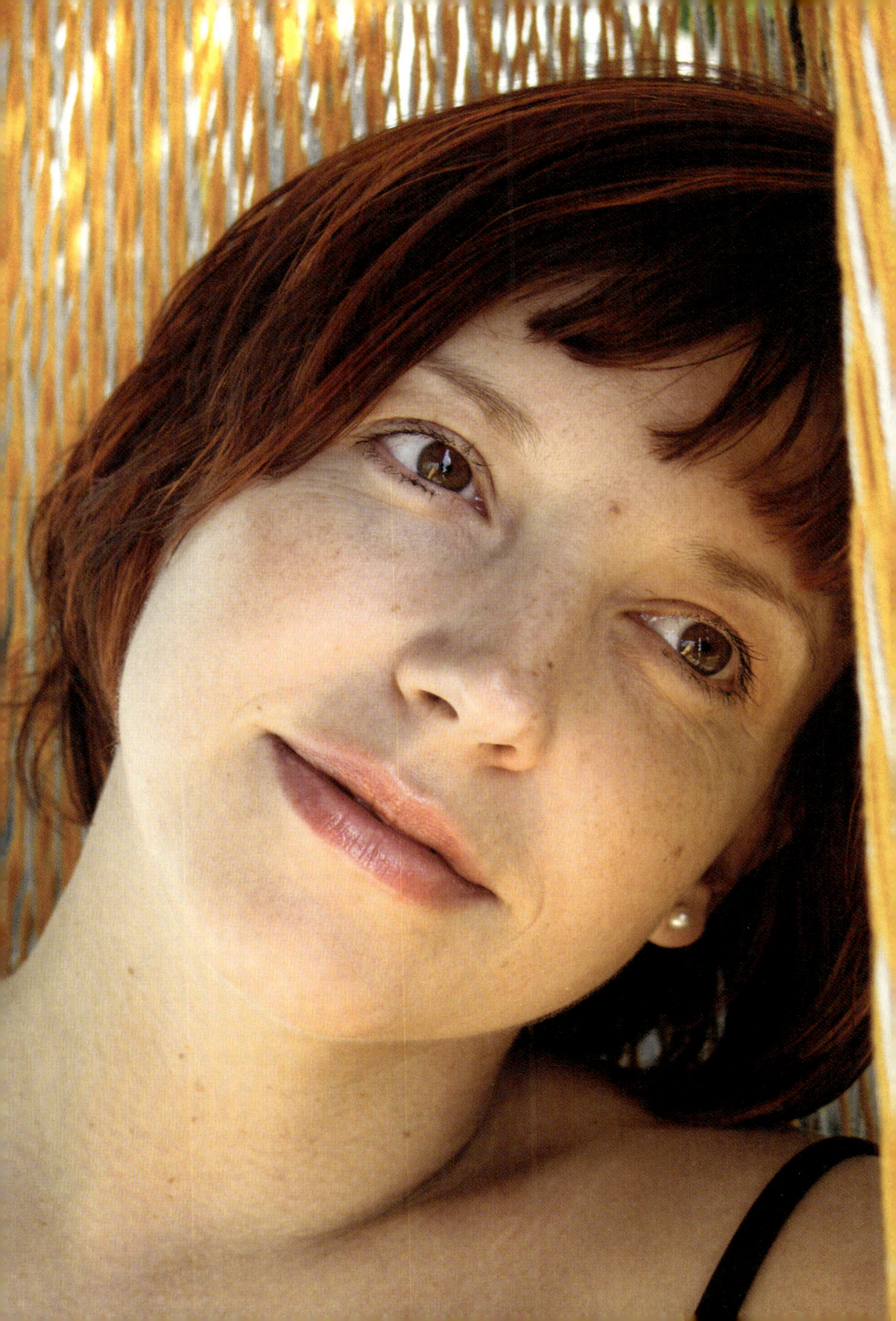

Vor einer schulmedizinisch eingreifenden Therapie werden neuerdings auch mehr und mehr pflanzliche und homöopathische Arzneimittel unterstützend und wegbereitend eingesetzt. Auch wenn die Reproduktionsmedizin am Ende ihres berühmten Lateins ist, gibt es immer wieder Erfolgsmeldungen darüber, dass ganzheitliche Therapieansätze das ersehnte Wunschkind doch noch herbeigelockt haben.

Mögliche Ursachen der Kinderlosigkeit bei der Frau

Auf der körperlichen Ebene sind Funktions- und Hormonstörungen der Eierstöcke Hauptursache für den unerfüllten Kinderwunsch. Wie bereits beschrieben (S. 12 f.), reifen die Eizellen in den Eierstöcken heran, und es werden Hormone gebildet, die für eine Empfängnis sehr wichtig sind. Arbeiten die Ovarien oder die Regulationszentren nicht richtig, kommt es zu Störungen der Eireifung, fehlendem Eisprung und ungenügender Gelbkörperbildung. Hier vor allem setzt die naturheilkundliche Behandlung an.

Häufig liegt es an Organschädigungen der Eileiter durch Entzündungen, Eileiterschwangerschaft, Operationen oder eine Endometriose (S. 38 f.), wenn der Kinderwunsch unerfüllt bleibt. Sind die Eileiter verklebt, verschlossen oder durch Verwachsungen in ihrer Beweglichkeit gestört, wird der Transport der Eizelle erschwert oder unmöglich. Und wenn der Gebärmutterhals nach einer Operation oder Entzündung vernarbt ist, können die Spermien den Gebärmutterhals nicht mehr passieren.

Auch Myome (S. 43 f.) in der Gebärmutter oder angeborene Fehlbildungen können, je nach Lage, die Fortpflanzung behindern oder zu Fehlgeburten führen.

Heilpflanzen für die Fruchtbarkeit

Die meisten zur Fruchtbarkeitsförderung eingesetzten Naturheilmittel haben eine hormonregulierende Wirkung. Dabei werden Pflanzen, die die Östrogenbildung anregen, zumeist in der 1. Zyklushälfte eingesetzt. Denn dann produzieren die Eierstöcke unter dem Einfluss des follikelstimulierenden Hormons FSH Östrogen. Erst wenn eine bestimmte Östrogenkonzentration erreicht ist, wird das luteinisierende Hormon LH ausgeschüttet, das den Eisprung auslöst. Gibt es zu wenig Östrogen im Blut, bleibt der Eisprung aus.

Pflanzen, die die körpereigene Östrogenproduktion anregen, sind vor allem: *Beifuß* (S. 29 f.), *Basilikum* (S. 28 f.), *Salbei* (S. 103), *Hopfen* (S. 106), *Traubensilberkerze* (S. 100 f.), *Rotklee* (S. 100), *Granatapfelkerne* (S. 115 f.) und

Damiana

Damiana (Turnera diffusa) ist ein gelb blühender, aromatisch riechender Strauch aus der Familie der Passionsblumen. Er wächst vor allem im Golfgebiet Mexikos, in der Karibik und im südlichen Afrika. Schon die Maya tranken den Tee der Blätter regelmäßig als Aphrodisiakum, weil er die Durchblutung des Unterleibes anregt und dadurch stimulierend wirkt. Das

Damianatee

Zutaten: 3 TL Damianakraut, 2 TL Pfefferminzblätter, 1 TL Orangenblüten

Zubereitung: 1–2 TL der Mischung mit ¼ l kochendem Wasser übergießen, 10 Minuten ziehen lassen, abseihen.

Dosierung: 1–2 Tassen täglich, evtl. mit Honig süßen.

Fruchtbarkeitstee

Zutaten: zu gleichen Teilen Rotkleeblüten, Himbeer- und Erdbeerblätter, Frauenmantel- und Schafgarbenkraut

Zubereitung: Sie übergießen 1 EL der Mischung mit ¼ l kochendem Wasser, lassen den Tee 10 Minuten ziehen und seihen ihn ab.

Dosierung: 2–3 Tassen täglich über einen Zeitraum von 3 Monaten. Danach machen Sie eine Pause. Rotklee enthält pflanzliche Östrogene, Frauenmantel und Schafgarbe verbessern die Produktion des Gelbkörperhormons, Himbeerblätter wirken auf die Spannung der Gebärmuttermuskulatur, und die Erdbeerblätter unterstützen die Leber beim Östrogenstoffwechsel.

Kraut enthält ein ätherisches Öl mit Cineol, Cymol und Pinen, verschiedene desinfizierende Substanzen, Damianin (ein Bitterstoff), Arbutin, Tannin, Glykosid und Harz. Sie wirken nervenstärkend, entkrampfend, tonisierend und harntreibend. Zu magischen Liebesritualen werden Damianablätter in die Kerzenflamme gestreut oder auf Räucherkohle verbrannt, um angeblich eine Liebestrance hervorzurufen. Ob das wohl stimmt? Ein Damianatee wirkt jedenfalls euphorisierend und erwärmend.

In der zweiten Zyklushälfte bereitet das Gelbkörperhormon Progesteron die Gebärmutterschleimhaut auf die mögliche Einnistung des befruchteten Eies vor und sorgt für die Erhaltung

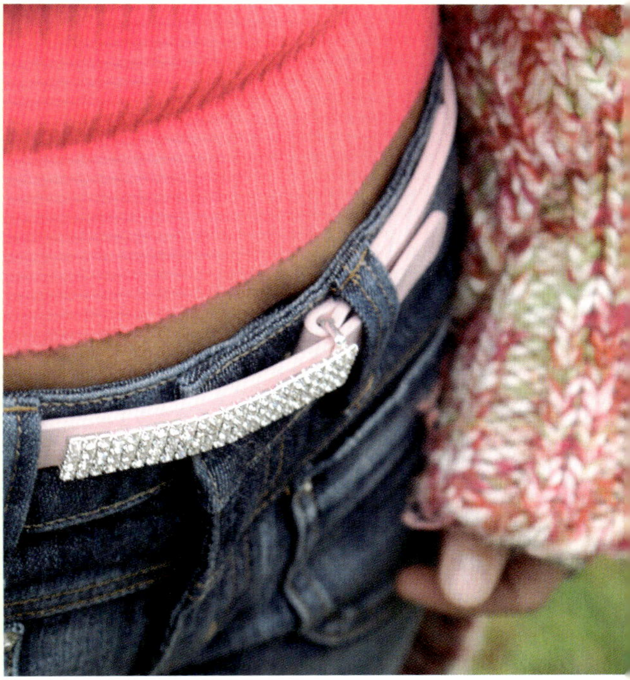

der Schwangerschaft. Bei einem Gelbkörperhormonmangel ist die zweite Zyklushälfte oft verkürzt, häufig leiden die betroffenen Frauen unter einem starken Prämenstruellen Syndrom (S. 14 f.).

Dann haben *Mönchspfeffer* (S. 18 f.), *Frauenmantel* (S. 15 f.), *Schafgarbe* (S. 45) und *Yamswurzel* (S. 43) eine ausgleichende Wirkung auf den Gelbkörper und die Follikelreifung.

Mit einem speziellen Fruchtbarkeitstee können Sie Ihren Zyklus normalisieren (S. 33).

Moorbäder

Auch Wärmeanwendungen mit *Natur-Heilmoor* durchbluten das kleine Becken und wirken zyklusregulierend.

Moor ist eines der ältesten Heilmittel der Geschichte. Seine nachhaltige Wirkung als entzündungshemmendes, durchblutungsförderndes, schmerzstillendes und kräftigendes Heilmittel ist seit vielen Jahren belegt. Es gibt seine gespeicherte Wärme nur sehr langsam ab, dafür aber sehr intensiv. Schlecht durchblutete Körperteile

Bryophyllum

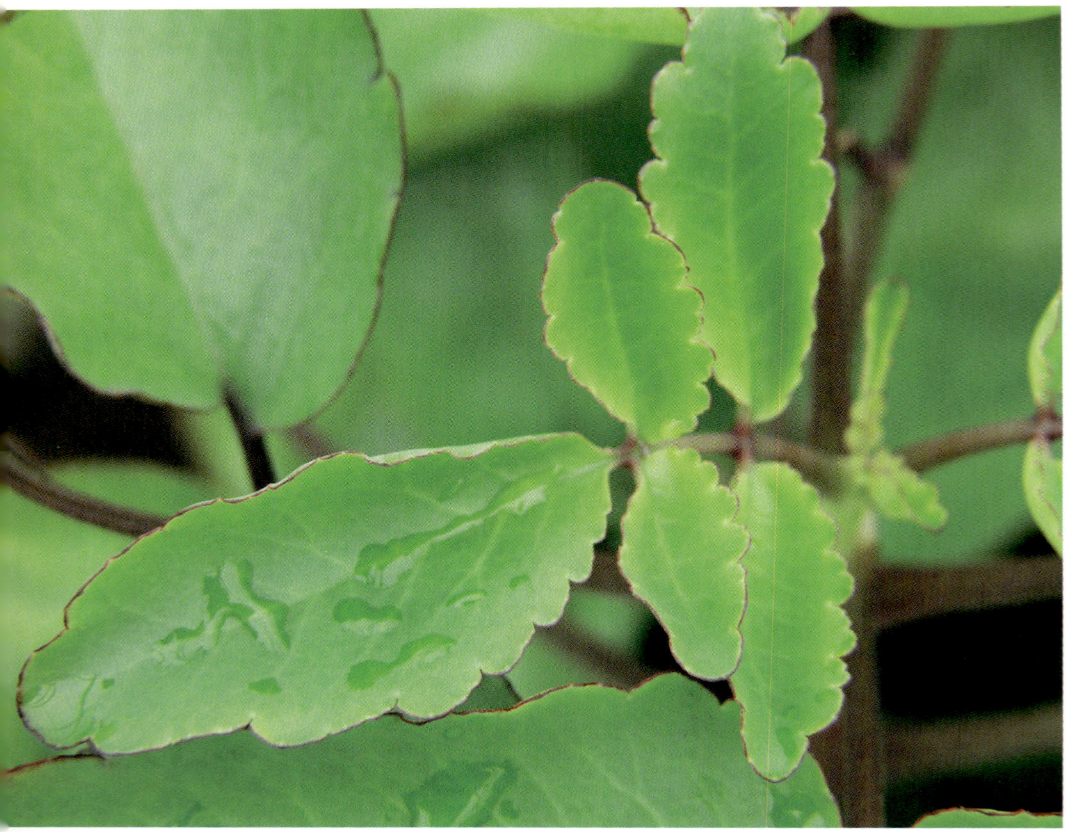

werden so wesentlich stärker erwärmt als beispielsweise im Wasser. Moor wirkt außerdem regulierend auf die Selbstheilungskräfte des gesamten Organismus und kurbelt den Stoffwechsel an. Seine Heilkraft beruht auf wertvollen Inhaltsstoffen wie den Huminsäuren, Spurenelementen, Kieselsäuren, ätherischen Ölen, Hormonen, natürlich desinfizierenden und antibiotisch wirkenden Substanzen und über 350 einzelnen Pflanzenbestandteilen. Aber Moor ist nicht gleich Moor. Die Wirkweise hängt entscheidend von der Qualität und Zusammensetzung des Moorstiches ab.

Am besten wirken Bäder in natürlichem Moorbrei. Vielleicht haben Sie in der Bäderabteilung eines umliegenden Kranken- oder Kurhauses die Möglichkeit dazu.

Falls nicht, nehmen Sie bis zu dreimal wöchentlich zu Hause ein 36 bis 38 °C warmes Vollbad, dem Sie ca. 150 – 250 ml eines Fertigbadezusatzes zugeben, z. B. *Mikromooran* von Dr. Krist, *Original Altteich Moor-Badekonzentrat*. Baden Sie 15 – 20 Minuten und ruhen Sie mindestens ½ Stunde nach. Bei akuten Entzündungen, Myomen oder bei Gefäßerkrankungen kommen Moorbäder für Sie allerdings nicht in Frage.

Bryophyllum

Zur Harmonisierung Ihres Zyklusrhythmus können Sie auch das Arzneimittel *Bryophyllum 50 % Pulver* von Weleda einnehmen. Dieses Mittel wird im gynäkologischen Bereich vor allem bei funktionellen Rhythmusstörungen, z. B. der vorzeitigen Wehentätigkeit, oder bei drohenden Frühgeburten eingesetzt.

Ihren Bezug zum Anwendungsgebiet trägt die saftreiche, fleischige Pflanze, die auch Keimzumpe oder Brutblatt genannt wird, bereits im Namen. Sie stammt ursprünglich aus Madagaskar und wurde um 1800 nach Europa eingeführt. Ersten Ruhm erreichte sie durch J. W von Goethe, der sie in vielen Varianten auch als Zierpflanze züchtete und sie damit zur beliebten Zimmerpflanze machte («Goethepflanze»). Auffällig ist ihr stark vegetatives, immergrünes Wachstum. Die Blüten sind eher unscheinbar und tragen nicht wie üblich Samen, sondern zur Vermehrung wachsen am Rand der großen gezahnten Blätter unzählige kleine Brutpflänzchen. Fallen sie auf die Erde, bilden sie sehr rasch Wurzeln, und es wächst eine neue Bryophyllum-Pflanze. Da sich die Pflanze nicht ausgiebig mit der Ausgestaltung von Blüten- und Samenbildung beschäftigen muss, steht die gesamte Vitalität für die Brutpflänzchen zur Verfügung. Diese Kraft machen Sie sich mit der Einnahme des Arzneimittels zunutze.

Fruchtbarkeitsstörungen sind ein sehr komplexes Geschehen, dem ein einziges Kapitel dieses Buches nicht gerecht werden kann. Wenn Sie sich umfassend informieren möchten, empfehle ich Ihnen das kompetent und verständlich geschriebene Buch von Uta König «Wir wollen ein Baby» (rororo 61561).

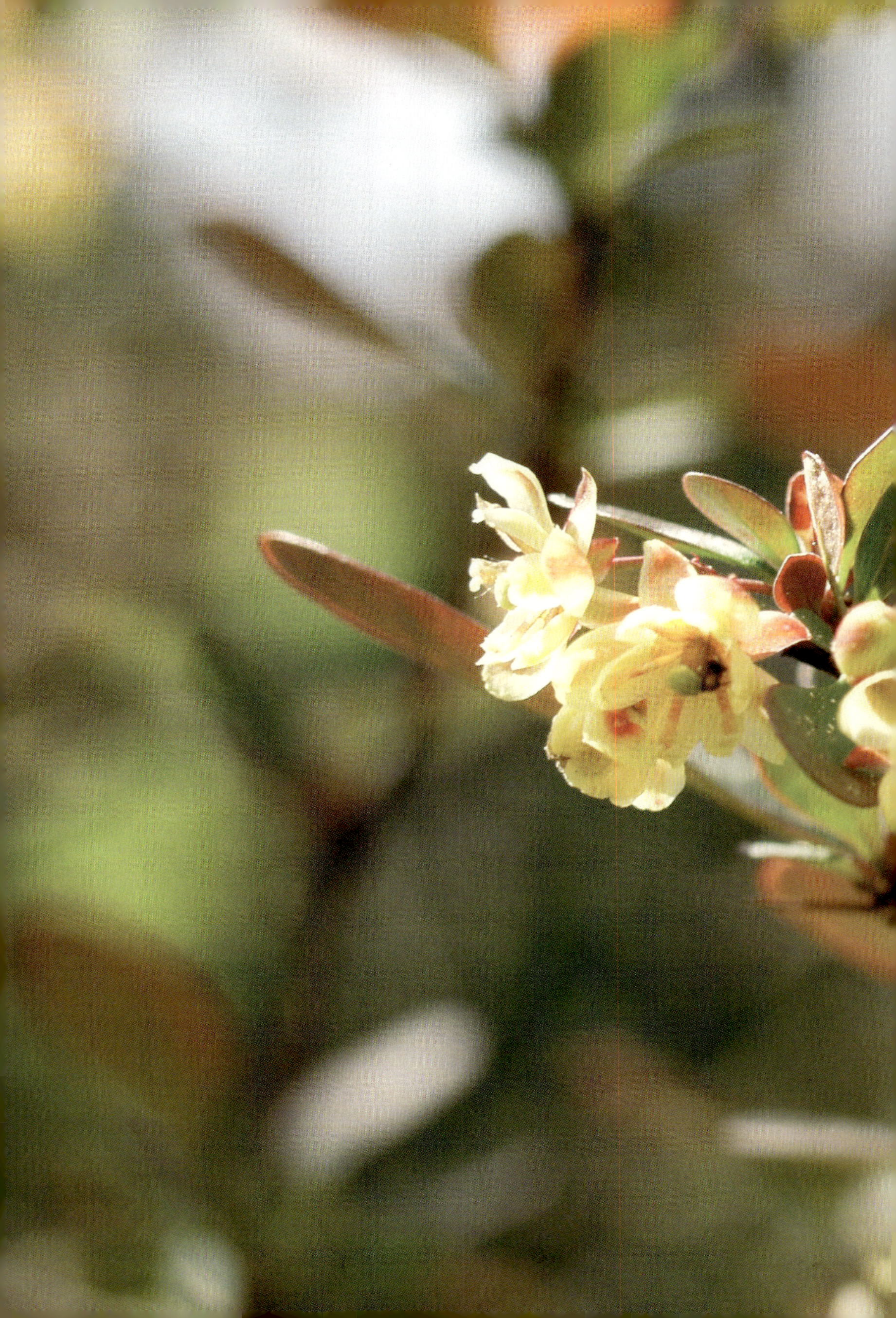

Gebärmutter und Eierstöcke

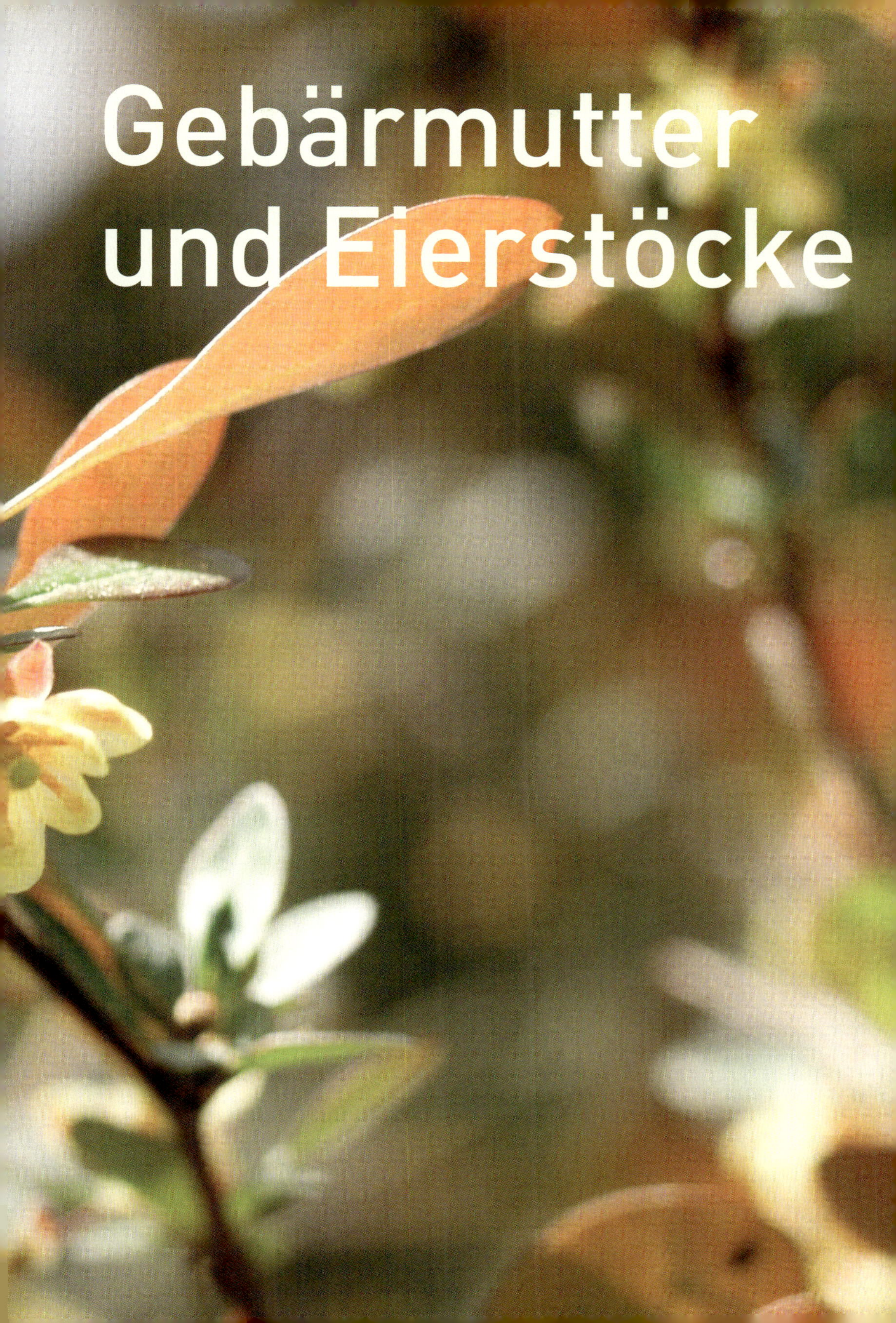

Endometriose

Für fast jede sechste Frau im fortpflanzungsfähigen Alter wiederholt sich monatlich das reinste Martyrium: Unerträgliche Bauch- und Rückenschmerzen vor und während der Menstruation, die in die Beine ausstrahlen können, starke und unregelmäßige Monatsblutungen, Schmerzen während und nach dem Geschlechtsverkehr, zur Zeit des Eisprungs und bei gynäkologischen Untersuchungen. Teilweise sind diese Schmerzen so stark, dass die betroffenen Frauen bewusstlos werden. Auch zyklische Blutungen aus Blase oder Darm, begleitet von starken Krämpfen, sind Anzeichen für eine der häufigsten chronischen Frauenkrankheiten, die so genannte Endometriose. Sie ist außerdem die Hauptursache der ungewollten Kinderlosigkeit: Bei ca. der Hälfte aller Bauchspiegelungen, die zur Abklärung einer möglichen Sterilität durchgeführt werden, finden sich Endometrioseherde, oftmals sogar ohne dass Beschwerden bestanden hätten.

URSACHEN

Bei der gutartigen Erkrankung findet sich Gebärmutterschleimhautgewebe (Endometrium) außerhalb der Gebärmutter. Wie genau es dazu kommt, ist wissenschaftlich noch immer unklar. Fachleute gehen mittlerweile davon aus, dass an der Entstehung einer Endometriose unterschiedliche Faktoren beteiligt sind. Diskutiert werden:

- der Rückfluss des Menstruationsblutes durch die Eileiter in den Bauchraum («retrograde Menstruation»): Hier finden die eingespülten Zellen günstige Wachstumsbedingungen, z. B. im Bauchfell;
- erbliche Veranlagung: Eine Frau, deren Mutter oder Schwester an Endometriose leidet, hat ein ca. siebenfach erhöhtes Risiko, auch davon betroffen zu werden;
- Fehlfunktionen des Immunsystems: Die Aktivität der körpereigenen Killerzellen ist herabgesetzt, wichtige Botenstoffe des Abwehrsystems sind oftmals nur in geringer Konzentration vorhanden. Die in die Bauchhöhle gelangten Zellen der Gebärmutterschleimhaut werden deshalb nicht vom Immunsystem erkannt und vernichtet, sondern siedeln sich an;
- die lokale Verschleppung der Schleimhaut bei Operationen an der Gebärmutter;
- die Ausbreitung der Endometriumzellen über Blut- und Lymphbahnen;
- Umwelteinflüsse: Wissenschaftliche Untersuchungen haben gezeigt, dass viele Umweltgifte Einfluss auf die hochsensiblen Hormonkreisläufe und das Immunsystem haben, was wiederum die Entstehung der Endometriose begünstigen kann.

Am häufigsten finden sich Schleimhautinseln in der Gebärmutterwand, auf den Gebärmutterbändern, den Eierstöcken und Eileitern, an Blase, Enddarm und Bauchfell. In seltenen Fällen können auch Organe wie die Lunge, Leber, Nieren, Bauchspeicheldrüse, aber auch Muskeln und vereinzelt sogar das zentrale Nervensystem davon betroffen sein. Das Fatale: Die Endometrioseherde werden meistens von den weiblichen Geschlechtshormonen, vor allem Östrogen, beeinflusst. So verändern sich die Herde zyklisch und können auch bluten.

Die Folge sind Entzündungsreaktionen und die Bildung von blutgefüllten Zysten, die platzen und vernarben können. Durch die gerinnungsfördernden Substanzen im Blut (Fibrin) entstehen Verklebungen und Verwachsungen mit Nachbarorganen, was Schmerzen verursacht. Dabei stehen die Beschwerden nicht immer in direktem Verhältnis zum Grad der Ausbreitung der Endometriose. Auch kleinere Herde können heftige Beschwerden verursachen, während Frauen mit ausgedehnten Zellinseln unter Umständen nichts von ihrer Krankheit bemerken.

DIAGNOSE

Erst in den letzten Jahren hat sich, vor allem durch die Arbeit der Selbsthilfegruppen (s. «Wichtige Adressen», S. 170), ein besseres Verständnis der Krankheit entwickelt. Allerdings werden die Beschwerden vielfach noch immer bagatellisiert und auch von Ärzten oft zunächst nicht ernst genommen. Viele betroffene Frauen fühlen sich unverstanden, hilflos und ziehen sich in ihren Schmerz zurück.

Der Verdacht auf die Erkrankung kann nur durch eine Bauchspiegelung (Laparoskopie) und die Bestimmung einer Gewebeprobe (Biopsie) sicher bestätigt werden.

Die schulmedizinische Standardtherapie richtet sich nach den Beschwerden, dem Befund und einem möglichen Kinderwunsch. In den meisten Fällen werden die diagnostizierten Einzelherde oder Zysten operativ entfernt und eventuell vorhandene Verwachsungen gelöst.

Finden sich mehrere kleine Herde, wird zumeist mit Hormonen behandelt, die die Eierstocktätigkeit stilllegen. Das heißt für die betreffende Frau: Sie wird u. U. künstlich in einen Zustand wie nach den Wechseljahren versetzt. Neben möglichen Wechseljahrserscheinungen hat diese Art der Therapie starke Nebenwirkungen wie z. B. die Gefahr einer Osteoporose, Stoffwechselveränderungen oder Gefäßerkrankungen. Sie ist deshalb auf ein halbes Jahr beschränkt. Da eine Endometriose unter Östrogeneinfluss wächst und reift, wird die Bildung von Östrogen häufig mit progesteronhaltigen Medikamenten unterdrückt und auf diese Weise das Wachstum der Endometriosezellen verhindert.

BEHANDLUNG

Auch wenn eine Endometriose bislang nicht vollständig heilbar ist, lässt sie sich doch günstig beeinflussen. Die Heilpflanzenkunde bietet verschiedene

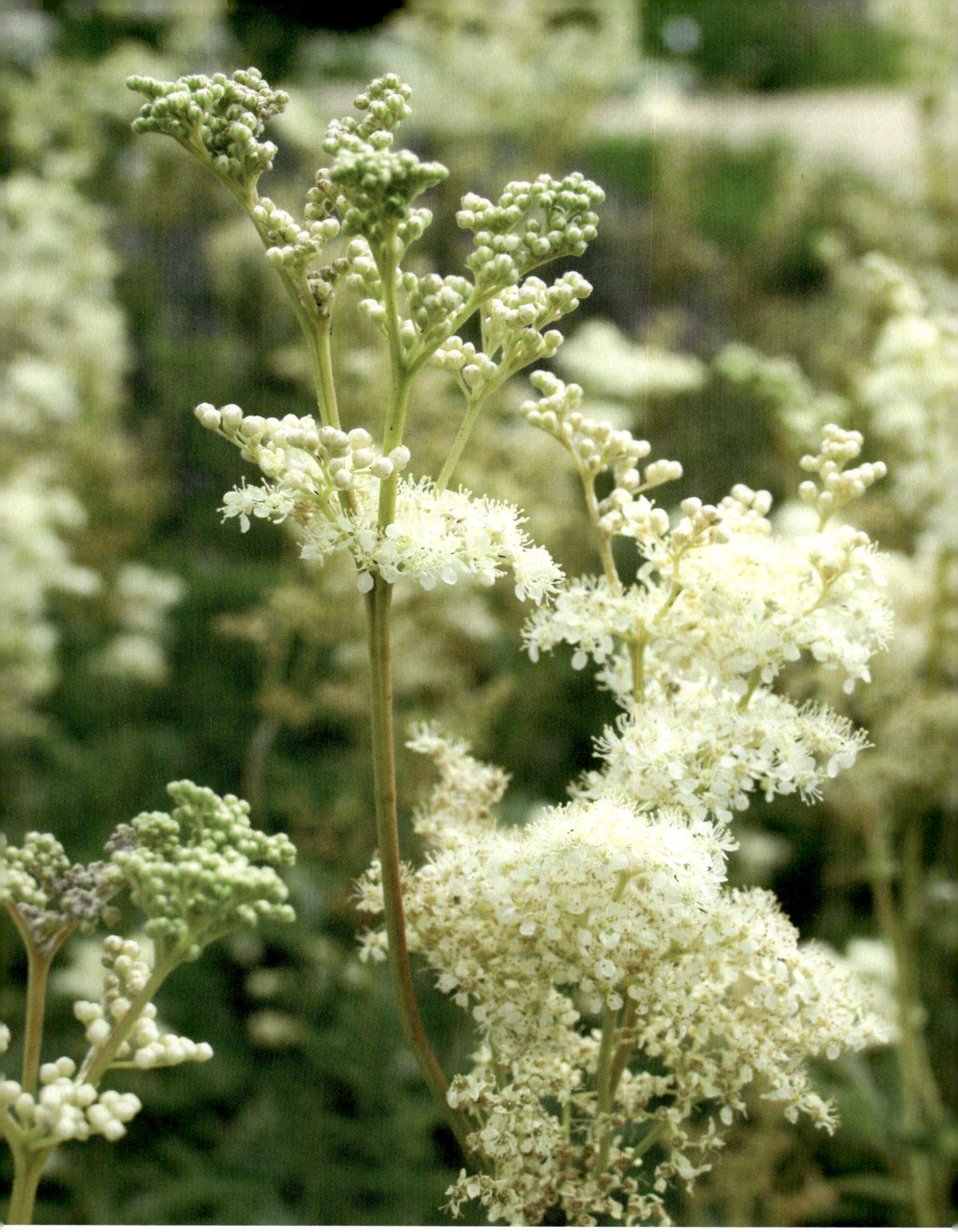

Mädesüß

Möglichkeiten, die auch gut zusätzlich zu einer Hormontherapie angewendet werden können:

SCHMERZERLEICHTERUNG

Krampflösende Tees

Eine wissenschaftlich belegte Wirkung auf die Muskelfasern der Gebärmutter hat das *Gänsefingerkraut* (S. 21), das deshalb auch unter dem Namen Krampfkraut bekannt ist.

Aufgrund der hohen Anteile an krampflindernden Salicylaten eignen sich vor allem *Mädesüß* (Spiriae ulmaria) und *Weidenrinde*. Schon Hippokrates verordnete gegen Fieber und Schmerzen einen Saft, der aus der Rinde des Weidenbaums gewonnen wurde. Der Name des bekannten Wirkstoffes verrät bereits seinen Ursprung: Er leitet sich von dem lateinischen Wort für Weide «salix» ab. Der Name des wohl bekanntesten Schmerzmittels der Welt, Aspirin®, enthält das A von «Acetylsalicylsäure» und SPIR für «Spiriae ulmaria».

Ein Tee aus *Gänsefingerkraut*, *Mädesüß* und *Weidenrinde*, als Einzeldroge oder in Kombination getrunken, lindert Ihren Schmerz auf natürliche Weise.

Bischofskraut

Sehr wirksam sind die Früchte des *Bischofskrauts* (Ammi visnaga), deren Inhaltsstoffe krampflösend auf die glatte Muskulatur wirken. Als Arzneimittel erhalten Sie Ammi visnaga entweder als Tropfen (Weleda) oder Zäpfchen (Wala) in Ihrer Apotheke.

Stärkung der Leberfunktion

Das bestehende Östrogenübergewicht belastet die Leber, die normalerweise für den Abbau dieses Hormons zuständig ist, stark. Vor allem pflanzliche Bitterstoffe regen hier die Tätigkeit des wichtigen Stoffwechselorgans an und können so unterstützend wirken.

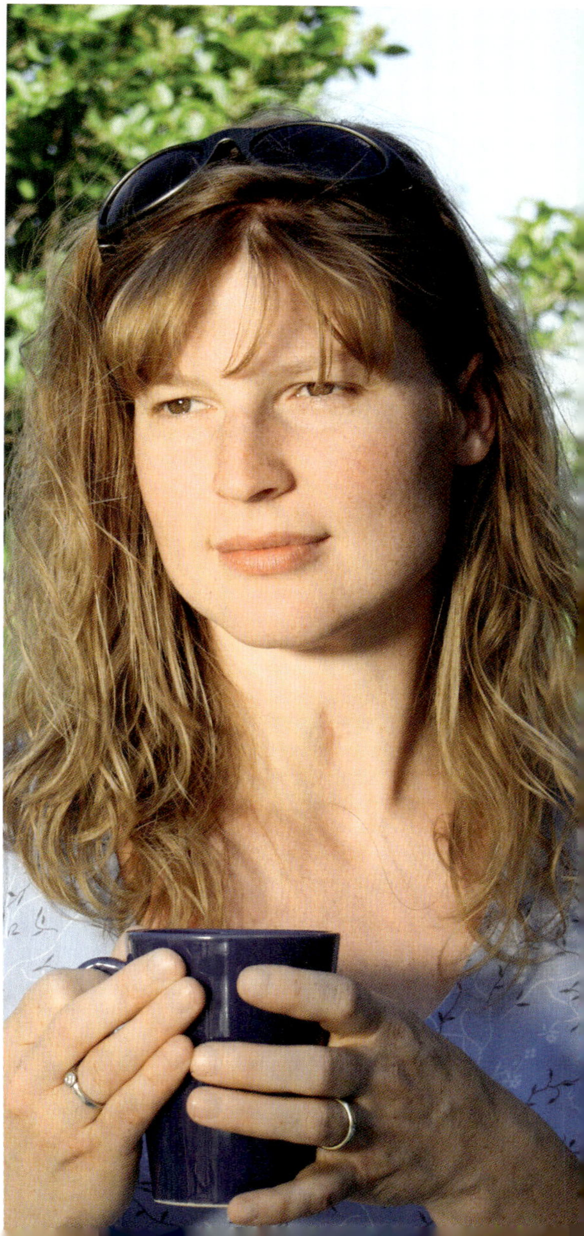

Bitter, aber wirksam:

Lebertee

Zutaten: 20 g Engelwurz, 20 g Benediktenkraut (s. Abb.), 20 g Enzianwurzel, 20 g Löwenzahnkraut mit Wurzel, 20 g Mariendistel

Zubereitung: Sie setzen 1 EL der Mischung mit 250 ml kaltem Wasser an, lassen das Ganze kochen und seihen alles nach 3 Minuten durch ein Teesieb ab.

Dosierung: Trinken Sie über 3 Monate regelmäßig 3-mal täglich 1 Tasse möglichst warmen Tee.

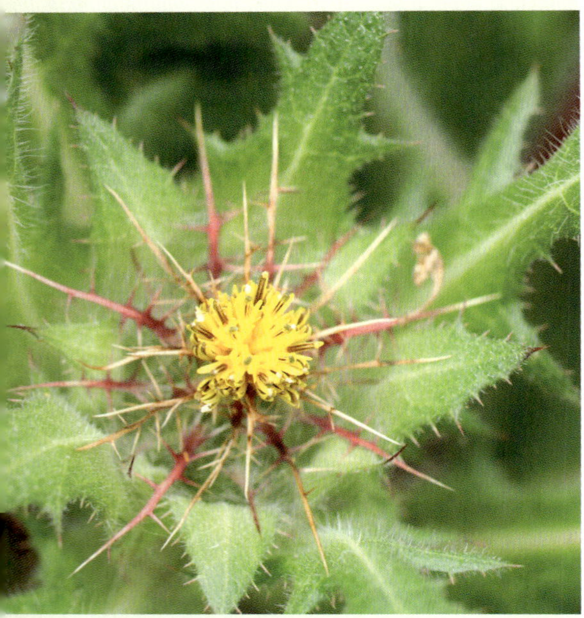

Wenn Sie sich nicht regelmäßig einen frischen Tee zubereiten können, nehmen Sie über einige Monate *Hepatodoron Tabletten* von Weleda ein. Dieses pflanzliche Arzneimittel wird aus den Blättern der *Weinrebe* und der *Walderdbeere* hergestellt und regt den Leberstoffwechsel an. In ihrer Signatur (S. 16) zeigen die dreilappigen Blätter beider Pflanzen Ähnlichkeit zur Leber, die ebenfalls in drei Lappen unterteilt ist.

Kompressen und Auflagen

Ebenfalls entlastend sind → *feuchtheiße Bauchauflagen* (S. 124) oder *Leberkompressen* mit einem Zusatz von *Schafgarbe, Kamille, Melisse oder Sauerklee-Essenz*, z. B. *Oxalis-Essenz* von Weleda. Die feuchtheiße Wärme des Wassers in Kombination mit den Heilpflanzenauszügen wirkt vor allem durchblutungsfördernd, krampflösend und entspannend. Das gleiche Wirkprinzip hat auch ein duftendes → *Heublumensäckchen* (S. 127).

Schmerzlindernd wirkt auch die trockene Wärme einer → *Bienenwachsauflage* (S. 128). Sie löst und entspannt und kann über Nacht angelegt bleiben.

Hormonregulation

Mit progesteronwirksamen Pflanzen wie *Frauenmantel* (S. 15 f.), *Mönchspfeffer* (S. 18 f.) oder auch der *Yamswurzel* (S. 43) können Sie den periodischen Hormonwechsel auf natürliche Weise harmonisieren.

Yamswurzel (Dioscorea mexicana)

Wirksamer Bestandteil der Yamswurzel ist vor allem das Diosgenin, das auch in Sojabohnen, Ginseng und Roten Kartoffeln enthalten ist. Diese Substanz unterstützt die Hormontätigkeit und ähnelt stark dem natürlichen, körpereigenen Progesteron der Frau. Forscher gehen davon aus, dass der Organismus dadurch bei einem Progesteronmangel zunächst den angebotenen pflanzlichen Ersatz annimmt. Pflanzenhormone werden vom Organismus nur dann genutzt, wenn sie auch tatsächlich gebraucht werden. Ansonsten werden sie, anders als bei synthetischen Hormonen, ausgeschieden.

Die ursprünglich aus Mexico stammenden Yams-Präparate sind in Deutschland noch schwierig zu bekommen. Die meisten, vor allem im Internet angebotenen Produkte sollen als Kapseln oder Tabletten eingenommen werden. Durch die Verdauungsvorgänge werden sie zu großen Teilen jedoch wieder abgebaut. Das gilt auch für den Tee, für den Sie 2 – 4 TL der Wurzel mit einem halben Liter kochendem Wasser übergießen und 5 Minuten ziehen lassen, ihn anschließend abseihen und langsam trinken.

Besser wirksam ist ein nach einem speziellen Verfahren hergestelltes *Diosgeninöl* (s. Bezugsadressen, S. 170), von dem an vier unterschiedlichen Körperstellen täglich nur je 1 – 2 Tropfen auf die Haut aufgetragen werden.

Dem Östrogenübergewicht können Sie außerdem mit *Melissa/Phosphorus comp. Tropfen* von Weleda entgegenwirken. Anthroposophische Frauenärzte raten, in der ersten Zyklushälfte 3-mal täglich 10 Tropfen zu nehmen und ab dem 12. Tag auf 3-mal 30 Tropfen vor den Mahlzeiten zu steigern.

Starke Blutungen

Mit den Empfehlungen, die unter diesem Stichwort bereits auf S. 24 f. aufgeführt sind, können Sie auch bei einer Endometriose regulierend auf den Blutfluss einwirken.

Myome

So heißen die gutartigen Geschwülste, die von kapselartigem Muskelgewebe umgeben sind und an jeder Stelle der Gebärmutter entstehen und wachsen können. Ihre Größe schwankt von Stecknadel- bis Kindskopfgröße, manchmal wiegen sie sogar mehrere Kilogramm. Einen Zusammenhang zwischen der Myomgröße und eventuellen Beschwerden gibt es aber nicht. Viele Frauen wissen gar nichts von den Veränderungen und leben völlig ohne Symptome.

In Verbindung mit der Regel können Myome jedoch Unterleibsschmerzen verursachen, zum Teil aber auch davon unabhängig.

Liegen die Myome in der Gebärmutterhöhle (intracavitär) oder im Bereich der Gebärmutterschleimhaut (submukös), treten häufig Blutungsstörungen und Schmerzen auf. Wegen der verstärkten Periodenblutungen besteht auch oft eine Blutarmut (Anämie).

Myome, die innerhalb der Muskelschichten der Gebärmutter (intramural) liegen, verdrängen manchmal mechanisch die Blase, den Harnleiter und den Darm. Blasenschmerzen, ein häufiger Drang zum Wasserlassen und eine wiederholt gestaute Harnblase sind die Folge. Auch beim Stuhlgang kann es dann beschwerlich werden.

Die Gebärmutter selbst ist umgeben von Bauchfell. Haben sich Myome direkt darunter gebildet (subserös), führt dies ebenfalls zur Verdrängung der Nachbarorgane. Manchmal sind Myome durch eine dünne Gewebsbrücke mit der Gebärmutter verbunden, sie sind «gestielt». Wenn sich ein solches Myom um sich selbst dreht und die Blutversorgung des Gewebes regelrecht abschnürt, ist aufgrund der starken Schmerzen eine Operation meist unausweichlich. Enthält die Gebärmutter mehrere Muskelknoten und ist dadurch eventuell größer als normal, spricht man von einem «Uterus myomatosus».

Bei einem unerfüllten Kinderwunsch können Myome ein mechanisches Hindernis für die Empfängnis sein, weil das befruchtete Ei sich nicht gut in die unebene Gebärmutterschleimhaut einnisten oder der Mutterkuchen sich nicht richtig mit dem Gewebe verbinden kann.

Wird ein Myom erst in der Schwangerschaft diagnostiziert, heißt dies nicht, dass Sie gleich operiert werden müssen. In den ersten 12 Wochen einer Schwangerschaft wachsen die meisten Myome unter dem Einfluss der Hormone mit. Danach vergrößern sie sich meist nicht weiter, manchmal schrumpfen sie sogar wieder etwas. Eine sofortige operative Entfernung wäre nur bei einem Zerfall des Myomgewebes (Nekrose) oder einer Stieldrehung nötig.

Allerdings ist in der Frühschwangerschaft die Fehlgeburtsrate etwas höher, und je nach Lage und Größe kann es zu vorzeitigen Wehen oder einer Frühgeburt kommen. Ob Sie Ihr Kind auf normalem Wege oder durch einen geplanten Kaiserschnitt zur Welt bringen, hängt von der Größe und der Lage des Myoms ab. Kommt es zu einem Kaiserschnitt, ist es in vielen Fällen nicht sinnvoll, die Myome gleich mit zu entfernen. Da sich die Muskelfasern der Gebärmutter um das Myom nicht gut zusammenziehen können, besteht eine erhöhte Blutungsgefahr.

URSACHEN

Myome entwickeln sich ausschließlich während der geschlechtsreifen Phase der Frau. Ihre Entstehung ist noch nicht völlig geklärt. Man weiß heute, dass sie z. B. durch hormonelle Impulse (Östrogenübergewicht) wachsen, auch Raucherinnen sind häufiger betroffen.

Myome bilden sich aus normalen Gebärmuttermuskelzellen, die an einer bestimmten Stelle eine erhöhte Wachstumstendenz zeigen. Diskutiert wird, ob es sich dabei vielleicht um ein Freiwerden von «ungenutzter» Energie handelt, die für neue Schritte im Leben einer Frau, wie z. B. eine Schwangerschaft, bereitgestellt wird.

Nach den Wechseljahren bilden sich die meisten Myome wieder zurück.

BEHANDLUNG

Hormonregulation

Bei der Behandlung von Myomen kommen besonders wieder Heilpflanzen in Frage, deren progesteronstimulierende Wirkstoffe dem Östrogen entgegenwirken können: *Mönchspfeffer* (S. 18f.) und *Yamswurzel* (S. 43). Nehmen Sie entsprechende Tinkturen oder Fertigpräparate aber nur in der zweiten Hälfte des Zyklus ein, ca. vom 10. – 26. Zyklustag an. Dann ist Ihr Organismus auch aufnahmebereit für den Gestagenimpuls. Das homöopathische Arzneimittel *Melissa/Phosphorus comp. Dilution* von Weleda ist ein mönchspfefferhaltiges Kombinationsmittel, von dem Sie in der ersten Zyklushälfte 3-mal täglich 10 Tropfen und in der zweiten 3-mal täglich 30 Tropfen einnehmen sollten.

Hormonregulierend wirkt auch der *Frauenmantel* (S. 15f.) als Tee, Tinktur (S. 94) oder als Fertigarzneimittel, z. B. *Alchemilla Urtinktur* von Alcea.

Schmerzlinderung durch Schafgarbe

Trinken Sie regelmäßig über einen längeren Zeitraum *Schafgarbentee*. Das reguliert starke und lange Blutungen und wirkt krampf- und schmerzlindernd.

Im Mittelalter hieß die heilkräftige *Schafgarbe* (Achillea millefolium) «Supercilium Veneris», die «Augenbraue der Venus». Pflanzen, die nach Göttinnen benannt wurden, waren von alters her erkennbare Frauenheilkräuter. Auch die Bezeichnung «Mutterkraut» weist auf die heilende Wirkung der Schafgarbe bei Frauenleiden hin. So ist die Schafgarbe hilfreich beim prämenstruellen Syndrom, bei krampfartigen Schmerzen im Unterleib und Durchblutungsstörungen im «kleinen Becken». Auch *Blutwurz* (S. 25f.) wirkt entkrampfend.

Auffüllen des Bluteisen-Depots

Bei starken Blutungen machen Sie sich mit dem Arzneimittel *Berberis, Planta tota/Urtica urens Tabletten* von Weleda gleichzeitig die zusammenziehende Wirkung der *Berberitze* (Berberis vulgaris) und den Blut bildenden Eisenprozess der *Kleinen Brennnessel* (Urtica urens) zunutze. Nehmen Sie 2- bis 3-mal täglich 1 – 2 Tabletten.

Ihr Eisenhaushalt lässt sich hervorragend mit *Ferrum ustum Pulver* von Weleda unterstützen. Wenn Sie aufgenommenes Eisen nicht richtig verwerten können, helfen *Anaemodoron Tropfen*, ebenfalls von Weleda. Sie regen den Stoffwechsel dazu an, vermehrt Eisen aus dem Verdauungstrakt

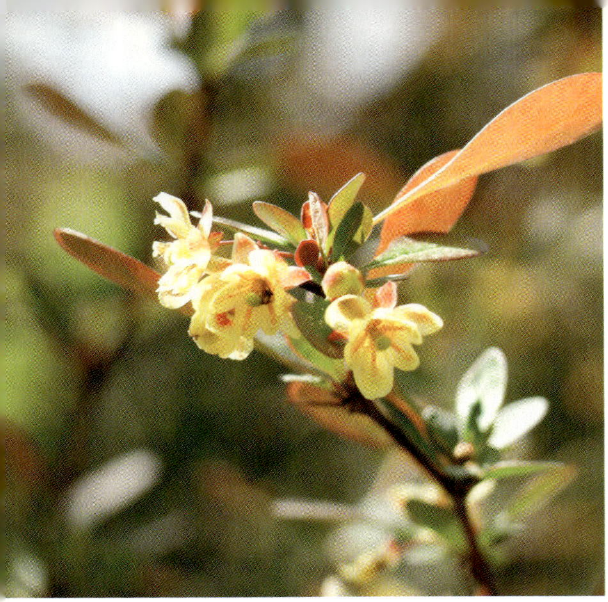

Berberitze

aufzunehmen und dem Organismus verfügbar zu machen. Wie auf S. 26 beschrieben, liefert das *Hirtentäschel* (Bursa pastoris) zusätzlich Eisen und lindert ebenfalls eine starke Blutung.

Sitzbäder

Bei Krämpfen oder Schmerzen sind warme ➜ *Sitzbäder* (S. 132) mit einem Zusatz von *Ackerschachtelhalm*, *Schafgarbe* oder *Frauenmantel* sehr hilfreich.

Bienenwachsauflage

Sehr wohltuend bei krampfartigen Unterbauchbeschwerden und Menstruationsschmerzen ist eine ➜ *Bienenwachsauflage* (S. 128). Sie spendet eine milde, trockene und lang anhaltende Wärme, die reizlindernd, lösend und beruhigend wirkt.

Eierstock- und Eileiterentzündungen

Eine isolierte Entzündung des Eierstockes kommt so gut wie nie vor, da es sich meistens um die Folge einer Eileiterentzündung handelt. Die Eileiter sind zwei ca. bleistiftdicke Schläuche, die seitlich von der Gebärmutter abzweigen und mit ihrem freien trichterförmigen Ende den Eierstöcken anliegen. Von dort nehmen sie das Ei auf und transportieren es zur Gebärmutter. Die Befruchtung der Eizelle findet im Eileiter statt. Die «Gebärmutteranhängsel» werden medizinisch unter dem Begriff «Adnexe» zusammengefasst. Die Entzündung von Eileiter und Eierstock heißt deshalb Adnexitis.

Wird sie nicht rechtzeitig oder nicht vollständig behandelt, besteht die Gefahr, dass die Eileiter verkleben. Deshalb ist die Adnexitis eine häufige Ursache für weibliche Unfruchtbarkeit.

URSACHEN

In den meisten Fällen ist eine Eileiterentzündung die Folge einer aufsteigenden Scheideninfektion mit Bakterien

(S. 53 f.) oder, seltener, mit Pilzen. Mehr als die Hälfte aller Entzündungen werden durch die momentane Geschlechtskrankheit Nr. 1, den Befall mit Chlamydien (S. 54 f.), verursacht, häufig finden sich zusätzliche Keime wie Streptokokken oder die Erreger des Trippers (Gonorrhoe).

SYMPTOME

Plötzlich einsetzende starke Schmerzen im Unterbauch sind zumeist das erste Anzeichen einer akuten Eileiterentzündung. Der Bauch ist aufgetrieben, gespannt und berührungsempfindlich. Frau fühlt sich schlichtweg hundeelend, Fieber und Übelkeit können dazukommen. Der Ausfluss aus der Scheide ist oft gelb-eitrig.

Bei der frauenärztlichen Untersuchung sind die Tastberührungen am Gebärmutterhals, mit denen Ihre Frauenärztin den Verdacht bestätigt, trotz aller Vorsicht jetzt äußerst schmerzhaft.

Auch nach einer Behandlung können, besonders nach dem Geschlechtsverkehr, noch Schmerzen im Kreuz auftreten. Sie entstehen durch Narben und Verwachsungen der Adnexe mit den Nachbarorganen. Viele Frauen klagen auch über Verstopfung, Blähungen, Schmerzen und Unregelmäßigkeiten bei der Monatsblutung. In diesem Stadium ist die Gefahr einer dauernden Unfruchtbarkeit besonders hoch. Das chronische Stadium kann Monate bis Jahre dauern.

BEHANDLUNG

Zusätzlich zur schulmedizinischen Behandlung, die meistens in der Gabe von Antibiotika besteht, gibt es die Möglichkeit der naturheilkundlichen Unterstützung, mit der Sie selbst einiges für sich tun können.

Das Wichtigste: Sie brauchen mindestens 2–4 Wochen Ruhe. Lassen Sie unbedingt für sich sorgen und bitten Sie Partner, Freunde und Verwandte um Entlastung.

Kälte

In der akuten Phase sind Kälteanwendungen schmerzlindernd und abschwellend. Bewährt haben sich kühle bis lauwarme Auflagen mit Luvos *Heilerde* oder *Retterspitz äußerlich,* die die Botenstoffe des Entzündungsstoffwechsels Leukotrien und Thromboxan hemmen. Wechseln Sie die Auflagen zu Beginn halbstündlich, später stündlich.

Entzündungshemmend

Entzündungshemmend wirkt *Weihrauch* (Boswellia Carterii/Seratta).

Wissenschaftler der TU München haben den mystischen Stoff aus dem Orient erstmals vollständig analysiert. Die Pflanze aus der Familie der Balsambaumgewächse ist ein komplexes Gemisch aus mehr als 80 chemischen Verbindungen. Vor allem im Harz finden sich Substanzen, die außergewöhnlich gut gegen chronische Entzündungen aller Art wirken: Die Boswelliasäure blockiert gezielt die Leukotriensynthese und lindert dadurch Entzündungen. Boswellia-Zäpfchen sollen deshalb auch bei Entzündungen der Eierstöcke und der Eileiter sowie bei Vaginalabszessen helfen. Leider sind sie als Fertigpräparat in Deutschland nur schwer zu bekommen. Fragen Sie einen naturheilkundlich oder aromatherapeutisch orientierten Apotheker, ob er Ihnen Weihrauchzäpfchen anfertigen kann.

Als Medikament wird Weihrauch schon in den Hippokratischen Schriften erwähnt. In der ayurvedischen Medizin wird das Harz aus *Boswellia seratta*, dem indischen Weihrauchbaum, schon seit mehr als 3000 Jahren bei den verschiedensten entzündlichen Erkrankungen, aber auch bei Nervenleiden angewendet. Ihm wird eine schmerzstillende und beruhigende Wirkung nachgesagt.

Ausheilung

Zur Ausheilung haben sich regelmäßige *Moorbreibäder* (S. 34 f.) bewährt. Die Wärme und die Inhaltsstoffe des dickflüssigen Moorbreis fördern die gleichmäßige Durchblutung selbst von Körperteilen, die sonst eher schlecht durchblutet sind. Der Stoffwechsel wird angeregt und der Abtransport chronisch entzündlicher Infiltrate beschleunigt.

Immunstimulation

Gute Erfahrungen gibt es auch mit der Einnahme pflanzlicher Enzyme: Papain, das aus dem Milchsaft der unreifen Früchte des *Papayabaumes* gewonnen wird, und Bromelain, das aus dem Presssaft des Strunks reifer *Ananasfrüchte* isoliert wird. Diese Enzyme wirken entzündungshemmend, abschwellend und schmerzlindernd und unterstützen zudem das Immunsystem. Als Fertigarzneimittel erhalten Sie diese «Biokatalysatoren» als *Wobenzym N Tabletten* von Mucos in der Apotheke.

Immunmodulatoren wie *Echinacea* (S. 68 f.) oder *Ginseng* (S. 112 f.) unterstützen Sie bei der Genesung und beugen neuen Infekten vor.

Ovarialzysten

Darunter versteht man mit Flüssigkeit gefüllte dünnwandige Hohlräume am Eierstock, die von Erbsen- bis Apfelsinengröße reichen und in seltenen Fällen sogar Kindskopfgröße erreichen können. Gerade kleinere Zysten werden oft zufällig bei einer Routineuntersuchung gefunden und sind meist kein Grund zur Beunruhigung. Gewöhnlich wartet man, falls sie im Ultraschall unverdächtig erscheinen, erst einmal zwei bis drei Zyklen ab.

Manche Zysten verursachen allerdings infolge der Kapselspannung und des Druckes auf andere Organe Unterleibsbeschwerden. Gelegentlich kann

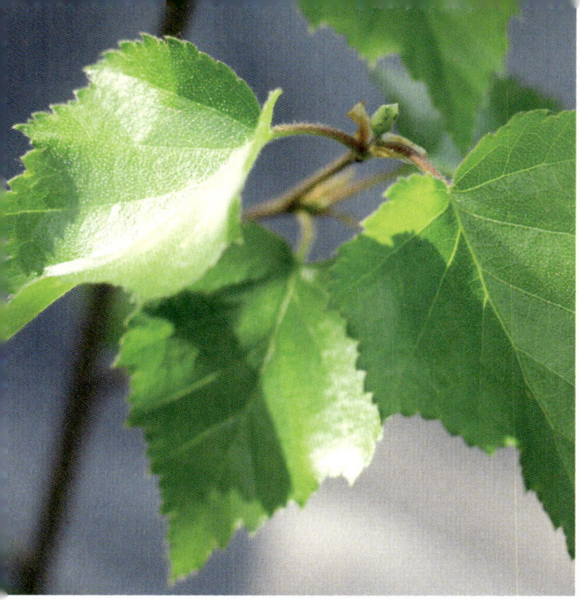

Birke

es durch eine Drehung um die eigene Achse, der so genannten Stieldrehung, zur schmerzhaften Abschnürung der Blutgefäße kommen. Dann ist eine Operation unumgänglich.

URSACHEN

Die meisten Zysten entstehen durch ein hormonelles Ungleichgewicht und das Ausbleiben des Eisprungs. Dann entwickelt der Eierstock von sich aus Flüssigkeitsbläschen (Follikel- oder Retentionszysten), die rasch größer werden und oft auch wieder von selbst verschwinden können. Tun sie dies nicht, werden sie üblicherweise bei einer Bauchspiegelung operativ entfernt. Auch größere oder Zysten mit soliden Anteilen sollten entfernt werden.

BEHANDLUNG

Lassen Sie ein eventuelles hormonelles Ungleichgewicht abklären. Besonders wenn im Zusammenhang mit der Zystenbildung Ihr Zyklus plötzlich unregelmäßig ist oder Sie vor der Periode verstärkt Flüssigkeit im Gewebe einlagern, besteht ein Östrogenübergewicht. Dann können Ihnen Tees oder Arzneimittel aus den bereits vorgestellten Pflanzen *Mönchspfeffer* (S. 18 f.), *Schafgarbe* (S. 45) und *Frauenmantel* (S. 15 f.) helfen.

Anregung des Flüssigkeitshaushaltes

Eine ganzheitliche Betrachtungsweise geht davon aus, dass eine Schwäche der Ausscheidungsorgane zugrunde liegt, wenn der Organismus Flüssigkeiten plötzlich sammelt und sogar in eigens dazu produzierten «Behältnissen» lagert, statt sie auszuscheiden. Mit regelmäßigen → *Ingwerauflagen* (S. 126) regen Sie die Nierenfunktion wieder an. Unterstützen können Sie diesen Prozess noch mit *Goldruten-*, *Löwenzahn-*, *Brennnessel-* oder *Birkenblättertee.* Durch seinen hohen Gehalt an Kieselsäure wirkt *Ackerschachtelhalm* zusätzlich strukturgebend und hilft so bei der Rückbildung der Zyste.

Infektionen im Intimbereich

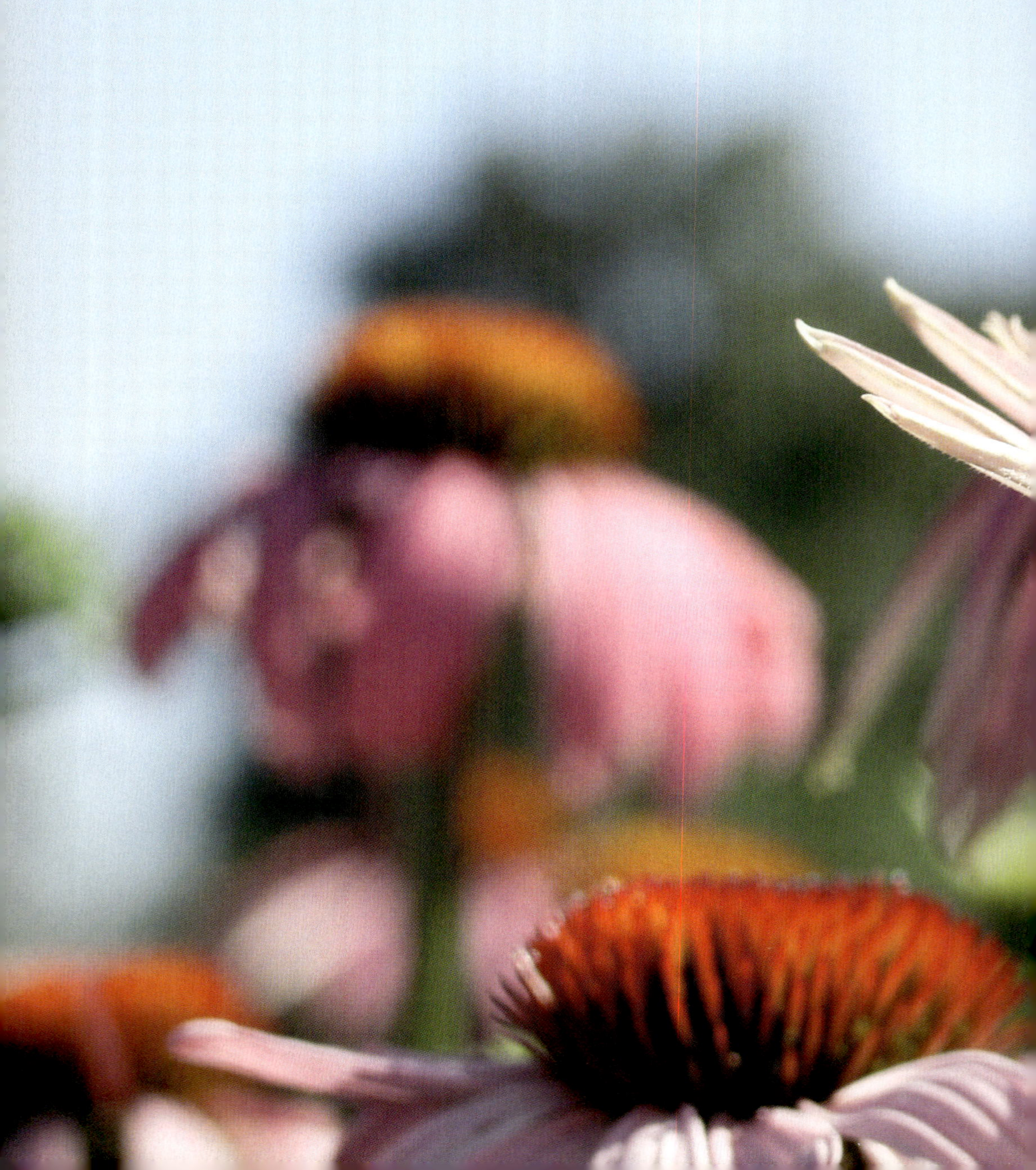

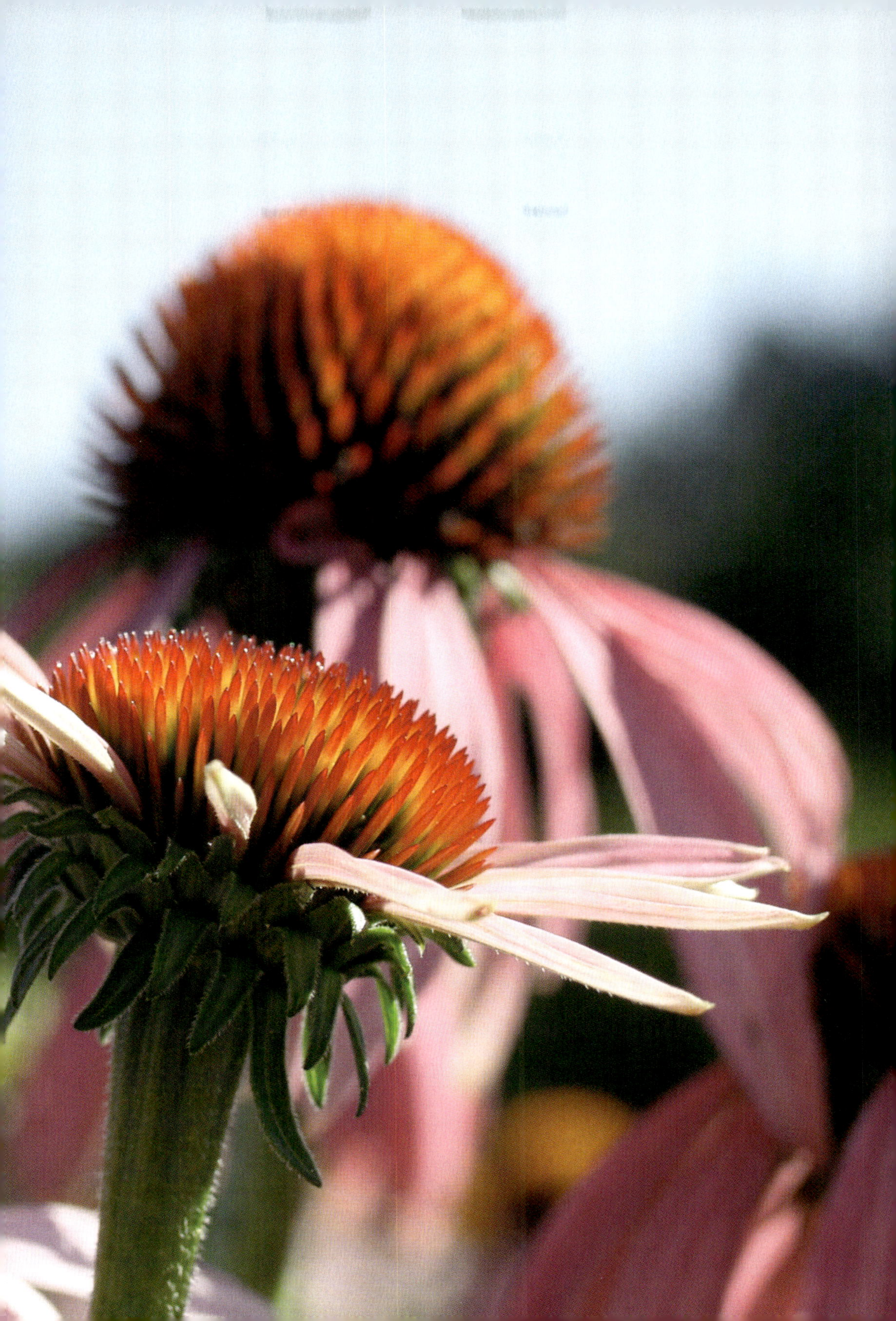

Infektionen im Bereich der Scheide und des äußeren Genitalbereichs treten sehr häufig auf. Je früher sie bemerkt werden, desto leichter können sie behandelt werden. Auch wenn es Ihnen vielleicht unangenehm ist, scheuen Sie sich nicht, bei entsprechenden Anzeichen Ihre Ärztin aufzusuchen.

In den meisten Fällen geht einer krankhaften Besiedelung mit Bakterien oder Viren eine Veränderung des Scheidenmilieus voraus. Gerade hier können viele Heilpflanzen den ges unden Aufbau unterstützen und Ihr Immunsystem stärken – auch begleitend, wenn Sie zur Infektabwehr zu schulmedizinischen Mitteln greifen müssen.

Das gesunde Scheidenmilieu

In einer gesunden Scheide sorgen Milchsäurebakterien (Döderlein'sche Stäbchen) für ein saures Milieu und produzieren Stoffe, die ein Wachstum und die Ausbreitung krankheitserregender Bakterien verhindern. Diese nützlichen Lactobazillen im Schleimhautbereich haben einen Säuregehalt von 4,5. Wird nun das saure Milieu längerfristig z. B. durch eine Erkrankung, durch die Einnahme von bestimmten Medikamenten, durch die Menstruation, das männliche Ejakulat oder auch durch eine Infektion aus dem Darm verändert, nimmt die Zahl der Milchsäurebakterien ab. Der Widerstand wird schwächer, Keime können sich ausbreiten und die Schleimhaut schädigen. Ihr Organismus reagiert in diesem Fall mit Ausfluss.

Eine geringe Menge an durchsichtigem bis milchig weißem, kaum riechendem Scheidensekret ist völlig normal und Zeichen eines gesunden Milieus. Das Sekret reinigt die Scheide, hält sie feucht und geschmeidig und verursacht im Normalfall keine Beschwerden. Durch die hormonellen Einflüsse verändern sich im Verlauf des Monatszyklus auch Menge und Konsistenz: Z. B. bewirkt das Östrogen um den Eisprung herum eine vermehrte Einlagerung von Wasser und Salz im Gewebe. Der Schleim aus Gebärmutterhals und Scheide nimmt zu, wird flüssiger und durchsichtiger. Zwischen die Finger genommen, zieht er Fäden, d. h., er wird «spinnbar». Unter dem Mikroskop sieht das eingetrocknete Sekret durch die kristalline Struktur des eingelagerten Salzes dann aus wie ein Farn. Die Spinnbarkeit und das Farnkraut-Phänomen sind verlässliche Zeichen für die Fruchtbarkeit und den unmittelbar bevorstehenden Eisprung.

Auch im Verlauf der verschiedenen Stufen unseres Frauseins, wie etwa in der Pubertät, während der Schwangerschaft oder des Klimakteriums, wechseln Menge, Farbe, Beschaffenheit und Geruch des Vaginalsekrets.

Wenn das Sekret jedoch dickgelblich, grünlich oder schaumig wird, unangenehm riecht oder sogar juckt und brennt, so spricht man von Ausfluss oder Fluor vaginalis, der auf eine Scheideninfektion hindeuten kann.

Faktoren, die eine Vaginalinfektion begünstigen

Die Ursachen für die Entstehung einer vaginalen Infektion sind sehr unterschiedlich, doch immer lässt sich eine Verschiebung des natürlichen Säuregleichgewichtes feststellen. Die physiologische Flora der Milchsäurebakterien kann sowohl durch innere als auch äußere Einflüsse stark geschwächt werden. Dadurch haben es fremde Keime leichter, die Oberhand zu gewinnen:

- Infektionskrankheiten (z. B. grippale Infekte) oder Stress, schlechte Ernährung etc. können die körpereigene Immunabwehr so beeinträchtigen, dass die Abwehr der krank machenden Keime nicht mehr zu bewältigen ist.
- Der Säureschutzmantel der Haut und Schleimhaut kann durch übertriebene Hygienemaßnahmen zerstört werden. Auch dies begünstigt Infektionen.
- Unterwäsche aus synthetischen Fasern und kunststoffbeschichtete Slipeinlagen oder Binden vermindern die Luftzirkulation. Die dadurch entstehende ständig feuchte Kammer bietet ideale Wachstumsbedingungen für Pilze und Bakterien.
- Hormonelle Veränderungen (Schwangerschaft, Menstruation, Pille) können sich negativ auf das normale saure Milieu der Scheidenflora auswirken.
- Auch einige Medikamente, z. B. Antibiotika, können die Flora der Vaginalschleimhaut nachteilig verändern.
- Bei bestimmten Stoffwechselerkrankungen (z. B. Diabetes mellitus) ist die Infektanfälligkeit verstärkt.
- Mangelnde Hygiene des Partners ist eine große Infektionsquelle.

Bakterielle Infektionen

In vielen Fällen werden bakterielle Infektionen durch Darmbakterien und Pilze, seltener durch Erreger typischer Geschlechtskrankheiten wie Chlamydien oder Gonokokken ausgelöst. Unbedingt sollten Sie Ihre Beschwerden bei der Frauenärztin abklären. Mit einer verlässlichen Diagnose sind Sie bei der Selbstbehandlung auf der sicheren Seite.

Die häufigste Form der Infektion ist die so genannte bakterielle Vaginose oder auch Aminkolpitis, die durch eine Mischinfektion auch mit Gardnerella-Bakterien hervorgerufen wird. Sie ist keine Entzündung im engeren Sinne, sondern vielmehr eine Störung der normalen Scheidenbesiedlung (Dysbiose). Die Milchsäurestäbchen werden zurückgedrängt, und der pH-Wert verschiebt sich in den basischen Bereich.

Gardnerella vaginalis

Ein dünnflüssiger, weißer bis gräulicher Ausfluss mit einem unangenehmen fischartigen Geruch weist auf eine Infektion mit diesem Keim hin. Mit mangelnder Hygiene hat dies, wie fälschlicherweise häufig angenommen, absolut nichts zu tun: Gardnerella spaltet Harnstoff und setzt dabei einen dem Ammoniak verwandten Stoff frei. Dieses die Schleimhaut reizende Amin bewirkt den charakteristischen fischartigen Geruch.

Trichomonaden

Trichomonaden sind tierische Einzeller, die zur Familie der Geißeltierchen zählen. Sie sind im Vergleich zu den Bakterien relativ groß und benötigen, um überleben zu können, ein stets feuchtes Milieu. Sie sind also sehr empfindlich gegen Austrocknung. Übertragen werden Trichomonaden fast ausschließlich durch Sexualverkehr, in seltenen Fällen aber auch durch das Sitzen in nassen Pfützen (Beckenrand im Schwimmbad etc.) oder durch feuchte Textilien wie Handtücher und Waschlappen.

Starker Juckreiz, Ausfluss, Brennen beim Wasserlassen, häufiges Wasserlassen und Schmerzen beim Geschlechtsverkehr treten als häufigste Symptome auf. Der Ausfluss ist charakteristisch grünlich schaumig und übel riechend. Das Gewebe des äußeren Genitale ist bei ausgeprägten Befunden geschwollen und empfindlich. Ihre Ärztin erkennt Trichomonaden im Abstrich unter dem Mikroskop.

Chlamydien

Chlamydien sind besonders heimtückische Erreger, die zu den Bakterien gezählt werden. Die Geschlechtsorgane werden durch Chlamydia trachomatis infiziert. Das Gefährliche an diesen Erregern ist, dass frau erst einmal nichts oder kaum etwas davon bemerkt. Die Infektion verursacht zunächst, falls überhaupt, nur geringfügige Beschwerden, z. B. ein leichtes Ziehen im Unterleib, gelegentlich Zwischenblutungen und Ausfluss, ein Druckgefühl in der Blase, manchmal auch ein leichtes Brennen oder Jucken beim Wasserlassen. Viele Frauen deuten die Symptome deshalb als eine banale Harnwegsinfektion und gehen gar nicht erst zur Frauenärztin.

Chlamydien setzen sich im Gebärmutterhals fest und können unbemerkt weiter in die Gebärmutter vordringen. Von dort steigen sie bis zu den Eileitern und den Eierstöcken auf und verursachen dort ebenfalls Entzündungen. In fast der Hälfte aller Fälle sind Chlamydien die Ursache von Eileiterentzündungen (S. 46 f.).

Dies hat oft schwerwiegende Folgen für die Fruchtbarkeit, denn die Befruchtung findet ja im Eileiter statt. Im Verlaufe der Erkrankung können

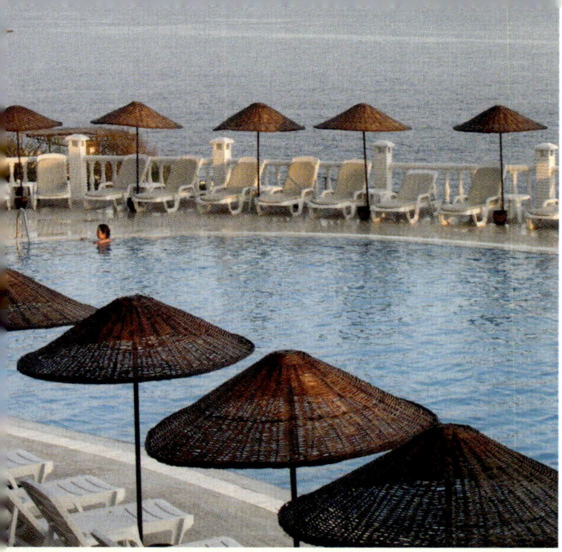

jedoch die zarten Schleimhäute der Eileiter so miteinander verkleben, dass die Eizelle durch den verschlossenen Gang nicht mehr in die Gebärmutter und die Spermien nicht mehr zur Eizelle gelangen können.

Bei jeder zehnten Frau führt eine einzige Eileiterentzündung durch Chlamydien zu ungewollter Kinderlosigkeit; nach zwei derartigen Entzündungen können bereits ein Viertel der betroffenen Frauen keine Kinder bekommen.

Dazu kommt, dass Genitalinfektionen durch diese Bakterien immer häufiger werden. Derzeit werden jährlich mehr als eine halbe Million Frauen von ihren Partnern mit Chlamydien angesteckt. Die Erreger werden nämlich fast ausschließlich durch sexuelle Kontakte übertragen.

Beim Mann führt eine Chlamydien-Infektion zum Brennen beim Wasserlassen und eitrigem Ausfluss. Treten diese Symptome auf, sollten beide Partner zur Untersuchung, denn höchstwahrscheinlich ist auch die Frau infiziert. Gegen Chlamydien werden spezielle Antibiotika verordnet. Sie sind hochwirksam, müssen jedoch unbedingt lange genug eingenommen werden – mindestens zehn Tage lang bzw. noch viel länger, falls die Krankheit bereits weiter fortgeschritten ist. Auch in diesen Fällen müssen unbedingt beide Partner behandelt werden; sonst kann frau sich nach erfolgreicher Therapie wieder beim Partner anstecken – oder umgekehrt.

Da Trichomonaden vornehmlich durch Geschlechtsverkehr übertragen werden, sind Kondome die effektivste Schutzmaßnahme. Männer haben häufig bei einer Trichomonadeninfektion keinerlei Beschwerden und übertragen die Infektion dann unwissentlich auf ihre Partnerinnen. Um diesen Pingpong-Effekt zu vermeiden, sollten stets beide Partner behandelt werden.

tipp

Pilzinfektionen

Pilzinfektionen im Intimbereich (Mykosen) werden durch Hefepilze (Candida-Arten), verursacht. «Candida albicans» (lat. «candidus» = glänzend, strahlend, lat. «albus» = weiß) ist der häufigste Vertreter. In geringer Zahl gehört er zur normalen Schleimhautbesiedlung. Unangenehm wird es erst, wenn er sich übermäßig vermehrt. Typisch sind der starke, manchmal kaum auszuhaltende Juckreiz und ein Brennen im Scheidenbereich und an den Schamlippen. Viele Frauen klagen auch über Schmerzen beim Wasserlassen und beim Geschlechtsverkehr. Hinzu kommt ein bröckeliger weißlicher Ausfluss, der leicht süßlich bis hefeartig riechen kann. Die Scheidenschleimhaut ist gerötet, eventuell leicht geschwollen und zeigt weißliche Beläge.

Ansteckungsmöglichkeiten bestehen überall da, wo es warm und feucht ist, z. B. beim Geschlechtsverkehr, über feuchte Handtücher oder in einer ungepflegten Sauna oder Wellness-Oase.

In der Schwangerschaft treten Infektionen aufgrund von Veränderungen im Hormonhaushalt (vermehrte Produktion von Östrogenen) häufiger auf. Alle vaginalen Infektionen erhöhen jedoch das Risiko einer Frühgeburt. Bei der Geburt kann sich auch das Neugeborene infizieren.

Beginnen Sie deshalb möglichst früh – unter Anleitung von Ärztin oder Hebamme – mit einer geeigneten Therapie.

Wiederkehrende Infektionen

Es gibt Frauen, die immer wieder unter einer bakteriellen Vaginalinfektion leiden. Auch der wiederholte Einsatz von Antibiotika hilft bei ihnen nur begrenzt. In diesen Fällen ist häufig die körpereigene Milchsäurebakterienflora so geschwächt, dass schon der kleinste Anlass zu einer erneuten Infektion führen kann. Auch hier ist die Gabe von Vaginaltabletten sinnvoll, damit sich die geschädigte Vaginalflora wieder erholen und so auf natürliche Weise eine Wiederinfektion verhindern kann.

Natürliche Milieuverbesserung

Das A und O der Behandlung ist die Unterstützung des sauren Scheidenmilieus. Dazu gibt es verschiedene Möglichkeiten:

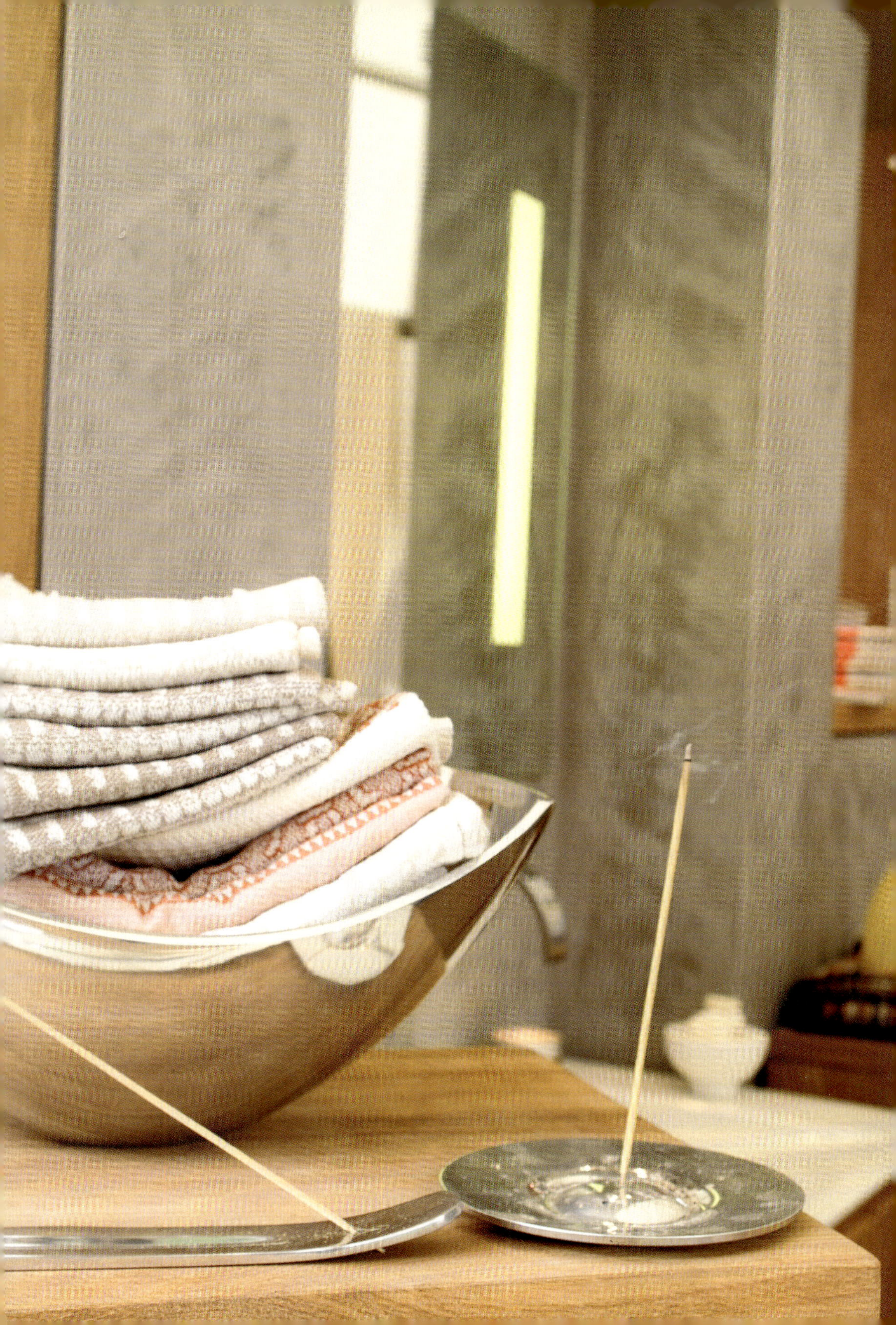

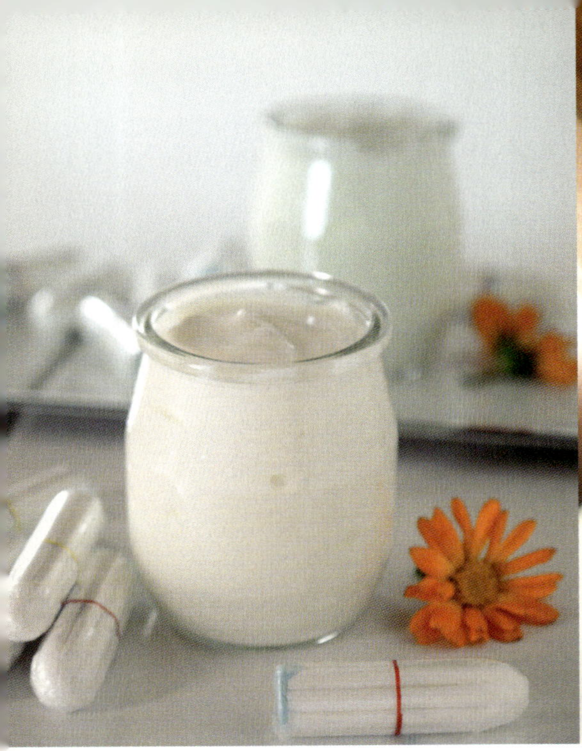

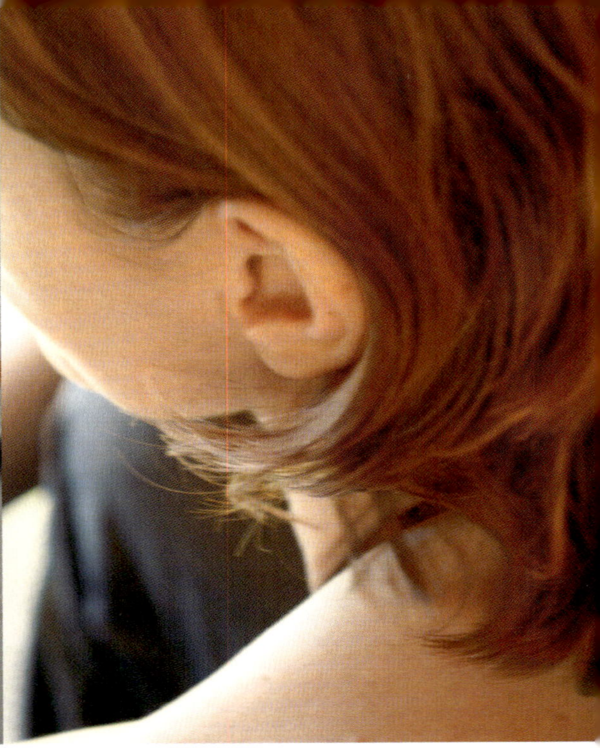

Naturjoghurt

Besorgen Sie sich in der Apotheke eine 5-ml-Injektionsspritze oder einen Vaginalapplikator und ziehen Sie darin ca. 2 – 5 ml *unpasteurisierten Naturjoghurt* ohne Zusatzstoffe auf. Naturjoghurt, am besten in Bioqualität, enthält nämlich sehr viele der milchsäurebildenden Bakterien Lactobacillus acidophilus und Lactobacillus bifidus.

Führen Sie vor dem Schlafengehen die Spritze (ohne Nadel!) vorsichtig in die Scheide ein, das geht am besten im Liegen, und applizieren Sie den Joghurt. Über Nacht können sich die «gesunden» Bakterien munter vermehren und werden so auf natürliche Weise in ihrer Schutzfunktion gestärkt. Durch die Körperwärme und die Stoffwechselprozesse in der Scheide verflüssigt sich der Joghurt und kann zusammen mit dem Sekret im Schlaf wieder aus der Vagina heraussickern. Legen Sie sicherheitshalber eine Binde aus Baumwollfasern oder eine Mullwindel vor.

Wenn auch der äußere Genitalbereich gereizt oder sogar wund ist, können Sie den kühlenden und hautberuhigenden Joghurt als *Creme* verwenden.

Es gibt außerdem eine ganze Reihe von milchsäurehaltigen Fertigarzneimitteln, die Sie als Vaginaltabletten in der Apotheke bekommen, wie z. B. Eubiolac, Vagiflor, Spuman etc. Lassen Sie sich von Ihrem Apotheker beraten, einige dieser Produkte enthalten nämlich zusätzlich Östrogen.

Obstessig

Auch eine *Vaginalspülung mit Obstessig* sorgt für ein leicht saures Milieu: Geben Sie dazu 2 EL eines biologischen Obstessigs (z. B. von Byodo) auf 1/2 l abgekochtes Wasser und spülen Sie fünf bis sieben Tage lang 2-mal täglich Ihre Scheide. Das geht am einfachsten mit einem Irrigator (Apotheke, Sanitätshaus): Suchen Sie sich eine bequeme, entspannte Position, z. B. in der Badewanne. Lagern Sie Ihr Becken flach und führen Sie das mitgelieferte «Mutterrohr» – es heißt tatsächlich so – in Ihre Scheide ein. Sie öffnen das Zulaufventil, die Essiglösung kann nun leicht bis zum Gebärmutterhals fließen und auch bequem wieder herauslaufen.

Ätherische Öle zur Keimbekämpfung

Wussten Sie schon, dass orientalische Frauen seltener an Vaginalinfektionen leiden als europäische? Die Damenwelt des Orients weiß nämlich genau, wie sie die Organe des kleinen Beckens schützen kann: Sie beräuchern sie öfter mit *Weihrauch* (S. 47 f.) und *Myrrhe*. Die freigesetzten ätherischen Öle haben eine stark keimtötende Wirkung und verhindern Infektionen.

In unseren gemäßigten Klimazonen sind zur Keimbekämpfung besonders die ätherischen Öle aus der Familie der Lippenblütler geeignet. Die meisten dieser Pflanzen werden aufgrund ihres wunderbaren Aromas und ihrer verdauungsfördernden Wirkung als Gewürzpflanzen auch in der Küche geschätzt.

Die ätherischen Öle vieler Arten wie z. B. *Thymian, Majoran, Melisse, Lavendel* oder *Rosmarin* wirken lokal außerdem entzündungshemmend, antibakteriell, pilz- und virenhemmend. Zusätzlich regen sie die Durchblutung der Schleimhaut an und fördern so die Stoffwechseltätigkeit und den Abtransport schädlicher Bakterien. Wissenswertes über ätherische Öle finden Sie auf den S. 129 ff. und S. 142 ff.

Siehe auch die Tabelle S. 60.

Öltampon

Mischen Sie ca. 6 Tropfen ätherisches Öl mit 3–4 EL Joghurt und lassen Sie einen Minitampon sich mindestens 5 Minuten damit voll saugen, bevor Sie ihn einführen. Ihrer lädierten Schleimhaut wird so nicht noch zusätzlich Feuchtigkeit entzogen, und der Tampon gibt die wertvollen Wirkstoffe langsam ab. Mehrmals täglich wiederholen.

Linderung des Juckreizes

Bei äußerem Juckreiz und empfindlicher Haut empfiehlt sich eine Vaginalcreme nach der Rezeptur der Schweizer Heilpraktikerin Rina Nissim (Rezept S. 62). Die Creme können Sie sich in der Apotheke mischen lassen.

Vaginaltabletten

Eine gerbende und reizlindernde Wirkung haben *Majorana/Melissa Vaginaltabletten* von Weleda. Der lateinische Name «melissa» ist eine mittelalterliche Neubildung aus dem griechischen «melisso-phyllon», was übersetzt «Bienenblatt» bedeutet. Wegen ihres Nektarreichtums ist die Melisse übrigens eine geschätzte Trachtpflanze bei Imkern.

Geeignete Öle

	Ätherisches Öl	Frauenheilkundliche Wirkung	Besonderheiten
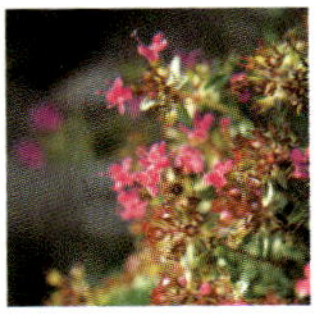	Thymian *(Thymus vulgaris)*	Antibakteriell, keimhemmend	Für die Anwendung im Schleimhautbereich den Chemotyp Linalool und Geraniol verwenden
	Majoran *(Oreganum majorana)*	Entzündungshemmend, kräftigend	In der Schwangerschaft nur unter fachkundlicher Begleitung
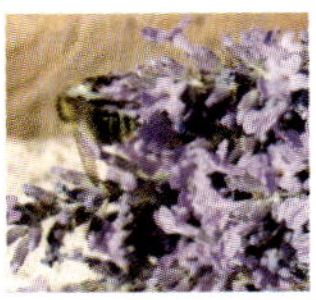	Lavendel fein *(Lavandula officinalis)*	Antibakteriell, antimykotisch, schmerzlindernd, krampflösend, entzündungshemmend	
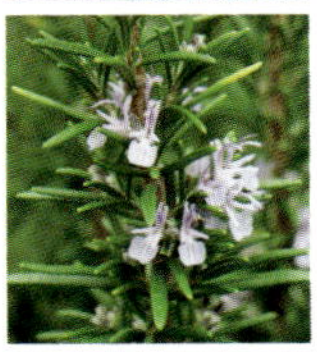	Rosmarin *(Rosmarinus officinalis)*	Durchblutungsfördernd, sekretionsfördernd	Nicht in der Frühschwangerschaft anwenden
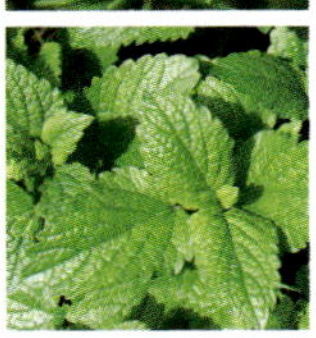	Melisse *(Melissa officinalis)*	Antiviral, antibakteriell, schmerzlindernd, entzündungshemmend, nervenstärkend	In der Schwangerschaft nur unter fachkundlicher Begleitung
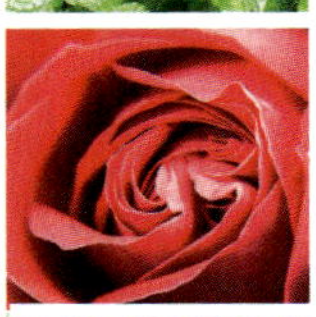	Rose *(Rosa damascena)*	Antiviral, antiseptisch, entkrampfend, entzündungshemmend, hautregenerierend, aphrodisisch	
	Teebaum *(Melaleuca alternifolia)*	Entzündungshemmend, wundheilend	

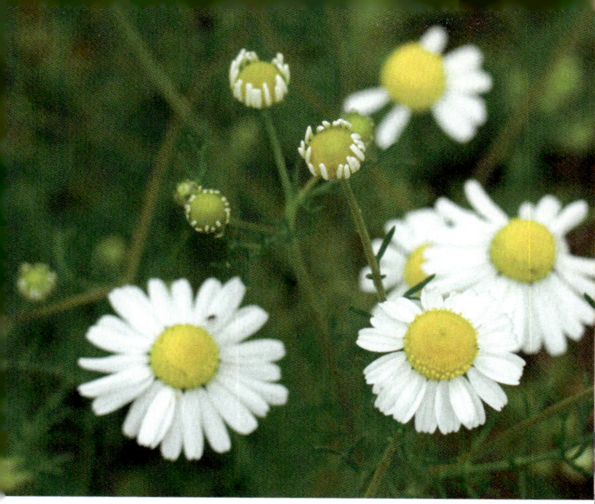

Kamille

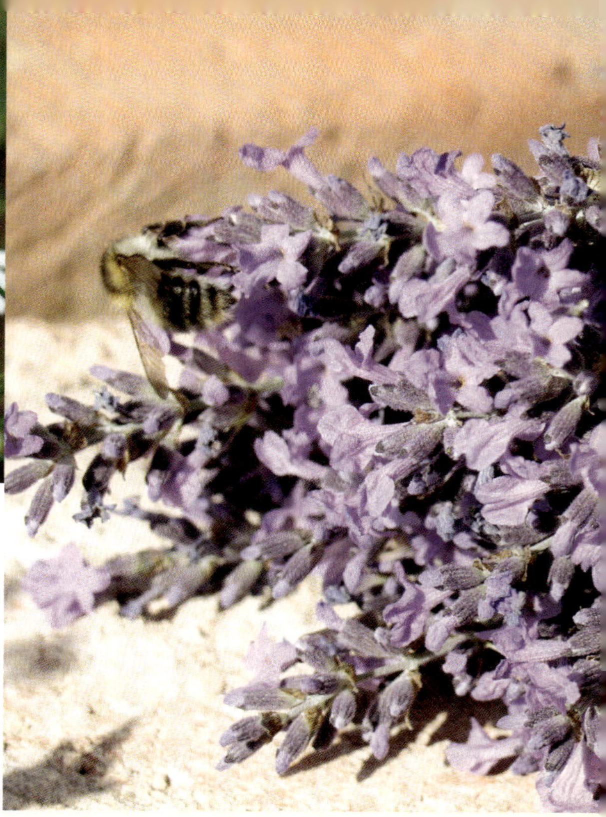

Lavendel

Ätherische Öle zur Scheidenspülung

Auch als Zusatz für Scheidenspülungen sind ätherische Öle gut geeignet. Damit sich Wasser und Öl gut mischen, rühren Sie das Öl zuvor in 2 TL Sahne ein und schütteln die Mischung in warmem Wasser gut auf.
Die angegebene Menge ätherischer Öle ist für eine Vaginalspülung mit 500 ml Wasser bestimmt.

Bei unspezifischem Ausfluss:

1 Tropfen Sandelholzöl
(Santalum album)
2 Tropfen Lavendelöl
(Lavandulae officinalis)
1 Tropfen Bergamotteöl
(Citrus bergamia)
1 Tropfen Myrrhenöl
(Commiphora abyssinica)

Bei Pilzinfektionen:

2 Tropfen Rosenöl (Rosa damascena)
2 Tropfen Lavendelöl
(Lavandulae officinalis)
1 Tropfen Majoranöl
(Origanum majorana)
1 Tropfen Teebaumöl
(Melaleuca alternifolia)

Vaginalcreme

2,5 g Rizinusöl (Ricini oleum)
0,25 g äth. Niaouliöl (Melaleuca viridiflora aeth.)
0,5 g äth. Zypressenöl (Cypressi aeth.)
0,5 g äth. Salbeiöl (Salviae aeth.)
1,25 g warmer Kamillenblüten-Ölauszug (Matricariae oleum coctum)
45 g wasserhaltige Salbengrundlage (Unguentum Hydrophilic PM III)

Sitzbäder

Optimale Behandlungserfolge erzielen Sie bei einer Kombination mit unterstützenden Sitzbädern (S. 132). Als Zusätze kommen vor allem gerbstoff- und flavonoidhaltige Heilpflanzen in Frage: *Weiße Taubnesselblüten, Hamamelisrinde, Frauenmantelkraut, Brombeerblätter* und *Eichenrinde*. Ideal ist auch die Mischung mit wundheilenden und keimhemmenden Pflanzen wie *Calendula* oder *Schafgarbe*, die die angegriffene Schleimhaut pflegen.

Zusatz für ein Heilpflanzen-Sitzbad:

2 Teile Weiße Taubnesselblüten
2 Teile Frauenmantelkraut
2 Teile Calendulablüten
1 Teil Schafgarbenblüten

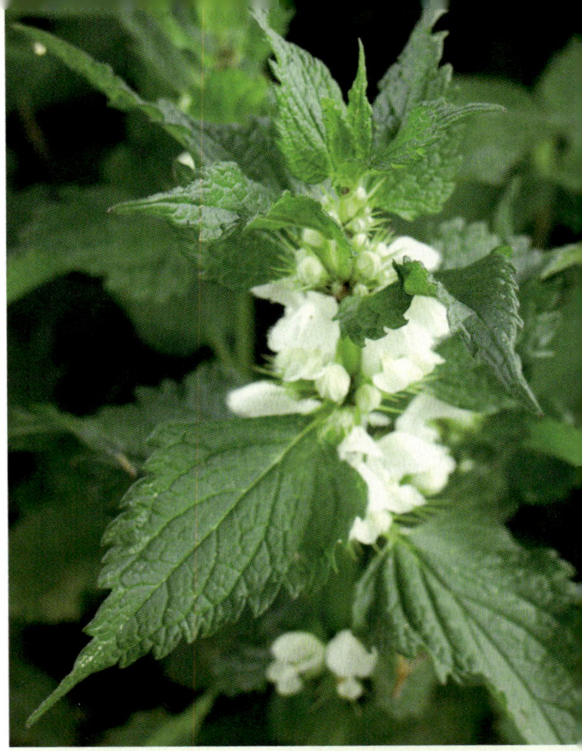

Weiße Taubnessel

Moorbad

Eine weitere Variante zur Stabilisierung des Scheidenmilieus ist ein → *Sitzbad* (S. 132 f.) mit einem Zusatz eines *Moor-Badekonzentrates*, z. B. von Original Altteich. Das Konzentrat wird mit 5 l warmem Wasser (ca. 38 °C) gut durchmischt und 2-mal täglich ohne Verwendung von Seife o. ä. ca. 15 Minuten angewendet. Die im Moor enthaltenen Huminsäuren haben nachweislich eine entzündungshemmende Wirkung.

Wie können Sie einer erneuten Infektion vorbeugen?

- **Wechseln Sie Ihre Handtücher und Waschlappen häufig und waschen Sie sie bei 95 °C.**
- **Verwenden Sie Unterwäsche aus Naturfasern, am besten Baumwolle, die Sie täglich wechseln und bei 95 °C waschen können.**
- **Vermeiden Sie gefärbte oder Slipeinlagen mit Plastikfolie.**
- **Tragen Sie keine zu engen, scheuernden Hosen.**
- **Waschen Sie Ihre Genitalregion täglich mit viel warmem Wasser und ohne Seife.**
- **Vermeiden Sie Schaumbäder, diese sind meist alkalisch.**
- **Trocknen Sie sich immer sorgfältig ab.**
- **Verwenden Sie keine Intimlotionen oder Intimsprays.**
- **Achten Sie auf sorgfältige Hygiene während der Menstruation und wechseln Sie Tampons und Binden häufig.**
- **Benutzen Sie Tampons nur, wenn die Scheide nicht zu trocken ist, sonst könnte beim Entfernen die Schleimhaut gereizt werden.**
- **Setzen Sie sich in öffentlichen Toiletten nicht auf die Toilettenbrille.**
- **Achten Sie darauf, dass nach dem Stuhlgang keine Bakterien vom After in Richtung Scheide gewischt werden, sondern immer zum Steißbein hin.**
- **Setzen Sie sich in der Sauna nur auf Ihr eigenes Handtuch.**
- **Ziehen Sie nach dem Schwimmen einen trockenen Badeanzug an.**
- **Stärken Sie Ihre körpereigenen Abwehrkräfte durch gesunde Ernährung, Bewegung und suchen Sie nach Gründen für Ihren Stress.**

Ein wunderbares und gleichzeitig sehr sinnliches Mittel zur Vorbeugung sind *Rosenzäpfchen* nach der Rezeptur der Münchner Heilpraktikerin Margret Madejsky (S. 64). Ätherisches Rosenöl enthält einen hohen Anteil an Geraniol, das starke antibiotische Wirkung hat. Es hemmt das Wachstum von Bakterien und Pilzen.

Die Rosenzäpfchen lösen sich durch die Körperwärme rasch auf und sind daher auch bei Scheidentrockenheit hilfreich. Der wunderbare Duft steigert das weibliche Selbstvertrauen und das sexuelle Wohlbefinden.

Dieses Rezept können Sie sich theoretisch in jeder Apotheke anfertigen lassen. Allerdings sind nicht alle Apotheken naturheilkundlich ausgerichtet, und das Zäpfchengießen von Hand ist heutzutage nicht mehr überall üblich. In der Münchner Savoy-Apotheke (Bezugsadressen S. 171) hat sich der freundliche Apotheker Rainer Wieshammer auf die Rezeptur spezialisiert und verschickt die Zäpfchen gern und schnell dorthin, wo sie benötigt werden.

Die Rose

Die Rose gilt als Inbegriff von Schönheit, Anmut und Vollkommenheit. Von jeher inspirierte sie Dichter und Denker, Maler und Bildhauer, Musiker und Sänger in ihrer Kunst.

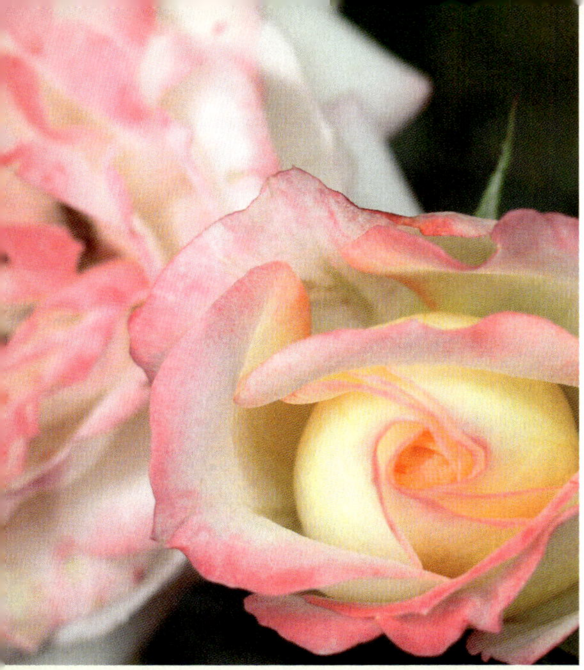

Rosenzäpfchen

0,4 g pulverisierte Rosenblüten (Rosae flores pulv.)
0,4 g Tinktur von Taubnesselblüten (Lamii albi e flores Tct.)
0,4 g Frauenmanteltinktur (Alchemilla vulg. Tct.)
0,4 g Sonnenhuttinktur (Echinacea Tct.)
0,4 g Majorantinktur (Majorana Tct.)
3 Tropfen reines ätherisches Rosenöl (Oleum Rosae verum guttae III)
18 g Zäpfchengrundmasse hinzugeben, ergibt 20 g (Massa supp. ad 20,0); zu gleichen Teilen zu 10 Zäpfchen gießen (M. f. supp., divid. in part. aequ. Nr. X)

Kaum eine andere Pflanze hat die Kulturen so beeinflusst wie die Rose. Sagenumrankt begegnet sie uns in der ganzen Welt: Als Aphrodite sich an den Dornen stach, die sie von Adonis trennten, färbte ihr Blut die weißen Blüten rot. Als Zeichen der Liebe behielten sie fortan ihre rote Färbung. Als einziges Andenken an das Paradies war es Eva bei der Vertreibung erlaubt, einen Rosensteckling mitzunehmen. In einer Rose mit über 1000 Blüten fand Vishnu Lakshmi gebettet und nahm sie zur Frau. Im Orient sagt man, die rote Rose sei aus einem Lächeln der Wolllust hervorgegangen.

Auch heute gilt die Rose als Sinnbild für die tiefe Liebe zweier Menschen zueinander. Der Anblick einer Rose vermittelt das Bild der vollständigen Harmonie, der umhüllenden Wärme, aufrichtigen Zuneigung und der sinnlichen Vitalität. So ist der königliche Rosenduft auch der ideale Begleiter für die Schwangerschaft: Dann, wenn die Liebe «Früchte trägt».

In China wurde die Rose nachweislich bereits 3000 v. Chr. angebaut, über die alten Handelswege fand sie Verbreitung in der ganzen Welt. Nur in der Sprache der Eskimos findet sich kein Wort für die Rose.

Schon sehr früh begann man, Rosen zu züchten, heute kennen wir ca. 20000 Sorten. Das ätherische Rosenöl ist in der Geschichte der Kosmetik wohl der meistverwendete natürliche Duftstoff. Dieses ausgesprochen kostbare Öl wird überwiegend aus der Damaszener Rose gewonnen. Um ein einziges Kilo Rosenöl zu gewinnen, werden 5000 kg handgeernteter Rosenblätter benötigt. Über 450 Inhaltsstoffe des Rosenduftes sind mittlerweile bekannt! Im körperlichen Bereich haben sie u. a. desinfizierende, blutreinigende und entschlackende Wirkung. Auf die Seele wirken sie erhellend und ausgleichend, betörend, entspannend und wärmend.

Die Wildformen und alten Rosensorten hielten wegen ihrer ausgesprochen wirksamen Inhaltsstoffe bleibenden Einzug in die Heilkunde. So enthalten ihre Früchte beispielsweise einen hohen Anteil an Magnesium, Kalium, Phosphor, Schleim- und Gerbstoffe sowie Vitamin C und Provitamin A.

Häufig wiederkehrende Scheidenentzündungen

Leiden Sie unter ständig wiederkehrenden Infektionen, lohnt sich ein Versuch mit hoch dosierter Ascorbinsäure, z. B. mit *VagiC-fem Vaginaltabletten* von Tauruspharma. Vitamin C ist im Körper am Aufbau von Bindegewebe, an der Bildung von Botenstoffen und beim Abbau von Fremd- und Arzneistoffen beteiligt. Bekannt ist vor allem seine immunstärkende Wirkung. Forschungsarbeiten haben ergeben, dass Ascorbinsäure auch zur Normalisierung eines gestörten Scheidenmilieus eingesetzt werden kann und so die natürlichen Abwehrmechanismen der Vaginalschleimhaut gegen Krankheitserreger stärkt.

Virusbedingte Infektionen

Herpes

Das Erscheinungsbild des Herpes labialis, der schmerzhaften Lippenbläschen, kennen Sie vielleicht aus eigener Betroffenheit. Die stark verbreitete Infektionskrankheit wird überwiegend durch einen Herpes-simplex-Virus vom Typ 1 (HSV-1) verursacht.

Weniger häufig, aber noch unangenehmer ist die Infektion mit dem Erreger eines Herpes genitalis, dem Herpes-simplex-Virus vom Typ 2 (HSV-2). Der ansteckende Herpes genitalis geht mit Bläschen- und Geschwürbildung, hauptsächlich an den äußeren Geschlechtsorganen, einher und ist wesentlich schmerzhafter als die Lippenbläschen.

Nach dem Erstkontakt durch Tröpfchen- oder Schmierinfektion wandern die Viren durch die Oberhaut entlang der Nerven in die Nervenknoten (Ganglien). Weil sie dabei ständig ihre Struktur verändern, erkennt das Immunsystem sie nicht mehr als Fremdkörper und bekämpft sie infolgedessen auch nicht. So ruhen Herpesviren oft lebenslang im Körper und bleiben in einer Art Dämmerzustand, um bei geschwächtem Immunsystem erneut aktiv zu werden (Reaktivierung). Dann breiten sie sich auf dem umgekehrten Weg wieder in Richtung Haut aus und erscheinen dort in Form von Bläschen. Infekte, Fieber, zu viel Sonnenbestrahlung, Verletzungen, Stress, hormonelle Veränderungen oder die bevorstehende Menstruation können genauso auslösende Faktoren sein wie eine generelle Immunschwäche. So kann eine Herpesinfektion jederzeit und immer wieder neu ausbrechen.

Ein schwerwiegendes Problem ist eine akute Herpesinfektion in der Schwangerschaft: Sie kann zu ernsten Erkrankungen, ja sogar zum Verlust des ungeborenen Kindes führen. Für eine herpesinfizierte Schwangere ist eine enge ärztliche Betreuung daher unbedingt erforderlich. Beim Baby kann der Kontakt mit dem Virus während oder unmittelbar nach der Geburt ebenfalls sehr schwere Krankheiten verursachen.

SYMPTOME

Erstes Anzeichen eines Herpes genitalis ist ein unangenehm prickelndes oder stechendes Gefühl. Innerhalb weniger Stunden bis Tage schwellen die Lymphknoten in den Leisten an, und an den Schamlippen und der Scheide zeigen sich juckende Bläschen, die höllisch wehtun können. Sobald sie aufplatzen, entstehen feucht-schmierige, oberflächliche Geschwüre, die, ebenso wie die entleerte Flüssigkeit, massenhaft Viren enthalten. In schweren Fällen können sich die Herpesbläschen von den Geschlechtsteilen über die Gesäßhälften bis hin zu den Schenkeln ausbreiten.

BEHANDLUNG DER BLÄSCHEN

Ein gutes Mittel zur Akutbehandlung der schmerzhaften Bläschen ist eine selbst zubereitete Melissenheilpaste.

Die *Melisse* (Melissa officinalis) ist als Pflanze auch unter den Namen Zitronenmelisse, Frauen- oder Herzkraut bekannt. Wichtig für die Heilwirkung sind die Substanzen Citronellal und Citral im ätherischen Öl. Sie machen vor allem den frischen zitrusartigen Geruch der Pflanze aus und wirken bakterien- und virenhemmend. Die enthaltenen Gerbstoffe (Phenolcarbonsäuren) schützen die nicht infizierten Zellen vor dem Eindringen der Herpesviren. So platzen die Zellen nicht, und die Ausbreitung des Virus wird verhindert. Außerdem können Sie auf diese Weise zusätzlich einer weiteren Infektion (Superinfektion) der Wunden vorbeugen.

Vitamin C steigert die körpereigenen Abwehrkräfte und verbessert die Wundheilung, die Heilerde kühlt und bindet Giftstoffe.

Sitzbäder

Das unangenehme Brennen lindern zunächst lauwarme → *Sitzbäder* (S. 132) mit einem entzündungshemmenden Zusatz von *Kamillen-* oder *Ringelblumentee* und 2 TL *Meersalz.* Durch die Beigabe des Salzes wird die Lösung isoton, d. h., der Salzgehalt des

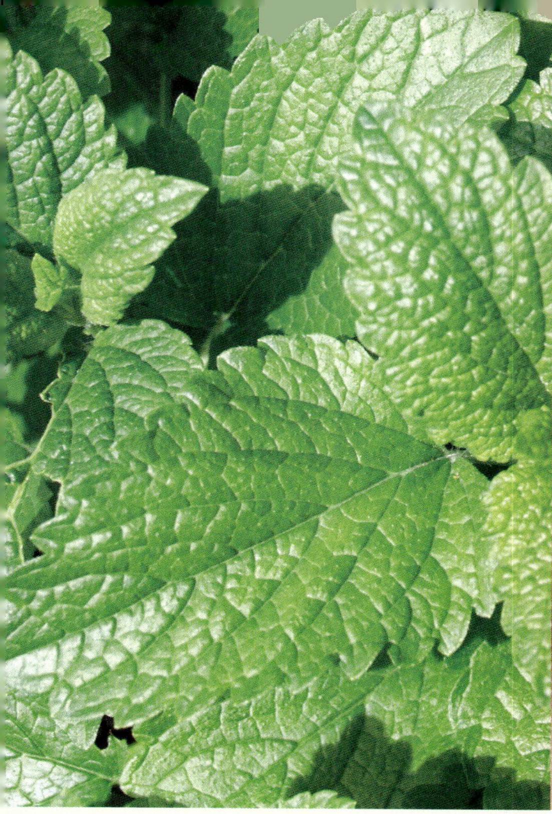
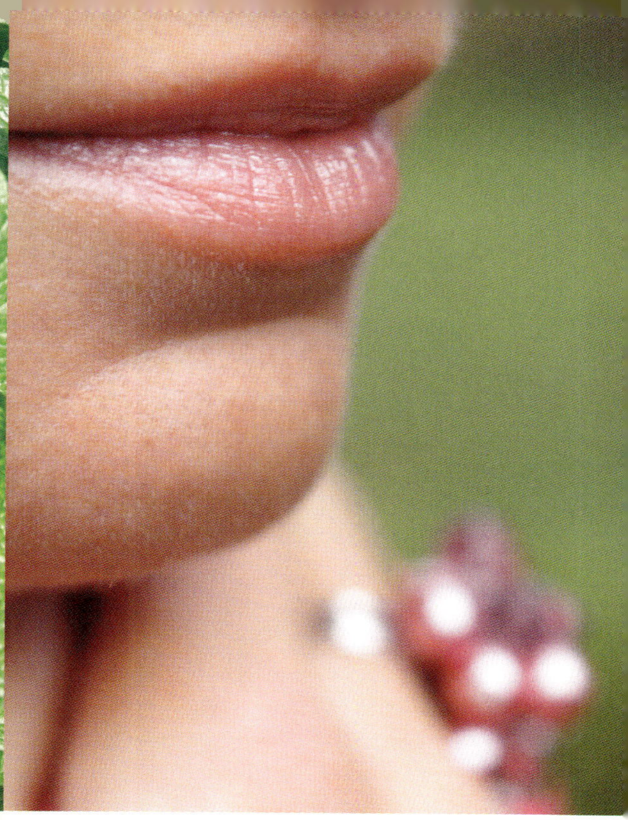

Melisse

Melissenheilpaste:

Zutaten: 1 EL Vitamin-C-Pulver, 1 EL Heilerde, 1 EL abgekochtes Wasser, 10 Tropfen ätherisches Melissenöl, 1 sauberes Glas mit Schraubdeckel, 1 Teelöffel, Wattestäbchen

Zubereitung: Sie mischen die Zutaten zu einer pastösen Masse und füllen sie in das Glas ein.

Dosierung: Mehrfach täglich mit einem jeweils frischen Wattestäbchen auf die betroffenen Stellen auftupfen.

Badewassers entspricht dem natürlichen Salzgehalt Ihres Körpers. Dies verhindert ein Brennen an bereits geöffneten Bläschen.

Schmerzlinderung

Ein hervorragendes natürliches Mittel gegen das unangenehme Kribbeln und Brennen ist ein mit warmem Wasser getränkter Beutel *Schwarztee*. Die enthaltenen Gerbsäuren anästhesieren leicht, die Flavonoide der Teeblätter bekämpfen gleichzeitig die Viren.

Immunstärkung

Zitrone

Wie bei allen Virusinfektionen ist auch jetzt eine Stärkung des Immunsystems sinnvoll und notwendig. Nutzen Sie dazu die geballte Kraft der *Zitrone* (Citrus limonum). Sie wirkt zusammenziehend, sekretionsanregend und strukturierend, die ätherischen Zitrusöle haben antibakterielle und entzündungshemmende Wirkung. Neben ihrem hohen Gehalt des natürlichen Antioxydans Vitamin C enthält sie bis zu 10 % Zitronensäure, die ebenfalls keimhemmend wirkt. Antioxydanzien sind Substanzen, die schädliche oder unerwünschte Oxidationsvorgänge im Organismus hemmen und die Wirkung so genannter freier Radikale abmildern.

Im Gegensatz zu ihrem angeblichen Nutzen beim Abnehmen hat eine *Zitronensaftkur* zusammen mit anderen abwehrstärkenden Mitteln schon bei so mancher Infektion kleine Wunder bewirkt. Trinken Sie über einen Zeitraum von 4 Wochen mindestens 6-mal täglich ein Glas Wasser, dem Sie jeweils 2 EL frisch gepressten Zitronensaft zugeben. Bei Bedarf süßen Sie mit etwas Agavendicksaft oder Honig, auf raffinierten Weißzucker verzichten Sie am besten völlig.

Ackerschachtelhalm

Zur Anregung des Immunsystems ist auch *Ackerschachtelhalmtee*, sowohl innerlich als auch äußerlich, sehr gut geeignet. Durch seinen hohen Gehalt an Kieselsäure hilft er der geschädigten Schleimhaut beim Wiederaufbau ihrer gesunden Struktur und hat eine heilende Wirkung bei Entzündungen.

Roter Sonnenhut

Einen festen Platz als ausgewiesener Abwehrspezialist hat sich in der Naturheilkunde der *Rote Sonnenhut* (Echinacea purpurea) mit seinen Wirkstoffen Echinacin und Echicanosid, ätherischen Ölen, Bitterstoffen und Harzen gesichert.

Bereits nordamerikanische Indianerstämme verwendeten die geriebene Sonnenhutwurzel zur Behandlung von Insektenstichen, Schlangenbissen und zur Unterstützung der Wundheilung. Wissenschaftliche Untersuchungen haben mittlerweile belegt, dass bestimmte Zuckerstrukturen der Pflanze, die Polysaccharide, die weißen Blutkörperchen aktivieren und dadurch das Immunsystem stärken.

Bereits der Name der Pflanze weist auf ihre ausgeprägte Abwehreigenschaft hin: Das griechische Wort «echinos» bedeutet «Igel». Die steifen, stacheligen Spreublätter am Fruchtboden der Blüte erinnern an das Stachelkleid des stets abwehrbereiten Heckenbewohners.

In der Pflanzenheilkunde findet der Rote Sonnenhut bei allen infektiösen Erkrankungen zumeist in Form von Tinkturen und Umschlägen Anwendung.

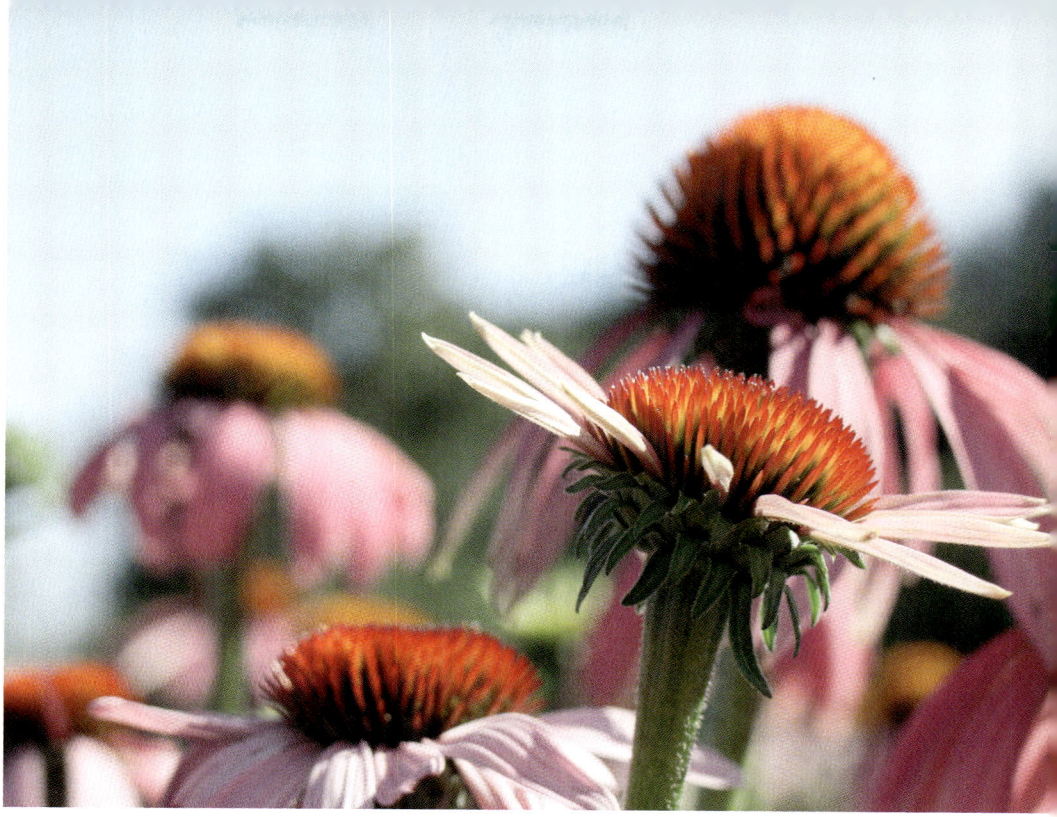

Roter Sonnenhut

Sonnenhuttinktur

Zutaten: 1 frisch erblühte Sonnenhutpflanze ohne Wurzel, 50%iger Alkohol, 1 Glas mit Schraubverschluss, 1 Braunglasflasche für die fertige Tinktur, 1 Messer, 1 Brettchen, 1 Kunststoffsieb, Gaze zum Abseihen

Zubereitung: Sie entfernen alle unansehnlichen Pflanzenteile und schneiden die Blätter und Stängel in kleine Stücke; dickere Stängel können Sie auch halbieren. Sie zupfen die strahlenförmigen, leuchtend pinkfarbenen Blütenblätter ab und schneiden den Blütenboden in kleine Teile. Sie befüllen das Glas zu 2/3 mit dem Pflanzenmaterial, gießen mit dem 50%igen Alkohol auf und verschließen das Glas. Sie stellen es auf eine helle Fensterbank und schütteln die Mixtur täglich. Nach 3 Wochen ist die Tinktur fertig zum Abseihen. Pressen Sie dabei auch die Pflanzenreste aus. Füllen Sie die fertige Tinktur in die Braunglasflasche und beschriften Sie sie mit Inhaltsangabe und Herstellungsdatum.

Anwendung: Nehmen Sie bei den ersten Anzeichen alle 2 Stunden 25 Tropfen mit ein wenig Wasser ein, an den folgenden Tagen 4-mal täglich 20 Tropfen bis zum Ausklingen der Krankheit. Vorbeugend zur Steigerung der Abwehrkräfte nehmen Sie 3 Wochen lang 3-mal täglich 20 Tropfen und pausieren dann 3 Wochen.

Im Handel steht eine Vielzahl von Fertigarzneimitteln zur Verfügung, z. B. *Resistan* von Truw, *Echinacin* von Madaus, *Echinaforce* von Vogel. Zur Dosierung lassen Sie sich von Ihrem Apotheker beraten.

Hautpflege

Linderung der Beschwerden bringen *feuchtwarme Kompressen* mit einer Abkochung von *Klettenwurzel* (Bardanae radix). Das in der Klettenwurzel enthaltene Phytoöstrogen hat einen positiven Einfluss auf die Neubildung der Hautzellen.

Klettenwurzelauflage

Sie tränken einen frischen Waschlappen mit lauwarmem *Klettenwurzeltee*, drücken ihn leicht aus und legen ihn mehrfach täglich für 10 – 15 Minuten auf das betroffene Hautareal auf. Anschließend tragen Sie dünn etwas *Hamamelissalbe*, z. B. von Weleda, auf. Sie beschleunigt das Austrocknen und Abheilen der Bläschen.

Virusbekämpfung mit ätherischen Ölen

Geben Sie zu einer zinkoxidhaltigen Paste, z. B. Weleda Calendula-Babycreme, einige Tropfen eines antiviral wirkenden ätherischen Öls hinzu und betupfen Sie die wunden Stellen mehrfach täglich mit dieser Mischung. *Ravensaraöl* wird wegen seiner ausgezeichneten Wirkung geschätzt. Ravensara aromatica ist ein in Madagaskar heimischer Baum. Die Madagassen benutzen seine Blätter traditionell als Tee zur Stärkung ihres Immunsystems. Das ätherische Öl wird aus der Rinde gewonnen und wirkt in vielen Fällen besser als das viel zu häufig empfohlene Teebaumöl.

Bei neuesten wissenschaftlichen Untersuchungen entdeckte man, dass nicht nur einzelne Inhaltstoffe ätherischer Öle gegen Viren wirken, sondern dass die winzigen Ölmoleküle die Viren sogar daran hindern, sich an menschlichen Zellmembranen festzusetzen und dort zu vermehren.

Antiviral wirksame ätherische Öle:

Cistrose *(Cistus ladanifer)*
Bay *(Pimenta racemosa)*
Bergamotte *(Citrus bergamia)*
Buschoreganum *(Origanum compactum)*
Eucalyptus *(Eucalyptus globulus, smithii & radiata)*
Melisse *(Melissa officinalis)*
Palmarosa *(Cymbopogon martinii)*
Ravensara *(Ravensara aromatica)*
Speiklavendel *(Lavandula latifolia)*
Teebaum *(Melaleuca alternifolia)*
Thymian *(Thymus vulgaris ct. Thujanol)*
Ysop *(Hyssopus officinalis)*
Zitrone *(Citrus limon)*

Vorsicht! Ansteckung!

Wenn Sie den Verdacht haben, an Herpes genitalis erkrankt zu sein, gehen Sie möglichst bald zum Frauen- oder Hautarzt.

Vermeiden Sie unnötige Berührungen der betroffenen Stellen und achten Sie auf größtmögliche Hygiene. Die Viren können durch das Sekret der Bläschen leicht auf andere Körperstellen übertragen werden. Auch eine Infektion der Wunde mit Bakterien ist leicht möglich.

Verzichten Sie bei einem akuten Ausbruch der Erkrankung eine Zeit lang auf Sex. Auch wenn Sie keine offenen Wunden haben, können Sie Ihren Sexualpartner anstecken.

Die Lokaltherapie der Herpes-simplex-Infektion ist umso wirksamer, je früher sie einsetzt. Wenn Sie also zu Herpesbläschen neigen, sollten Sie zur Vorbeugung immer eine kleine Tube Salbe mit einem Extrakt aus *Melissenblättern*, z. B. *Lomaherpan Salbe* von Madaus, dabeihaben und beim ersten Kribbeln fleißig «schmieren». Ein Trost für alle Betroffenen: Die Häufigkeit der Ausbrüche nimmt mit dem Alter ab.

Genitalwarzen

Genitalwarzen, auch Feigwarzen oder Kondylome genannt (lat. Condylomata accuminata), zählen neben Chlamydien und Herpes genitalis zu den häufigsten sexuell übertragbaren Erkrankungen. Sie werden durch eine Infektion mit dem Humanen Papilloma-Virus (HPV) hervorgerufen.

Bei Frauen treten Feigwarzen vor allem an den Schamlippen und am Gebärmutterhals auf. Selten kommen sie auch in der Scheide oder nahe der Harnröhrenmündung vor.

In der Regel sieht man dann kleine stecknadelkopf- bis mehrere Zentimeter große gutartige Gewebswucherungen von rötlicher, grau-brauner oder

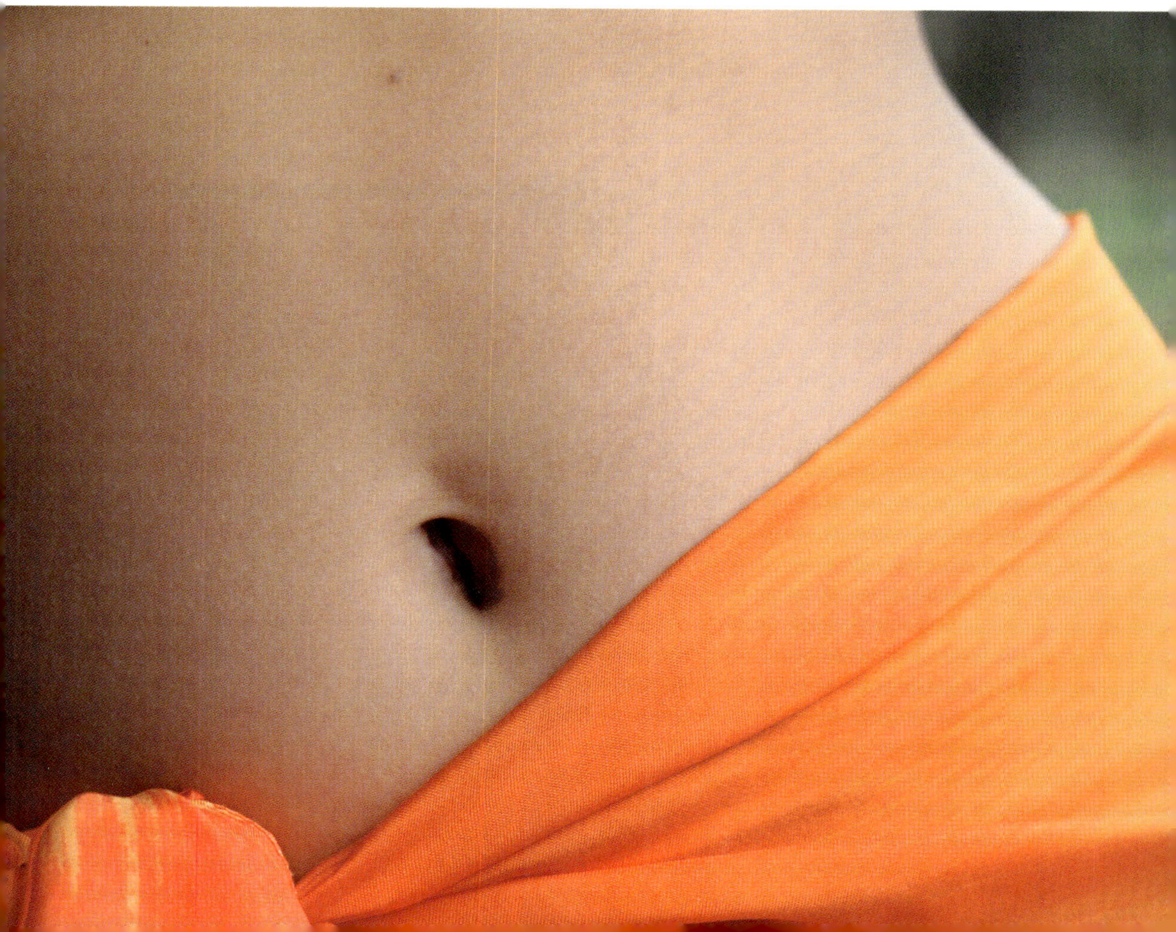

weißlicher Farbe. Meistens stehen mehrere Warzen zusammen und wachsen gelegentlich sogar zu großen blumenkohlähnlichen Gebilden heran. Feigwarzen können aber auch so flach sein, dass sie mit dem bloßen Auge nicht zu erkennen sind.

Kondylome werden meist durch sexuellen Kontakt übertragen. Das Risiko einer Infektion ist besonders beim Geschlechtsverkehr mit häufig wechselnden Partnern und ungeschütztem Sex relativ hoch. In seltenen Fällen kann es aber auch zu einer indirekten Ansteckung kommen, z. B. nach dem Gebrauch eines verschmutzten Handtuchs. Voraussetzung für die Entstehung von Feigwarzen sind Feuchtigkeit, kleinere Verletzungen der Haut oder auch Immunabwehrstörungen und Entzündungen. Raucherinnen erkranken sehr viel häufiger.

Hat frau sich einmal angesteckt, besteht das Risiko, dass die Warzen im Laufe der Zeit immer wieder kommen. Sie sollten in jedem Fall umgehend behandelt werden, weil sie sich schnell ausbreiten können.

SYMPTOME

Die meisten HPV-Infektionen verlaufen ohne Beschwerden und werden daher nicht erkannt. Feigwarzen treten frühestens zwei bis vier Wochen nach der Ansteckung auf. Oft vergehen mehrere Monate, bevor die Warzen sichtbar werden. Nur selten verursachen sie Juckreiz oder Brennen.

BEHANDLUNG

Die schulmedizinisch übliche Vereisung der Warzen mit Stickstoff, eine chemische, elektrische oder Lasertherapie sind eher kosmetischer als kurativer Art. Bei der Entfernung der Warzen bleibt das Virus nämlich im Organismus erhalten. Eine Immunstimulation (S. 68) ist also auch hier wichtig. Aber auch lokal können Sie einiges selbst tun:

Pflanzensäfte

Schöllkraut

Schon unsere Vorfahren kannten eine große Anzahl von Pflanzen zur Behandlung von Feigwarzen. Eines der ältesten Mittel ist der frische, orangerote Milchsaft des *Schöllkrautes* (Chelidoium majus), dessen Alkaloid Chelidonin zellteilungs- und virenhemmend wirkt. Tragen Sie diesen Saft ein bis zwei Wochen lang 1- bis 3-mal täglich auf die Warzen auf.

Knoblauch

Ein Rezept für Wochenenden und Abende allein zu Haus: Durch seine Inhaltsstoffe Allin und Allicin hat auch der *Knoblauch* (Allium sativa) eine leicht antivirale Wirkung. Träufeln Sie den Saft einer ausgepressten Knoblauchzehe auf die Warzen und lassen Sie ihn eintrocknen.

Walnussrinde

Wenn Sie einen *Walnussbaum* im Garten haben, umso besser: Zerstoßen Sie die Rinde eines jungen Nussbaumzweiges zu Brei, von dem Sie jeweils eine kleine Menge mit einer gut haftenden Salbe, z. B. *Calendula Babycreme* von Weleda, vermischen. Lassen Sie diese Mischung täglich einige Stunden auf die Warzen einwirken.

Lebensbaumsalbe

Mit gutem Erfolg lassen sich Feigwarzen mit einer Salbe aus den jungen Trieben des Lebensbaums, Thuja occidentalis Salbe 10 % von Weleda behandeln. Thuja wirkt besonders auf die krankhafte Zellneubildung bei Hautwucherungen wie z. B. Warzen, Polypen oder Tumoren.

Sitzbäder

Regelmäßige → *Sitzbäder* (S. 132) in einer Abkochung aus *Walnussblättern* (Juglandis foliae) haben leicht gerbende Wirkung. Setzen Sie dazu 4 EL Walnussblätter mit 2 l Wasser kalt an, kochen das Ganze 30 Minuten auf und seihen es ab. Ersetzen Sie wechselweise 1 l Wasser durch 1 l *Thymiantee*, um die Hautdurchblutung und -regeneration anzuregen.

Storchschnabeltinktur

Eine heute nur noch selten genutzte Heilpflanze ist der *Storchschnabel* (Geranium robertinum). Im Mittelalter wurde er v. a. zur Behandlung von Wunden und Geschwüren verwendet. Die Tinktur ist als Fertigarzneimittel von Staufen-Pharm in der Apotheke erhältlich. Nehmen Sie 3-mal täglich 15–25 Tropfen davon ein.

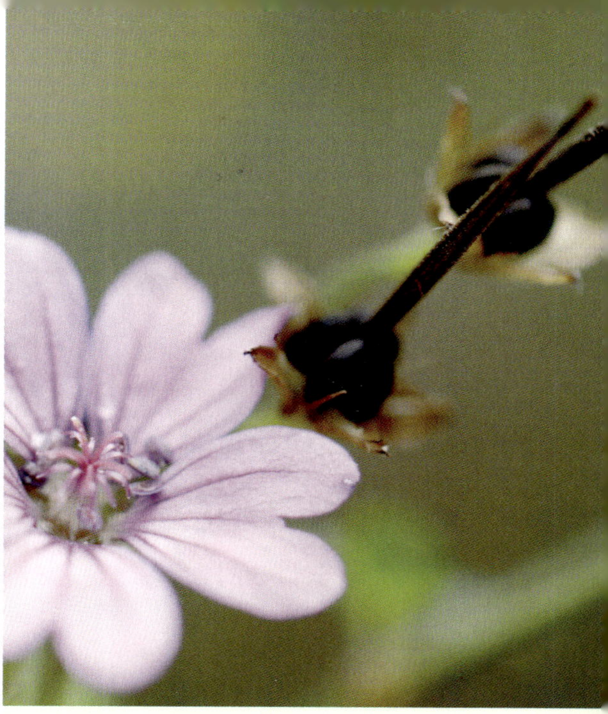

Storchschnabel

In bis zu 30 Prozent der Fälle heilen Feigwarzen ganz ohne Therapie ab. Allerdings sind einige wenige der Papilloma-Viren an der Entstehung bestimmter Krebsformen (z. B. Gebärmutterhalskrebs) beteiligt. Lassen Sie also auch nach erfolgreicher Behandlung mindestens 1- bis 2-mal jährlich einen Abstrich vom Gebärmutterhals machen.

wichtig!

Bartholinitis

Eine Bartholinitis ist eine Entzündung am Ausführungsgang der Bartholinischen Drüsen. Die beiden bohnenförmigen Drüsen befeuchten mit ihrem Sekret den Scheideneingang. Der hintere Bereich des Scheidenvorhofs, in den ihre Ausführungsgänge münden, ist von Natur aus mit vielen verschiedenen Bakterien besiedelt. Wenn sie in den Gang eindringen, sich stark vermehren und den Ausführungsgang verkleben, bildet sich Eiter, der nicht mehr abfließen kann. Die Folge: eine äußerst schmerzhafte Entzündung, die bis auf Hühnereigröße anschwellen kann.

SYMPTOME

Die Erkrankung beginnt mit einer glänzenden, schmerzhaften Schwellung im hinteren Drittel einer großen Schamlippe. Der Ausführungsgang der Bartholinischen Drüse kann bis zur Hühnereigröße anschwellen. Die Schmerzen können – je nach Stärke der Infektion – so heftig werden, dass Sie nicht mehr sitzen oder laufen können.

BEHANDLUNG

Schnelle Hilfe bietet eine kühle Auflage mit *Heilerde*, z. B. *Luvos Heilerde 2, äußerlich*. Durch den Kältereiz und den Eigendruck des feuchten Heilerdebreis werden die Blutgefäße verengt und die Spannung vermindert. Die meist schmerzhaften Schwellungen gehen so auf schonende Weise zurück. Der Stoffwechsel im betroffenen Gewebe verlangsamt sich, die Entzündung wird gedämpft und der Schmerz rasch gelindert.

Heilerdeauflage

Verrühren Sie 1 gehäuften EL Pulver mit 1 TL kaltem Wasser und 1 TL *Calendulatinktur* zu einem salbenartigen Brei. Diesen Brei streichen Sie ca. fingerdick direkt auf das betroffene Gebiet. Lassen Sie die Auflage ca. 1 Stunde antrocknen und spülen Sie anschließend alles gründlich mit klarem Wasser ab.

Während des Trocknens des Heilerdebreis tritt eine starke Saugwirkung auf. Bakterien und ihre Zersetzungsprodukte werden an die Heilerde gebunden. Die Wundreinigung erstreckt sich durch den Saugeffekt auch auf die darunter liegenden Bereiche.

Hautberuhigendes Pflanzengel

Weil der empfindlichen Schleimhaut durch die Saugwirkung Feuchtigkeit entzogen wird, tragen Sie anschließend auf die verhärtete und entzündete Stelle ein lauwarmes «Pflanzengel» auf. Dazu sind *Lein-* (Linum usitatissimum) oder *Bockshornkleesamen* (Trigonella foenum-graecum) hervorragend geeignet. Eine Anleitung, wie Sie das Gel am besten zubereiten, finden Sie auf S. 93.

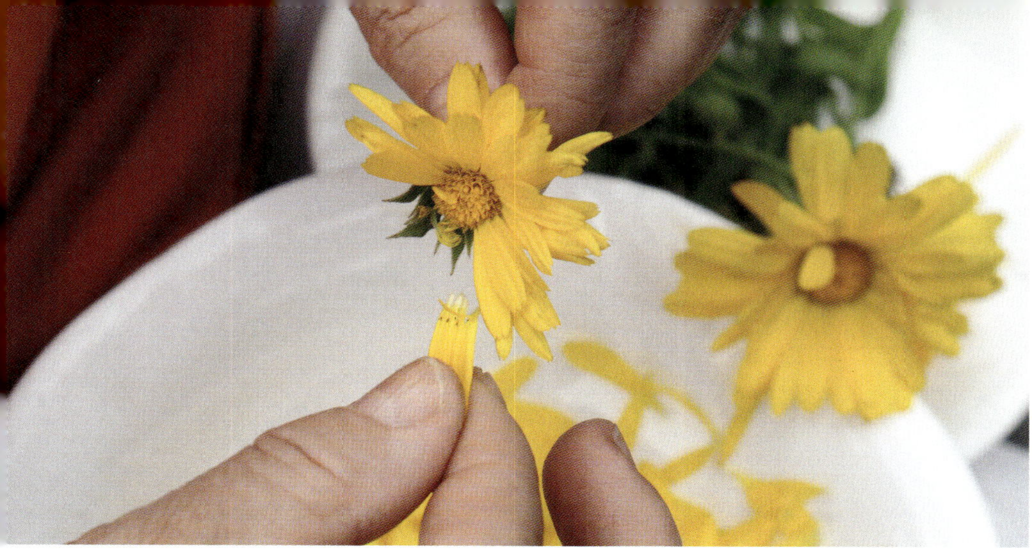

Calendulablüten

Calendulatinktur

Zutaten: Calendulablüten, 50%iger Alkohol oder klarer Schnaps, 1 Glas mit Schraubverschluss, 1 Braunglasflasche für die fertige Tinktur, 1 Kunststoffsieb, Gaze zum Abseihen

Zubereitung: Sie zupfen von den Calendulablüten die Blütenblatter ab und befüllen das Glas damit zu 1/3, gießen mit 50%igem Alkohol auf und verschließen das Glas. Sie stellen es auf eine helle Fensterbank und schütteln die Mixtur täglich. Nach 3 Wochen ist die Tinktur fertig zum Abseihen. Pressen Sie dabei auch die Blütenreste aus. Füllen Sie die fertige Tinktur in die Braunglasflasche und beschriften Sie sie mit Inhaltsangabe und Herstellungsdatum.

Anwendung: Nur äußerlich. Für Spülungen und Wundverbände geben Sie 1–2 TL auf 1/4 l abgekochtes Wasser. Calendula-Essenz gibt es als fertige Tinktur von verschiedenen Herstellern, z. B. von Weleda.

Bingelkraut

Wenn Sie tagsüber keine Möglichkeit zum «Gelkochen» haben, verwenden Sie eine Salbe aus *Bingelkraut,* z. B. *Mercurialis perennis 10 % Salbe*, Weleda.

Schon zu Zeiten Hippokrates' wurde das Bingelkraut zur Behandlung von Frauenleiden eingesetzt. Es war dem Heilgott Merkur zugeordnet, dem es seinen Gattungsnamen Mercurialis verdankt.

Die enthaltenen Saponine, Bitterstoffe, Scharfstoffe und ätherischen Öle machen das zu den Wolfsmilchgewächsen zählende, unscheinbare Kraut bei allen akuten und chronischen Entzündungen sowie bei schlecht heilenden Wunden und Ekzemen zum heilsamen Helfer.

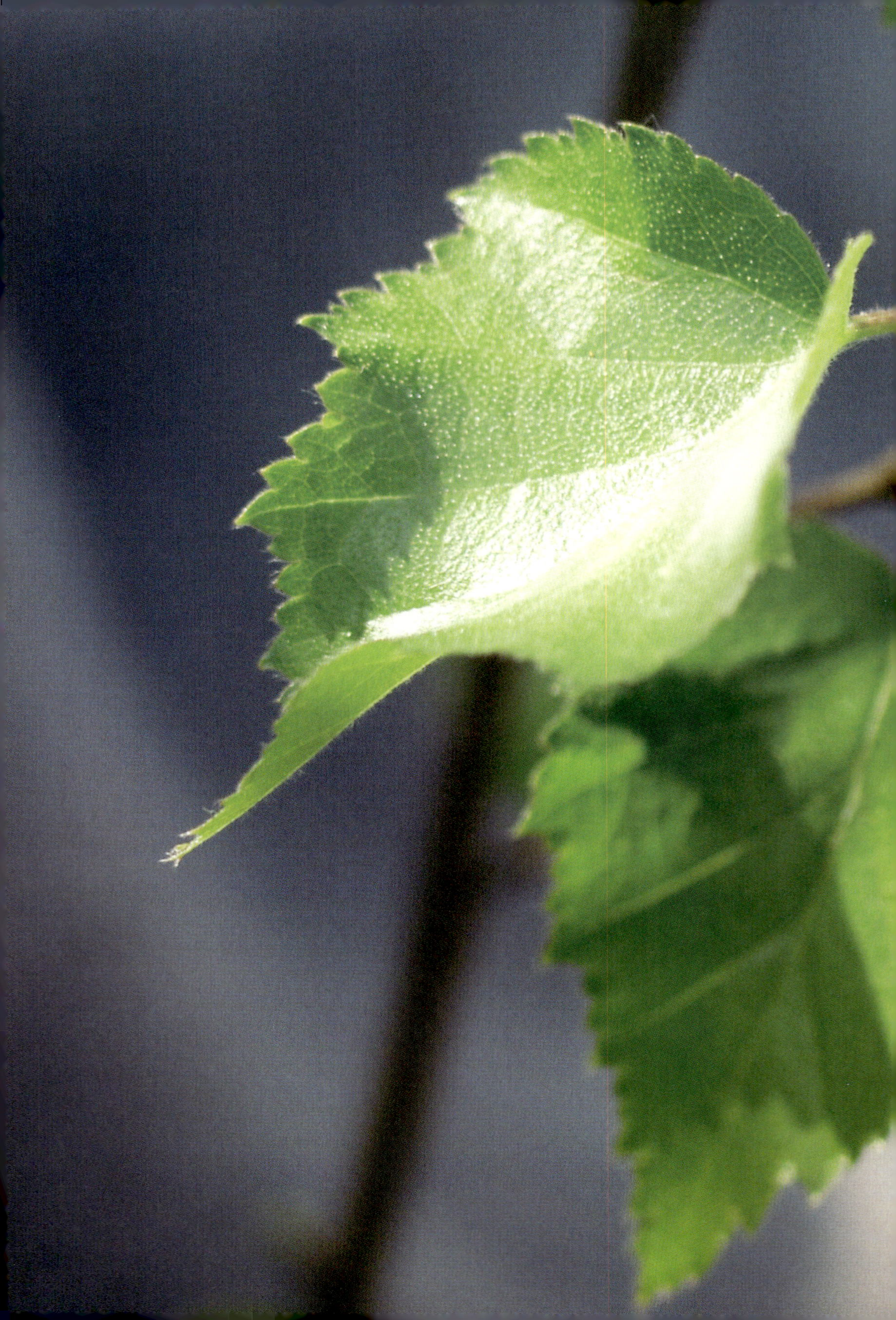

Harnwege

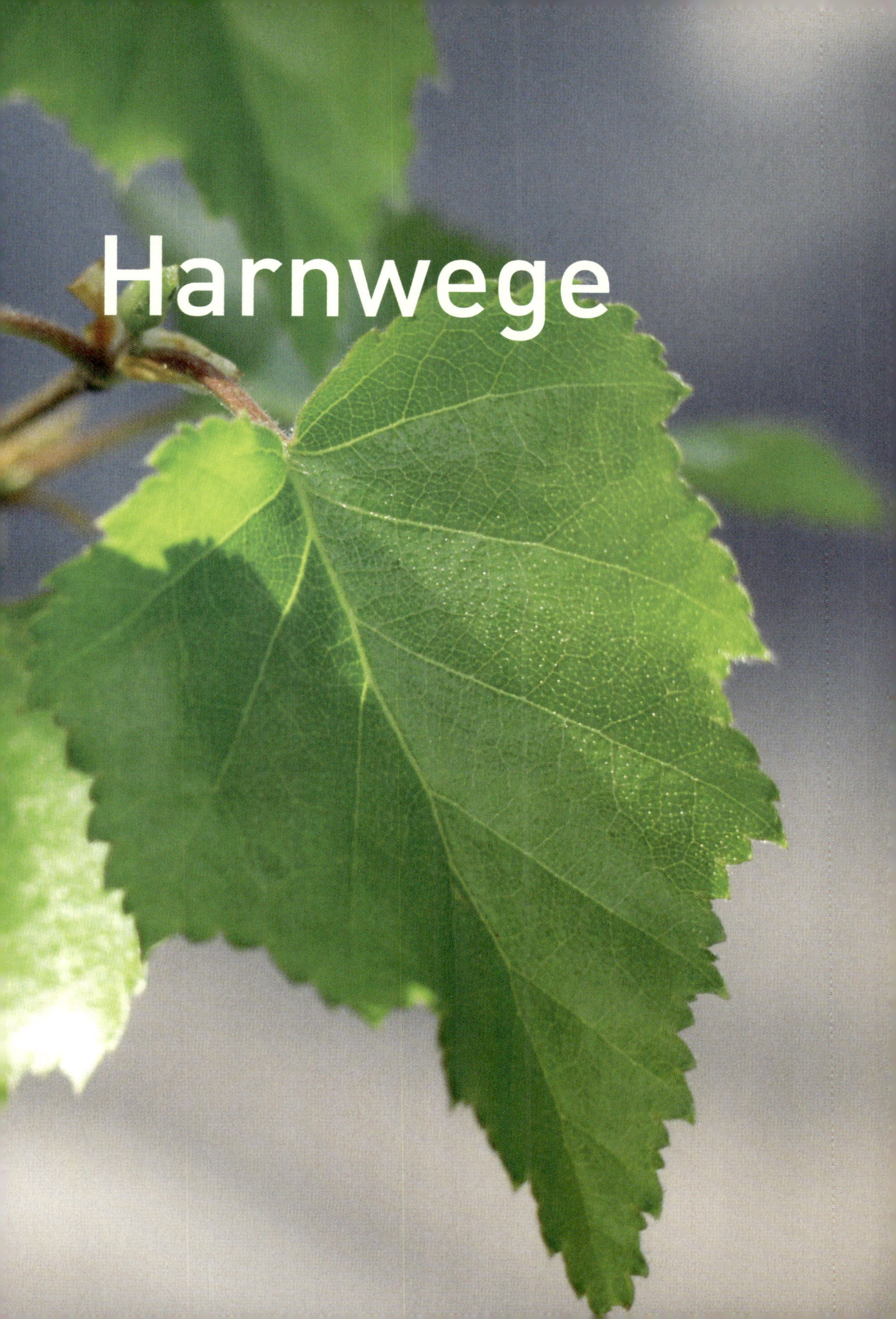

Blasenentzündung

Gut möglich, dass auch Sie schon die leidvolle Erfahrung einer Blasenentzündung gemacht haben: Frauen erkranken 50-mal häufiger an Harnweginfektionen als Männer.

Das liegt vor allem an der weiblichen Anatomie: In unmittelbarer Nachbarschaft zur Harnröhrenöffnung liegen Scheide und After. Über die nur vier Zentimeter lange Harnröhre der Frau können Bakterien von dort wesentlich schneller in die Blase aufsteigen als beim Mann.

URSACHEN

In den meisten Fällen geht einer Harnwegsinfektion eine Schwächung der körpereigenen Abwehrkräfte voraus. Körperliche und seelische Belastungen wie Stress und Krankheiten beeinträchtigen das Immunsystem. Bakterien, die zur normalen Bakterienflora des Darms gehören, aber auch vaginale Keime können sich dann breit machen und im geschädigten, warmfeuchten Schleimhautmilieu ungehemmt vermehren. Über die Harnröhre steigen sie in die Harnblase auf und rufen dort eine meist schmerzhafte Blasenentzündung (Zystitis) hervor, die auf die Niere übergreifen kann. Bleibt die Infektion unbehandelt, kann sie chronisch werden und zu bleibenden Nierenschädigungen führen. Bei wiederholten Blasenentzündungen ist eine genaue ärztliche Untersuchung dringend erforderlich.

Eine weitere Ursache ist eine mögliche Verschiebung des Säure-Basen-Haushaltes, wie z. B. bei einer Zuckererkrankung oder auch bei vielen Lebensmittelunverträglichkeiten. Im Normalfall ist Urin steril, Bakterien können sich also im Harn nicht gut vermehren. Ändert sich jedoch die Zusammensetzung des Urins und damit sein Säuregehalt, ist er ein idealer Nährboden für sonst eher harmlose Bakterien.

Auch schwangere Frauen neigen öfter zu Harnwegsinfekten. Der pH-Wert der Scheide ist verändert und die Zahl der für die Keimabwehr zuständigen Milchsäurebakterien vermindert. Durch die Schwangerschaftshormone ist außerdem der Muskeltonus herabgesetzt. Besonders die glatte Muskulatur im kleinen Becken ist weich und entspannt. Das ist notwendig, damit sich das Gewebe beim Wachsen und bei der Geburt des Kindes gut dehnen kann. Auch die Harnleiter sind weit gestellt und der Urinfluss dadurch verlangsamt. Keime können sich deshalb leichter anheften und vermehren.

Manchmal ist eine Blasen- oder Harnröhrenentzündung auch eine Antwort auf eine starke mechanische Beanspruchung durch ausgiebige sportliche oder auch sexuelle Aktivitäten (sog. Flitterwochen-Zystitis). Beim Reiten, Radeln oder positionsabhängig auch beim Liebesspiel können vorhandene Bakterien richtiggehend in die Harnröhrenöffnung hineinmassiert werden.

Ab der Lebensmitte sind wiederkehrende Harnweginfekte häufig ein ernst zu nehmender Hinweis auf eine bis dahin unerkannte Zuckererkrankung. Bei erhöhten Blutzuckerwerten sind die Nieren nämlich nicht in der Lage, den Zucker aus dem Urin, der normalerweise gar keinen Zucker enthalten sollte, ausreichend zu filtrieren. In zuckerhaltigem Urin aber vermehren sich bestimmte Bakterien sehr schnell, das Risiko einer Harnweginfektion steigt.
Auch Hormonumstellungen in den Wechseljahren begünstigen in manchen Fällen die Infektionsanfälligkeit.

SYMPTOME

Eine akute Blaseninfektion macht sich durch eine Vielzahl unangenehmer Symptome bemerkbar, nur in wenigen Fällen verläuft sie unauffällig:

- Häufiger, dringender Harndrang bei nur geringer Urinmenge
- Schmerzen, Brennen oder Stechen in der Harnröhre beim Wasserlassen
- Krampfartige Schmerzen über dem Schambein, besonders nach dem Wasserlassen
- Eventuell trüber oder sogar leicht blutiger Urin
- Bei fortschreitender Infektion Schmerzen in der Nierengegend, Fieber, Übelkeit, Erbrechen

Eine verlässliche Diagnose bietet eine Analyse Ihres Mittelstrahlurins im Labor. Um den Urin für die Untersuchung mit möglichst wenig Keimen zu verunreinigen, sind folgende Punkte wichtig:

- Verwenden Sie zum Auffangen am besten ein Gefäß, das Sie vom Arzt bekommen oder in der Apotheke gekauft haben. Ausgespülte Joghurtbecher oder Marmeladengläser enthalten unter Umständen noch Speise- oder Spülmittelreste.
- Waschen Sie Ihren Genitalbereich vorher gründlich mit klarem, warmem Wasser.
- Spreizen Sie beim Wasserlassen leicht Ihre Schamlippen und achten Sie darauf, dass das Gefäß nicht direkt den Körper berührt. Haut- und Scheidenbakterien könnten sonst das Untersuchungsergebnis verfälschen.
- Lassen Sie zuerst etwas Urin in die Toilette ab, halten Sie den Strahl kurz an (das kann bei fortgeschrittener Infektion auch einmal wehtun). Füllen Sie dann das Gefäß ungefähr zur Hälfte. Den restlichen Urin lassen Sie wieder in die Toilette.
- Informieren Sie Ihren Arzt, wenn Sie zusätzlich an einer anderen Krankheit leiden oder Medikamente einnehmen.

Sehr wichtig zur täglichen Vorbeugung: Trinken Sie 2–3 Liter pro Tag. Der Urin ist sonst zu stark konzentriert und kann Stoffe enthalten, die die Blasenwand und die Harnröhre reizen.

Zögern Sie Ihren Toilettengang nicht unnötig hinaus und nehmen Sie sich auch in hektischen Zeiten Ihre kleine persönliche «P-Pause». Eine unvollständige Blasenentleerung hinterlässt einen Rest Harn, in dem sich Bakterien munter vermehren können.

Achten Sie auf jeden Fall auf die richtige Toilettenhygiene und säubern Sie sich von vorn nach hinten, damit Bakterien aus dem Analbereich nicht in die Genitalregion verschleppt werden oder in der Unterwäsche haften bleiben.

Wechseln Sie Tampons, Binden und Slipeinlagen häufig, um Keimen ihren Nährboden zu entziehen.

Auf Seifen, Dusch- und Schaumbäder oder Intimsprays sollten Sie besser völlig verzichten. Die chemischen Inhaltsstoffe schädigen das gesunde Schleimhautmilieu und beeinträchtigen die Abwehrfunktion der natürlichen Milchsäurebakterien. Auch Verhütungsmittel wie samenabtötende Cremes, Gels oder Schaumovula können Reizungen verursachen.

vorbeugung

Innere und äußere Wärme

Klingt sie Ihnen nicht auch noch im Ohr, die in Teeniezeiten oft und gern überhörte Warnung Ihrer Mutter, Oma oder Tante: «Kind, halt dich warm, sonst erkältest du dir die Blase!»?

In der Tat ist Wärme die beste Medizin, um beim ersten Zwicken und Brennen das Schlimmste oft gerade noch abfangen zu können. Frauen, die häufiger unter Blasenentzündungen leiden, wissen, dass ihnen auf gar keinen Fall kalt werden darf. Ein heißer, alkoholfreier *Punsch* aus 1 l Trauben-, Johannisbeer- oder Holundersaft mit 1–2 EL feurigen Gewürzen wie *Ingwer, Gewürznelke, Zimt, Sternanis* und *Kardamom* wird Ihrem ausgekühlten Wärmeorganismus ordentlich einheizen. Und nach einer halben Stunde wohliger Bettwärme sieht die Welt bestimmt schon wieder viel besser aus.

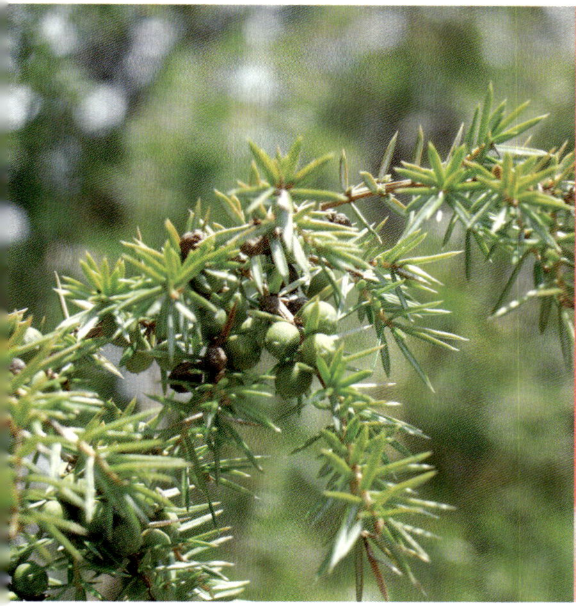

Wacholder

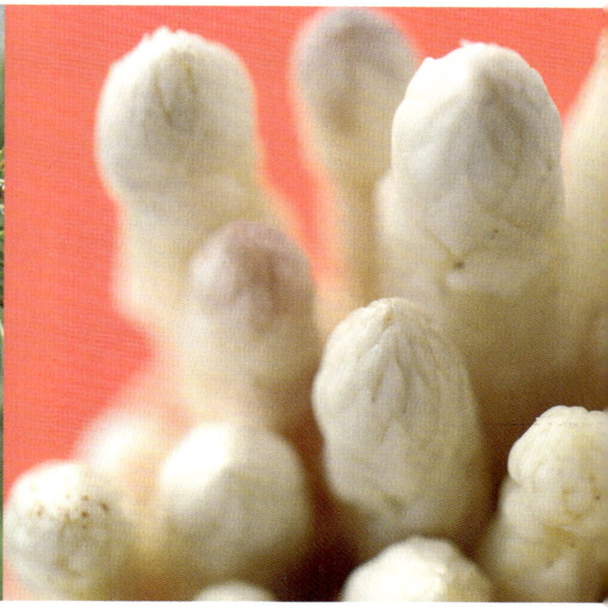

Spargel

Fußbad

Haben Sie trotzdem einmal «kalte Füße» bekommen, und damit ist sowohl ein körperliches wie auch seelisches Frösteln gemeint, wirkt ein → *ansteigendes Fußbad* (S. 136) mit einem Zusatz von *Rosmarin, Wacholder oder Beifuß* wahre Wunder.

Zwei Säulen der Behandlung

Die naturheilkundliche Behandlung von Blasenentzündungen steht auf zwei wichtigen Säulen: der Durchspülung und der Desinfektion der Harnwege. Sollten die Beschwerden sich nach 2–3 Tagen nicht deutlich gebessert oder sogar verschlimmert haben, gehen Sie unbedingt zum Arzt.

Durchspültherapie

Hier sind vor allem wassertreibende Tees aus *Ackerschachtelhalm, Liebstöckel, Goldruten-, echtem Labkraut, Brennnessel-* und *Birkenblättern, Maisgriffel* und *grünem Hafer* geeignet. Alle genannten Heilpflanzentees schonen beim Ausschwemmen, im Gegensatz zu vielen synthetischen Medikamenten, Ihren natürlichen Mineralstoffhaushalt. Trinken Sie zu jeder Tasse Tee aber unbedingt noch einmal die gleiche Menge Wasser. Ihre Tagestrinkmenge sollte ca. 2–3 l betragen, davon ca. 1 l Tee. Wenn Sie an einer Herz- oder Nierenerkrankung leiden, muss Ihr Mineralstoffhaushalt auf jeden Fall ausgewogen bleiben. Sprechen Sie über Ihre individuelle Tagestrinkmenge dann unbedingt mit Ihrer Ärztin.

Eine sehr gute Wirkung können Sie mit einem Tee von *Hauhechel-, Quecken- oder Spargelwurzelstock* erzielen. Da die Wirkstoffe, Saponine und Flavonoide, sich im Wasserdampf verflüchtigen, sollten Sie die Wurzeln jedoch nicht kochen. Übergießen Sie 2 TL getrocknete und zerkleinerte Wurzel mit 250 ml heißem Wasser und lassen Sie diesen Tee an einem warmen Ort eine halbe Stunde ziehen. Für einen besseren Geschmack können Sie bei Bedarf 1 TL *Malven- oder Orangenblüten* dazugeben. Zwei Tassen täglich genügen.

Desinfektion

Ideal zur Desinfektion sind täglich 2–4 Tassen eines gerbstoffhaltiges Tees aus *Bärentraubenblättern.* Es ist allerdings wichtig, dass Sie jeder Tasse Tee ca. 1/4 TL Natron (Natriumhydrogenkarbonat) zugeben, da der Wirkstoff Methylarbutin sich nur im alkalischen Urin (pH-Wert 8,0) entfalten kann. Den Säuregehalt können Sie einfach mit einem Teststreifen aus der Apotheke überprüfen. Verzichten Sie eine Zeit lang besser auf rotes Fleisch, Alkohol, Kaffee, Schwarztee und kohlensäurehaltige Erfrischungsgetränke, um den Urin nicht zu übersäuern.

Saftkur

Mit der Bärentraube eng verwandt ist die *Preiselbeere.* Preiselbeersaft schützt gegen Neuinfekte und beschleunigt die Heilung von Blasenentzündungen. Besonders, wenn Sie zu chronischen Blasenentzündungen neigen, empfiehlt sich zweimal jährlich

Entwässernd wirken auch die Inhaltsstoffe der *Petersilie*. Verwenden Sie sie aber unbedingt frisch und am besten in Bioqualität. Medizin muss nicht immer bitter schmecken, wie folgendes Rezept aus Ligurien beweist:

tipp

Genueser Soße

Zutaten: 5 entsteinte Oliven, 1 Brötchen, 1/2 Zitrone, 1 Knoblauchzehe, 30 g Pinienkerne, 1 Sardellenfilet, 1 Bund Petersilie, etwas Essig, ein Eigelb, 100 ml natives Olivenöl, 30 g Kapern, Salz und Pfeffer

Zubereitung: Das Brötchen in Essig einweichen und gut ausdrücken, zusammen mit den abgetropften Kapern, den Oliven, dem Knoblauch, der abgespülten und entgräteten Sardelle, den Pinienkernen, der Petersilie, dem Eigelb, Pfeffer und Salz im Mixer fein pürieren. Die Masse mit dem Olivenöl und dem Saft der halben Zitrone vermischen. Schmeckt köstlich auf frischem Brot!

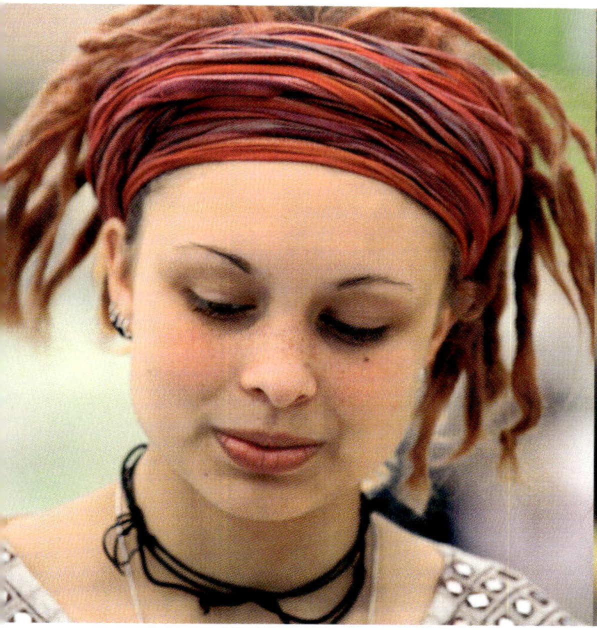

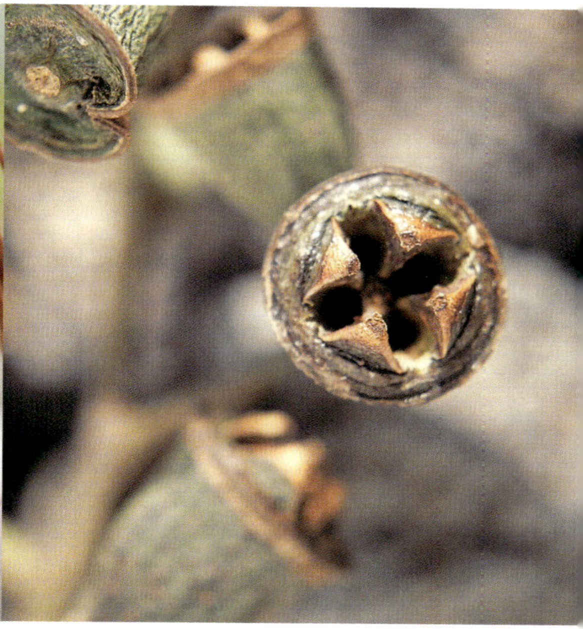

Eukalyptus

eine mindestens sechswöchige Kur mit 50 ml *Preiselbeer-Muttersaft* täglich. Der hohe Gehalt des Gerbstoffes Tannin wirkt auf natürliche Art entzündungshemmend und verhindert das Anhaften bestimmter Bakterien an den Schleimhäuten der Harnwege. Dadurch werden sie rascher wieder aus der Blase herausgespült.

Säfte in Bioqualität gibt's in Ihrem Naturkostladen, z. B. von Beutelsbacher oder Voelkel.

Ölkompresse mit ätherischem Öl

Eine harntreibende und gleichzeitig stark keimhemmende Wirkung hat eine warme → *Ölkompresse* (S. 129) mit verdünntem Eukalyptusöl, z. B. *Oleum Eucalypti 10 %* von Weleda.

Die Wirkstoffe der ätherischen Öle und Pflanzenöle gelangen über das bedeckte Hautareal in den Organismus und entfalten dort ihre heilenden Qualitäten auf Organe und Funktionsabläufe. Zusätzlich werden sie aber auch – wie bei der Aromatherapie – über den Geruchssinn aufgenommen.

Bienenwachsauflage

Die trockene Wärme einer → *Bienenwachsauflage* (S. 128) wirkt lösend und entkrampfend und ist eine ideale Anwendung für die Nacht.

Sitzbäder

Entkrampfende und schmerzlindernde Wirkung haben auch warme → *Sitzbäder* (S. 132) mit *Meersalz* und *Kamille*

Ein altes Hausmittel zur innerlichen Keimbekämpfung bei Harnwegsinfekten ist

Meerrettichhonig

Zutaten: 1 Meerrettichwurzel, 20 g Honig, 1 Reibe, 1 sauberes Glas mit Schraubdeckel

Zubereitung: Sie reiben 20 g frische Meerrettichwurzel fein auf und mischen sie mit 20 g Honig (ca. 2 EL) und füllen das Ganze in das Glas ein.

Dosierung: 3-mal täglich 1 TL einnehmen

> Wenn Sie keine frische Meerrettichwurzel bekommen können, tut's ersatzweise auch ein Fertigprodukt aus dem Glas. Aber bitte: ohne Zusatz von Apfel, Sahne etc. und am besten ungeschwefelt.
>
> *tipp*

oder einem Zusatz ätherischer Öle wie *Lavendel*, *Rose* oder *Bergamotte*. Damit sich Wasser und Öl gut mischen, rühren Sie das Öl zuvor in 2 TL Sahne ein und schütteln die Mischung in warmem Wasser gut auf.

Pflanzliche Arzneimittel

Ein bewährtes Arzneimittel bei Harnwegsinfekten sind *Angocin Anti-Infekt N Tabletten* von Repha, die Sie rezeptfrei in der Apotheke bekommen. Die senfölhaltigen Pflanzenextrakte aus Kapuzinerkresse und Meerrettichwurzel wirken gegen Bakterien und Viren. Zur Vorbeugung trinken Sie kurmäßig frischen *Brunnenkressesaft*, den Sie in Drogerien und Reformhäusern auch fertig als Presssaft, z. B. von Herbaria, bekommen.

Reizblase

Von einer Reizblase spricht man, wenn der häufige Drang zum Wasserlassen besteht, ohne dass die Blase voll ist. Viele der betroffenen Frauen schweigen darüber aus Scham, obwohl die Beschwerden ihre Lebensqualität sehr beeinträchtigen können.

URSACHEN

Typischerweise lassen sich bei der Reizblase meistens keine organischen oder bakteriellen Ursachen finden. Der Grund dafür liegt eher im vegetativen, d. h. nicht willentlich gesteuerten

Nervensystem. Das Zusammenspiel von Harnblasen- und Beckenbodenmuskulatur ist aus dem Gleichgewicht geraten.

Neben vorangegangenen Entzündungen, Unterleibsoperationen oder hormonellen Einflüssen sind es vor allem seelische Faktoren wie Angst, Ärger und Stress, die die Blasenfunktion beeinträchtigen. Aber auch äußere Ursachen wie körperliche Überanstrengung, Unterkühlung, Durchnässung können dazu beitragen. Darüber hinaus gibt es Erkrankungen, die mit einer Reizblase einhergehen können: Diabetes, Allergien oder Nervenerkrankungen zählen zu den häufigsten.

SYMPTOME

Ein sehr starker Harndrang, der vor allem tagsüber auftritt und trotz Ausscheiden kleiner oder auch größerer Urinmengen bestehen bleibt, ist das vorrangige Anzeichen. Kann das Dranggefühl nicht mehr unterdrückt werden, kommt es zum unwillkürlichen Urinverlust. Eine Reise oder ein Stadtbummel kann so zur Qual werden, wenn nicht irgendwo eine Toilette erreichbar erscheint.

Brennen und Schmerzen beim Wasserlassen treten ebenfalls häufig auf, sodass eine ärztliche Diagnose zum Ausschluss eines Harnwegsinfekts notwendig ist. Manchmal geht das Krankheitsbild der Reizblase sogar mit unklaren Unterbauchschmerzen einher.

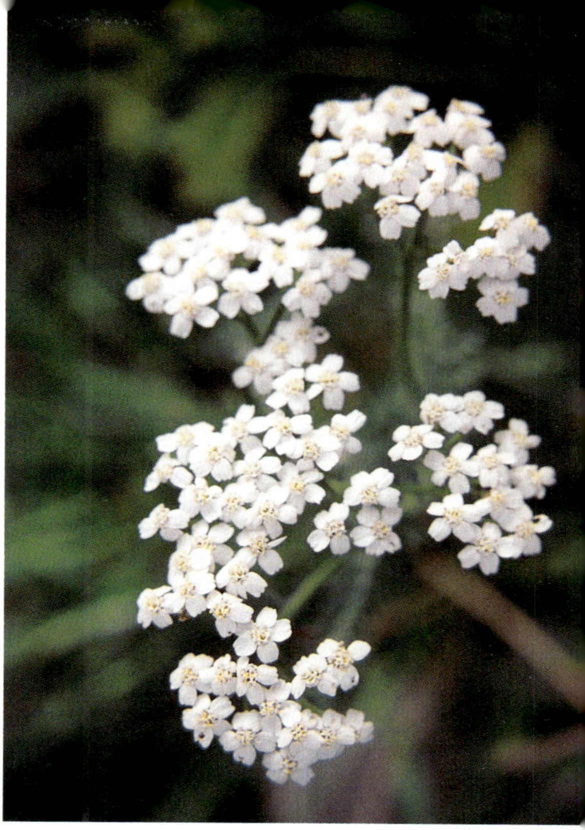

Schafgarbe

BEHANDLUNG

Die Reizblase wird durch das plötzlich auftretende Zusammenziehen der Blasenmuskulatur ausgelöst, sodass Sie vor allem Mittel einsetzen können, die entspannen und entkrampfen.

Heilpflanze Nr. 1 bei jeder Schwäche im kleinen Becken ist die *Schafgarbe* (Achillea millefolia). Das ätherische Öl wirkt durch das enthaltene Azulen krampflösend, desinfizierend und entzündungswidrig. Der hohe Gehalt an Kalium regt gleichzeitig die Nierentätigkeit an.

Schafgarbentinktur:

Zutaten: Schafgarbenblüten, 40%iger Alkohol oder klarer Schnaps, 1 Glas mit Schraubverschluss, 1 Braunglasflasche für die fertige Tinktur, 1 Kunststoffsieb, Gaze zum Abseihen

Zubereitung: Sie befüllen das Glas zur Hälfte mit den Schafgarbenblüten, gießen mit dem Alkohol auf und verschließen es. Sie stellen es auf eine helle Fensterbank und schütteln die Mixtur täglich. Nach 3 Wochen ist die Tinktur fertig zum Abseihen. Pressen Sie dabei auch die Blütenreste aus. Füllen Sie die fertige Tinktur in die Braunglasflasche und beschriften Sie sie mit Inhaltsangabe und Herstellungsdatum.

Dosierung: Nehmen Sie über 3 Monate 3-mal täglich 15 Tropfen ein.

Wenn Sie keinen alkoholhaltigen Pflanzenauszug verwenden möchten, können Sie diese Kur auch mit einem *Schafgarben-Frischpflanzensaft*, z.B. von Herbaria, durchführen.

tipp

Kürbissamen

Das wichtigste pflanzliche Mittel zur Stärkung und Kräftigung der Blase sind *Kürbissamen* (Semen Cucurbitae). Wussten Sie übrigens, dass der Kürbis trotz seiner oft gewaltigen Größe – es gibt Exemplare von mehr als einem Zentner – zu den Beerenfrüchten gehört?

Kürbissamen besitzen neben einer Vielzahl von Vitaminen und Mineralstoffen einen bemerkenswerten Gehalt an wertvollen Phytosterolen, die entzündungshemmend und harntreibend wirken. Das hochwertige sattgrüne Samenöl enthält bis zu 64 % Linolsäure. Im Vergleich mit anderen nativen Speiseölen hat Kürbiskernöl dadurch die höchste Schutzwirkung vor den gesundheitlich unerwünschten «freien Radikalen». Diese sind aggressive Sauerstoffverbindungen, die u. a. als Abbauprodukt im Körper entstehen und für Gefäßablagerungen verantwortlich gemacht werden.

Knabbern Sie also fleißig Kürbiskerne. Sie schmecken nussartig und sind in der Pfanne geröstet auch als Beilage zum Salat hervorragend. 4–5 gehäufte EL täglich dürfen es schon sein.

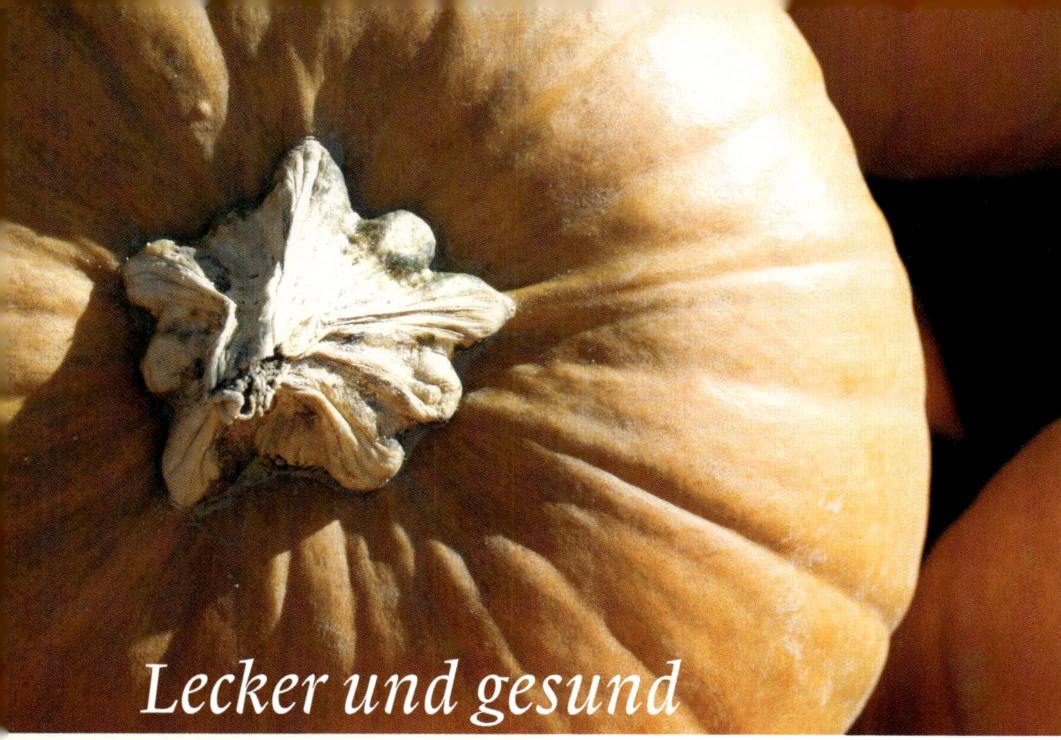

Lecker und gesund

Kürbis

Kernöl-Pesto

Zutaten: 1 Tasse geröstete Kürbiskerne, 3 EL geriebener Parmesan, 1 TL Zitronenschale, 2 TL Zitronensaft, 1/2 Tasse Kürbiskernöl, zusätzlich: 1 Baguette, Olivenöl, Knoblauch

Zubereitung: Die Zutaten alle zusammen in eine Schüssel geben und mit einem Mixer pürieren, bis ein grober streichfähiger Brei entstanden ist. Baguettescheiben mit wenig Olivenöl bepinseln, etwas zerdrückten Knoblauch darauf verteilen und leicht anrösten. Mit dem fertigen Pesto bestreichen. Das restliche Pesto ist in einem fest verschlossenen Gefäß im Kühlschrank mehrere Wochen haltbar.

Tees

Bewährt hat sich die innere Anwendung beruhigender Tees aus *Hopfenzapfen*, *Baldrianwurzel* und *Johanniskraut*.

Sitzbäder

Regelmäßige warme → *Dampf-Sitzbäder* (S. 134) unterstützen die Festigung der Blasenmuskulatur: Der hohe Kieselsäuregehalt des *Ackerschachtelhalms* wirkt strukturgebend und schleimhautkräftigend.

Ein Zusatz von *Lavendelblüten* beruhigt und entspannt. *Heublumen* stärken die Abwehrkräfte und regen die Durchblutung an.

Ätherische Öle

Warme → *Ölkompressen* (S. 130) oder regelmäßige Einreibungen über dem Blasenbereich mit warmem *Johanniskrautöl* wirken muskelentspannend. Streichen Sie dazu morgens und abends je 3–5 Minuten lang in halbmondförmigen Strichen sanft über den Bereich oberhalb Ihres Schambeins.

Wegen seiner beruhigenden Wirkungen auf das Nervensystem ist auch die äußerliche Anwendung von verdünntem *Zypressenöl* (Cupressus sempervivens) empfehlenswert. Es wirkt östrogenähnlich, gefäßaktiv, nervenstärkend und ist besonders gut geeignet, wenn Sie häufiger nachts rausmüssen. Seelisch konzentriert Zypressenöl auf das Wesentliche und hilft, Ängste und Sorgen hinter sich zu lassen. Auch gibt die Zypresse wieder Mut und Kraft, neue Wege zu beschreiten.

Stark krampflösend und durchwärmend wirkt ebenfalls *Sandelholzöl* (Santalum album). Gutes Sandelholzöl ist allerdings eine Kostbarkeit. Das ätherische Öl bildet sich nämlich erst in über 25-jährigen Bäumen.

So genanntes westindisches Sandelholzöl findet man zu sehr günstigem Preis im Handel. Hier handelt es sich allerdings nicht um das echte ostindische Sandelholz, sondern um *Amyrisöl* (Amyris balsamifera), dessen Heimat die Westindischen Inseln sind. Es wirkt beruhigend und entspannend bei Angst, Stress und Schlaflosigkeit, ist qualitativ jedoch nicht gleichwertig. In der ayurvedischen Therapie verkörpert Sandelholz den Strom des Lebens. Es bringt vieles wieder in Fluss, das gestaut oder verborgen war. Die Botschaft, wieder in seinem eigenen Lebensfluss zu fließen, Blockaden zu überwinden und hinter sich zu lassen, ist sicherlich auch für die Behandlung der Reizblase von Bedeutung. Nehmen Sie 2-mal täglich 1 Tropfen echtes Sandelholzöl mit einem Teelöffel Honig oder mit warmem Tee verdünnt ein oder geben Sie 2–3 Tropfen als Zusatz zum warmen → *Sitzbad* (S. 132).

Zusätzlich zu allen genannten Maßnahmen sollten Sie auf jeden Fall Ihre Beckenbodenmuskulatur trainieren. Das Buch «Beckenboden – deine geheime Kraft» (rororo Nr. 61465) von Margarita Klein ist eine wahre Fundgrube einfach und schnell erlernbarer Übungen.

Wärme ist wichtig

Es ist besonders wichtig, dass Sie auf Ihren Wärmeorganismus achten: Verwöhnen Sie sich öfter einmal mit einem entspannenden → *Heublumensäckchen* (S. 127), das Sie feuchtheiß auf die Blasengegend auflegen. Regelmäßige Massagen der Beine mit durchwärmenden und harmonisierenden Körperölen, z. B. *Arnika-Massageöl* oder *Lavendelpflegeöl* von Weleda, fördern die Durchblutung und beugen so einer Auskühlung vor.

Pflanzliche Arzneimittel

Fertige Arzneimittelzubereitungen aus Kürbiskernen finden Sie als Tabletten, Granulat, Kapseln oder Pulver in jeder Apotheke. Lassen Sie sich nicht verwirren: Die meisten tragen den Zusatz «Prosta-», z. B. *Granufink Prosta*, *Prostamed*, *Prosta Fink* etc., denn auch das «starke Geschlecht» leidet bei einer Vergrößerung der Prostata häufig unter ähnlichen Beschwerden.

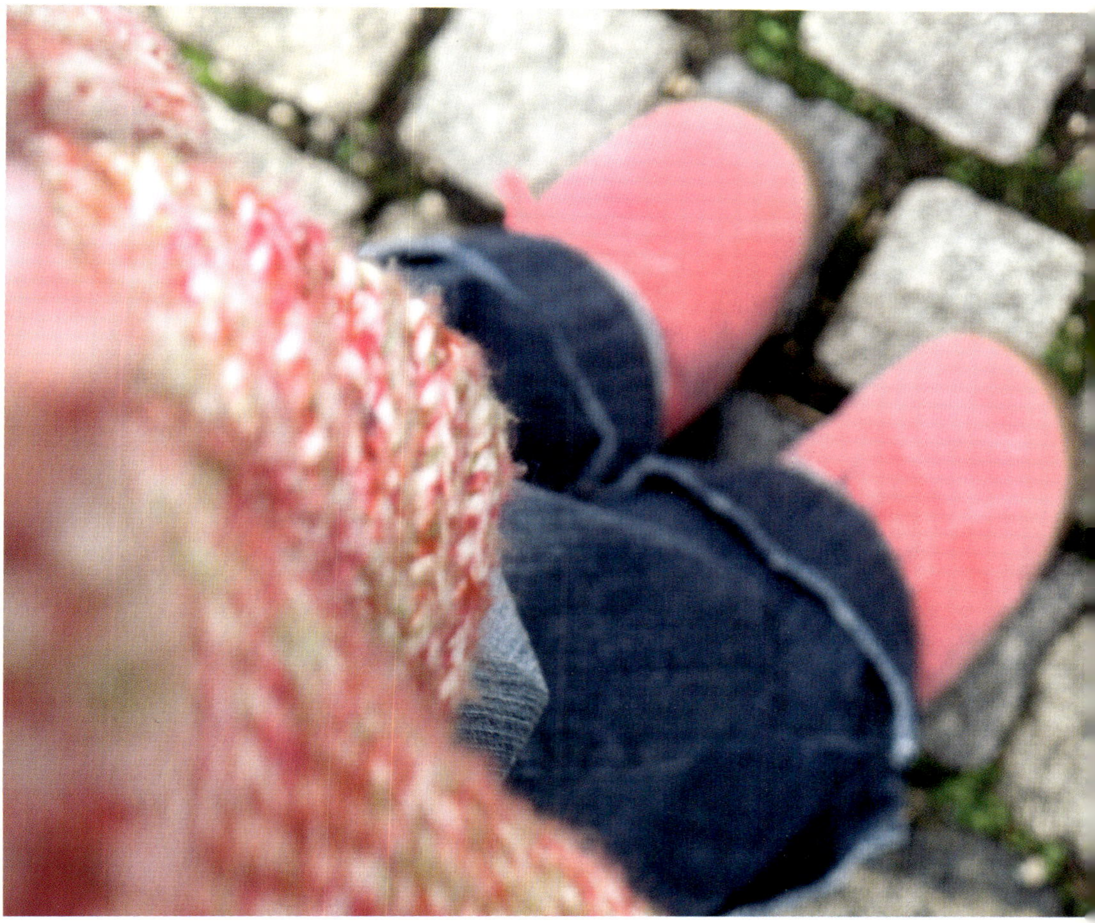

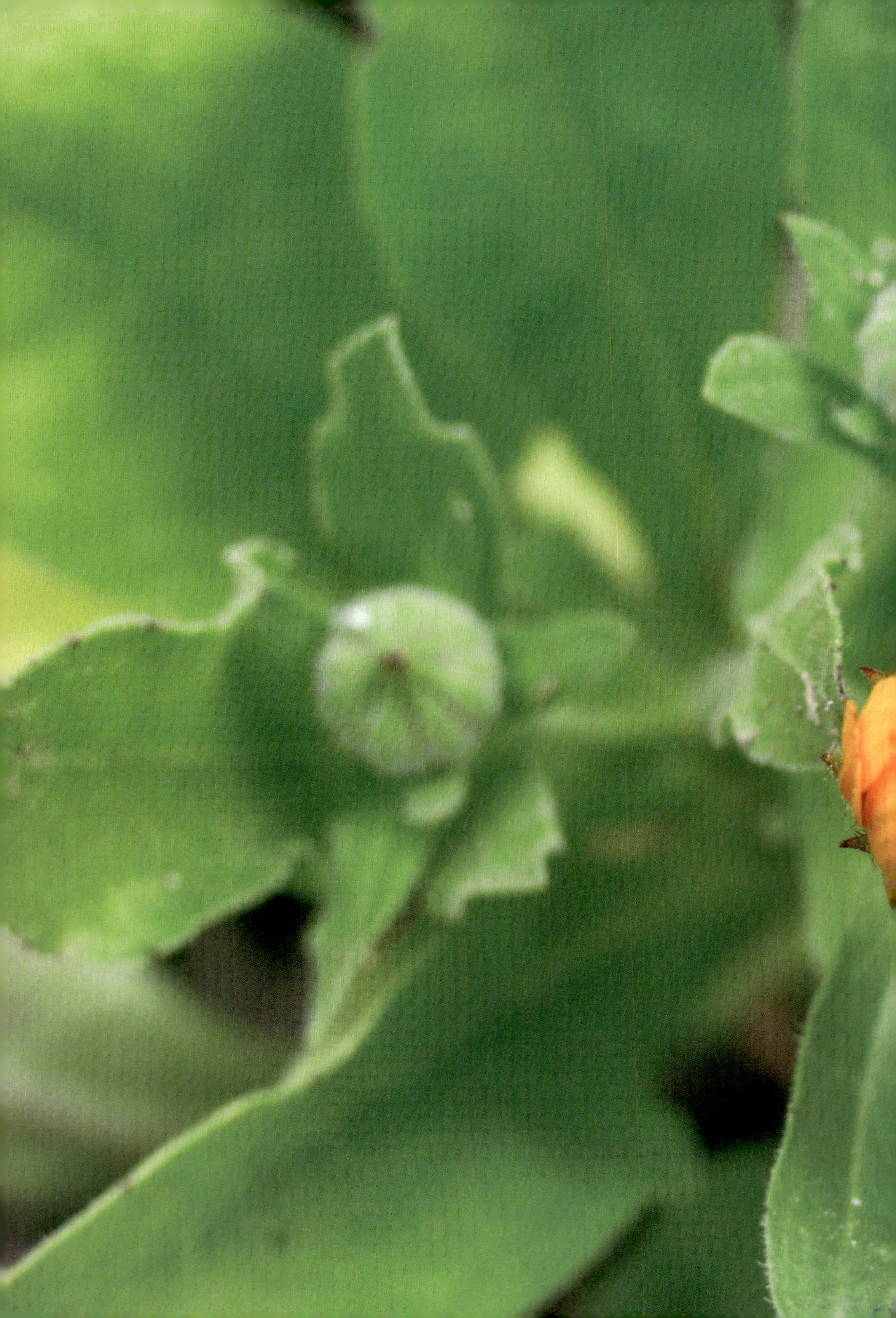

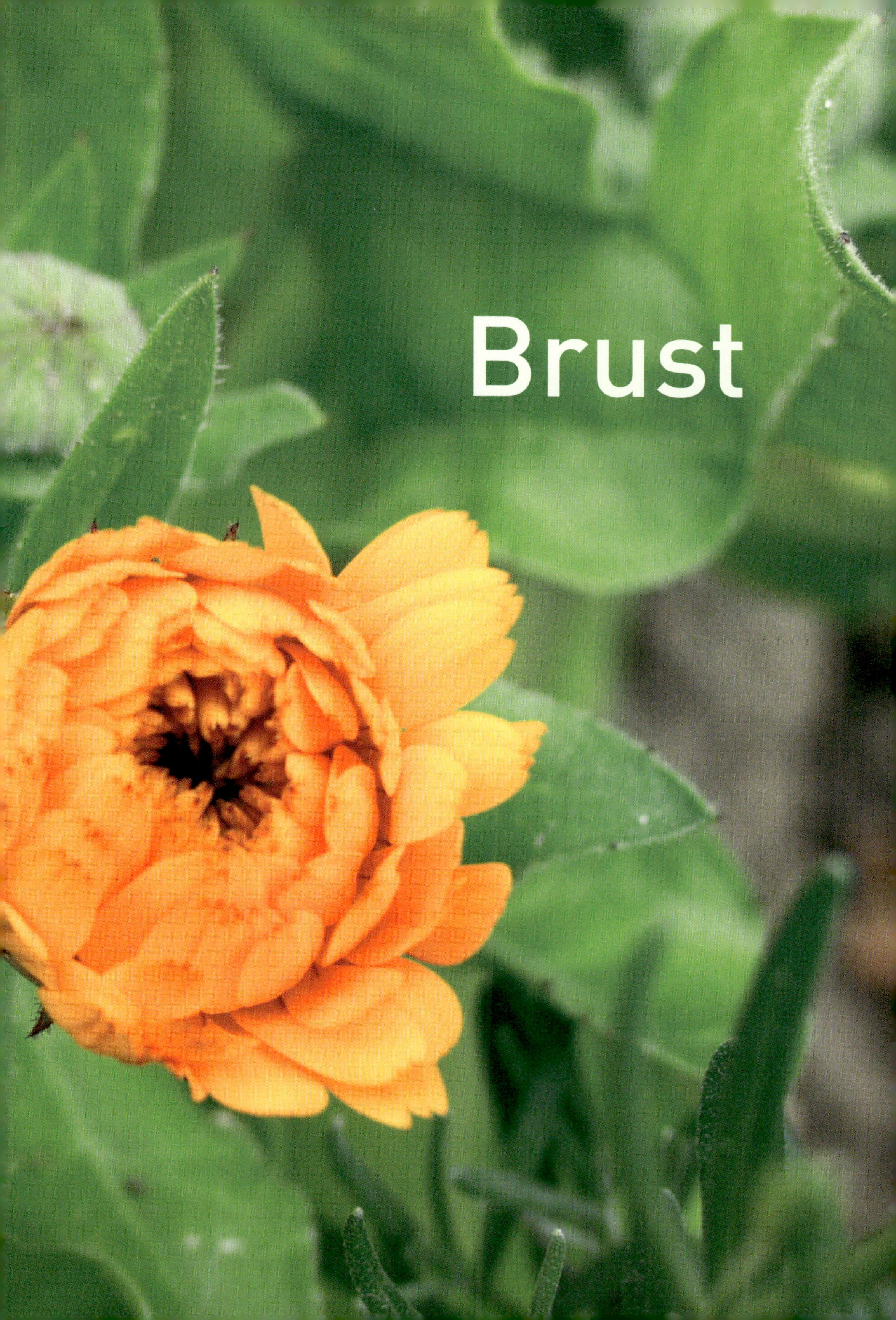

Brust

Im Laufe unseres Frauenlebens verändert sich unsere Brust kontinuierlich. Dies ist immer wieder Anlass zu Staunen und Bewunderung, besonders natürlich in der Stillzeit, aber manchmal eben auch zu Verunsicherung. Ab dem Beginn der Pubertät wird die Brustentwicklung sowohl vom Mädchen selbst als auch von seiner Umwelt betrachtet und bewertet. Die Brust ist ein wesentliches Organ unserer weiblichen Lustempfindung, sie kann nähren, sie wird größer, kleiner, weicher, knotiger, und sie kann anschwellen und manchmal leider auch schmerzen.

Mastodynie – Schmerzen der Brustdrüse

Brustschmerzen treten bei den meisten Frauen zyklusabhängig nach dem Eisprung oder kurz vor der Periode auf (S. 14). Ab der Zyklusmitte nimmt das Brustvolumen zu, der Busen wird fester. Die Brust spannt und ist berührungsempfindlich, das Tragen eines BHs wird unangenehm.

Die Ursache liegt möglicherweise in einem Östrogenüber- bzw. Progesteronuntergewicht. Dadurch wird verstärkt Wasser im Brustgewebe eingelagert, unangenehme Spannungsgefühle bis hin zu starken Schmerzen sind die Folge.

Eine andere Ursache könnte die vermehrte Ausschüttung des Hormons Prolaktin sein, die zu einer verstärkten Durchblutung der Brust führt und das Wachstum des Drüsengewebes anregt. Auch dies kann zu Spannungsgefühl und Schmerzen führen.

Zysten in der Brust

Schmerzen sind auch häufig ein Symptom der so genannten Mastopathie. Darunter versteht man gutartige Umbauprozesse der Brustdrüse, die ebenfalls auf einen erhöhten Prolaktinspiegel zurückzuführen sind. Manchmal entwickeln sich Zysten und Knoten, die sich im Einzelfall auch entzünden können.

Stress begünstigt ihr Wachstum und verstärkt die Beschwerden. Meist sind diese Gewebsveränderungen gutartig.

Das Thema Brustbeschwerden ist für viele Frauen jedoch mit der Angst vor bösartigen Erkrankungen verbunden. Lassen Sie Ihre Brust regelmäßig von Ihrer Gynäkologin untersuchen; wenn Sie Knoten oder Entzündungen feststellen, am besten gleich.

BEHANDLUNG

Brustauflage

Schmerzlindernd und entstauend wirken Auflagen von *Heilerde* mit einem Zusatz von *Calendulatinktur* (S. 75) oder auch mit *Magerquark.*

Pflanzengel

Eine etwas klebrige, aber sehr entlastende Anwendung ist eine Behandlung mit dem warmen Schleim des *Leinsamens* (Linum usitassimum).

Die verdauungsfördernde Wirkung des «höchst nützlichen Leins», so die Übersetzung seines botanischen Namens, ist von alters her bekannt. Weniger bekannt, aber gerade in der Frauenheilkunde sehr hilfreich, sind seine so genannten SERMs (selective estrogen receptor modulation). Dies sind Stoffe, die, je nachdem, an welchem Organ sie wirken sollen, entweder östrogenähnlich oder antiöstrogen wirken. Beim Brustspannen kann Leinsamen die Östrogenwirkung blockieren und die Beschwerden lindern. Nehmen Sie entweder täglich 1–2 EL Leinsamenschrot zu sich – vergessen Sie das Trinken nicht – oder wenden Sie den Pflanzenschleim lokal an.

Leinsamen-«Gel»

Zutaten: 1 gehäufter EL ungeschroteter Leinsamen, 150 ml Wasser, 1 Topf, 1 Kochlöffel, 1 Sieb, 1 Tasse

Zubereitung: Sie lassen den Leinsamen 3 Minuten im Wasser leicht köcheln, gießen ihn durch das Sieb und lassen den Schleim lauwarm abkühlen.

Anwendung: Sie bestreichen Ihre Brüste täglich einmal mit dem Pflanzengel und lassen es 10–15 Minuten einwirken. Das geht am einfachsten während eines entspannenden Bades in der Wanne. Danach duschen Sie die Brust mit warmem Wasser ab.

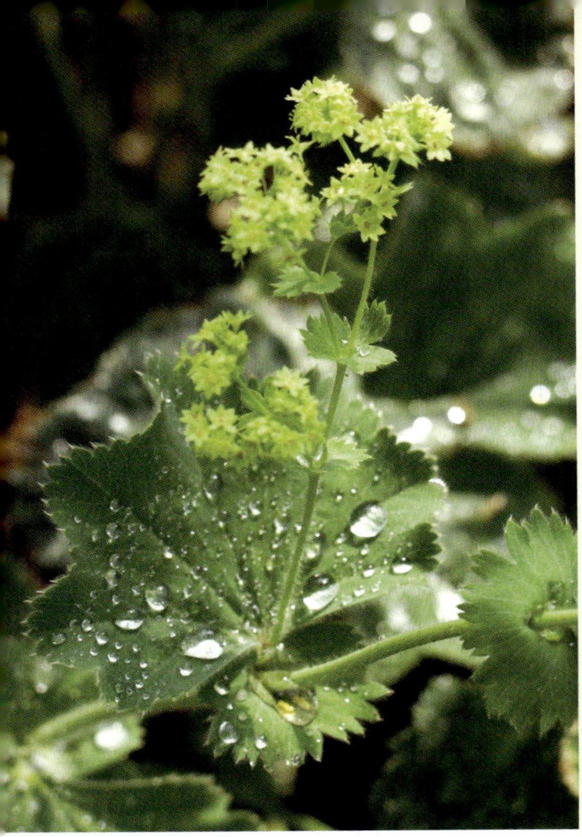

Frauenmantel

Bei einem östrogendominanten Hormonspiegel hilft ebenfalls die regelmäßige Einnahme einer Frauenmanteltinktur (s. rechte Spalte).

Mit dieser Tinktur können Sie auch sehr leicht eine Frauenmantelcreme selbst herstellen. Sie wird schnell resorbiert und gleicht den körpereigenen Hormonhaushalt aus.

Frauenmanteltinktur

Zutaten: 20 g Frauenmantelwurzel, 10 g frisches Frauenmantelkraut mit Blüten, 60%iger Alkohol, 1 Schraubglas, 1 Sieb, Gaze, 1 Braunglasflasche

Zubereitung: Sie graben die Wurzel frisch aus und ernten Blüten und Blätter. Sie waschen und schaben die Wurzel und schneiden sie in Scheibchen. Blüten und Blätter zerpflücken Sie ebenfalls klein, geben sie zusammen mit der Wurzel in das Schraubglas und füllen sofort Alkohol auf, bis alles vollständig bedeckt ist. Nach 4 Wochen Reifezeit im Halbschatten, in der Sie die Tinktur hin und wieder aufschütteln, filtrieren Sie sie durch ein Sieb mit feinmaschiger Gaze. Pressen Sie auch die Pflanzenreste aus und füllen Sie die fertige Tinktur in eine Braunglasflasche um. Beschriften nicht vergessen.

Dosierung: Nehmen Sie in der zweiten Zyklushälfte 3-mal täglich 5 Tropfen.

Alchemilla-Brustcreme

Zutaten für 100 ml: 80 ml neutrale Körpermilch, z. B. von Lavera, 20 ml Frauenmanteltinktur

Zubereitung: Sie geben die Körpermilch in eine weithalsige Flasche, fügen die Tinktur zu und schütteln alles gut durch.

Anwendung: Die Brust während der zweiten Zyklushälfte 1- bis 2-mal täglich einreiben.

Die auf S. 49 beschriebenen Maßnahmen zur Anregung der Ausscheidung sind auch bei Zysten in der Brust sehr sinnvoll.

Sind die Brüste sehr knotig und verhärtet, z. B. bei einer Mastopathie, hilft eine Salbe aus *Bingelkraut*, *Mercurialis perennis 10 %* von Weleda.

Ganzheitlich orientierte Gynäkologinnen haben bei der fibrozystischen Mastopathie auch sehr gute Erfahrungen mit dem Mistelpräparat *Iscador* von Weleda gemacht. Sprechen Sie Ihre Frauenärztin darauf an.

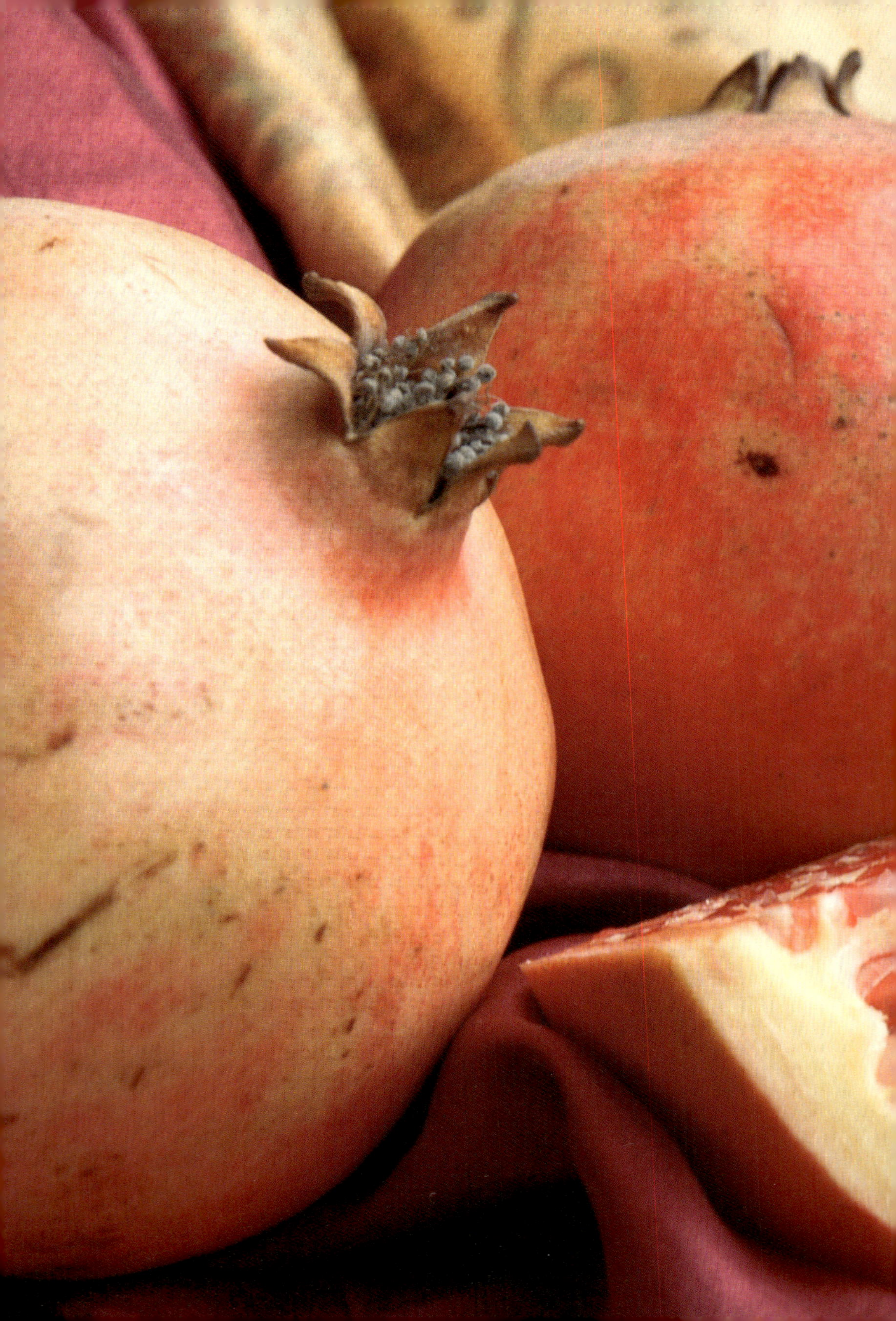

Wechseljahre

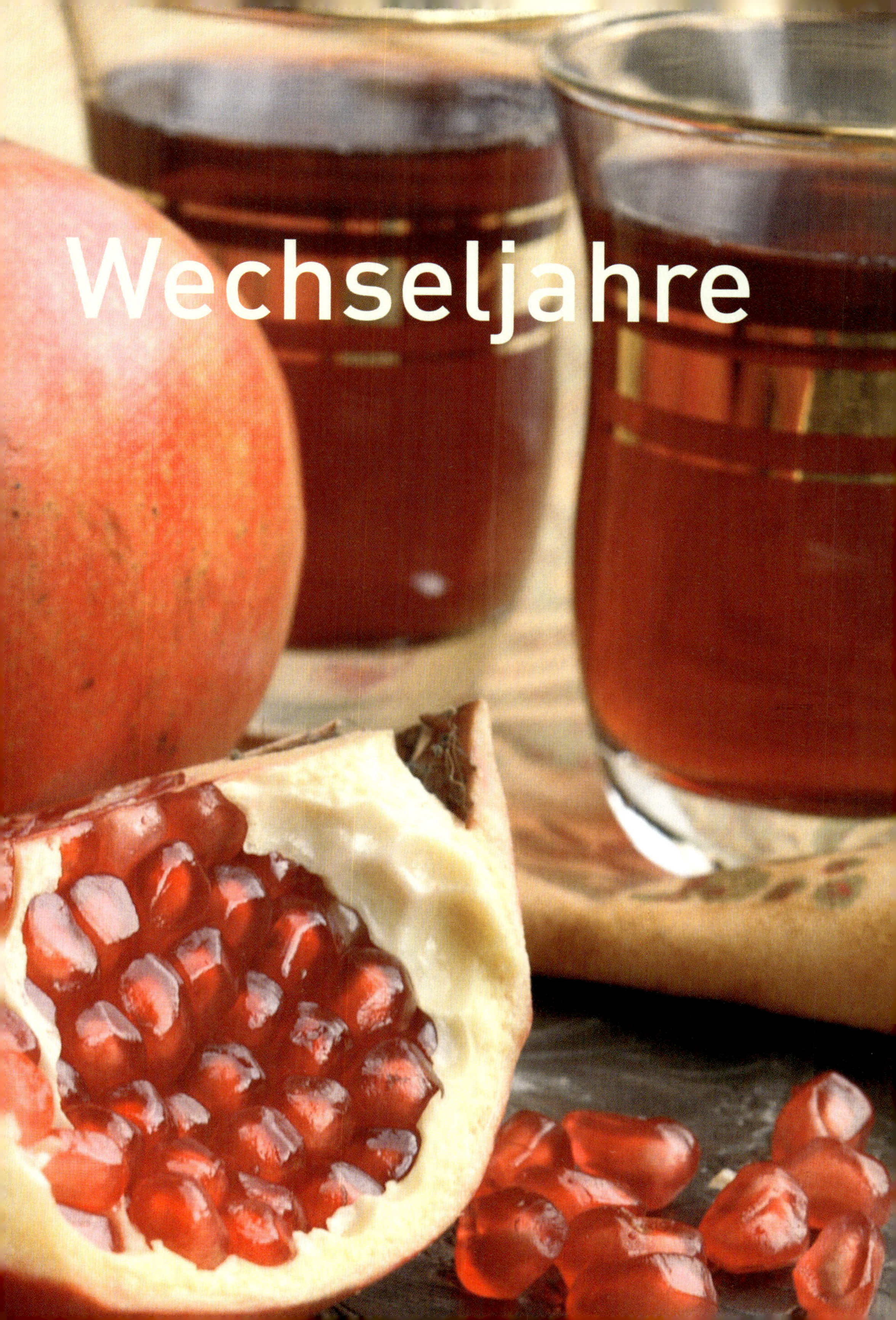

Der Begriff Wechseljahre oder medizinisch «Klimakterium» bezeichnet nichts anderes als eine völlig natürliche Entwicklungsperiode des menschlichen Lebens, und zwar sowohl bei Frauen als auch Männern. Die männliche Andropause und ihre Auswirkungen auf das «starke» Geschlecht werden erst allmählich wissenschaftlich entdeckt. Bisher charakterisieren die Wechseljahre in unserem Kulturkreis ausschließlich den Zeitraum, in dem der weibliche Organismus langsam seine biologische Fruchtbarkeit einstellt und sich endgültig davon verabschiedet, Kinder zu gebären.

Es ist eine wichtige Zeit des Wandels, wie auch aus der Bedeutung des griechischen Wortes «Klimax» – Übergang zu Wichtigerem – ersichtlich wird.

Glücklicherweise sehen immer mehr Frauen diesen individuellen Prozess als eine natürliche Entwicklung und nicht mehr als Defizit oder gar Krankheit.

Ein deutlicher Einschnitt im Lebenslauf kündigt sich an, der mit spürbaren körperlichen und seelischen Veränderungen einhergeht. Jugend, Gesundheit und Vitalität sind keine Selbstverständlichkeit mehr, Körper und Seele müssen nun ein neues Gleichgewicht finden, wieder in Balance kommen. Es liegt auf der Hand, dass dies vorübergehend auch zu einer Beeinträchtigung des Wohlbefindens führen kann. Das Klimakterium bietet jedoch vor allem eine Chance zur Neuorientierung und zum bewussten und selbstbestimmten Aufbruch in die nächste Lebensphase.

Drei Phasen des Wandels

Zwischen dem 40. und 50. Lebensjahr setzt die so genannte *Prämenopause* ein, in der die Eierstöcke ihre Aktivität reduzieren. Die Regulation der Hormone gerät durcheinander. Erste Anzeichen sind oft Zyklusveränderungen. Mal fällt die Regel aus, mal dauert sie länger, mal ist sie stärker oder beginnt früher. Auch Symptome, die Ihnen als PMS (S. 14) bekannt sind, können sich nun noch einmal verstärken. Der Grund dafür liegt vor allem im sinkenden Progesteronspiegel, der durch die nun weniger werdenden Eisprünge verursacht wird. Progesteron ist im weiblichen Körper der natürliche Gegenspieler zu Östrogen.

Auch der Östrogenspiegel verringert sich weiterhin. Da beide Hormone im Tagesverlauf jedoch nicht stetig und gleichmäßig absinken, ist das Gleichgewicht ein sehr labiles. Je nachdem, welches der beiden Hormone gerade Oberwasser hat, kann es zu den bekannten Wechseljahrserscheinungen wie Hitzewallungen, Wassereinlagerungen, Schlafstörungen, Kopfschmerzen, Brustspannen oder Blutdruckschwankungen kommen. Aber keine Sorge: Mehr als ein Drittel aller Frauen kommt gänzlich ohne diese Probleme durch den Wechsel.

Ist ein Jahr lang keine Menstruation mehr aufgetreten, bei den meisten Frauen ist das um das 51. – 54. Lebensjahr, gilt die *Menopause* als definitiv. Zwölf Monate nach der Menopause beginnt die dritte Phase, die *Postmenopause*, in der die klimakterischen Beschwerden langsam wieder abnehmen.

Blutungsunregelmäßigkeiten

Blutungsunregelmäßigkeiten gehören zu den üblichen Begleiterscheinungen der Wechseljahre. Auch wenn es keinen Grund zur Beunruhigung gibt: Gehen Sie trotzdem in regelmäßigen Abständen zur Frauenärztin.

Sprechen Sie mit ihr auch das Thema Verhütung aktiv an. Zwar ist es normal, dass die Perioden nun unregelmäßig sind und nicht mehr jedes Mal ein Eisprung stattfindet – eine einzige Ovulation und ein einziger ungeschützter Geschlechtsverkehr reichen aber auch jetzt noch, um schwanger zu werden. Das heißt, solange noch Blutungen auftreten, besteht weiterhin die Möglichkeit einer Schwangerschaft.

Auch krankhafte Veränderungen der Gebärmutter und der Eierstöcke können sich durch Blutungsstörungen bemerkbar machen.

Zu Beginn der Wechseljahre ist es in den meisten Fällen ein Progesteronmangel, der die typischen Beschwerden verursacht. Viele der Heilpflanzen mit progesteronstimulierender Wirkung haben Sie bereits im Kapitel Zyklus und Menstruation (S. 10 ff.) kennen gelernt: *Beifuß, Brennnessel, Blutwurz, Frauenmantel, Schafgarbe, Mönchspfeffer* und vor allem die *Yamswurzel*. Sie werden Ihnen auch jetzt eine große Hilfe sein.

Zur Unterstützung des Östrogenspiegels machen viele Frauen gute Erfahrungen mit den so genannten Phytoöstrogenen.

Phytoöstrogene

Diese natürlichen Substanzen gehören zu den sekundären Pflanzenstoffen, die dem körpereigenen weiblichen Geschlechtshormon Östradiol ähneln. Sie besetzen bestimmte Andockstellen an den Zellen unseres Körpers, die so genannten Östrogenrezeptoren. Das Besondere an den «intelligenten» Pflanzenstoffen: Sie können auf unterschiedliche Weise wirken. Entweder ahmen Sie nämlich die Eigenschaften des Hormons nach und docken nur an den Stellen der Rezeptoren an, an denen schützende Hormone auch benötigt werden. Oder sie wirken als Antiöstrogen und blockieren die Wirkung bei einer erhöhten Östrogenkonzentration (S. 93 SERM). Studien belegen, dass Phytoöstrogene deshalb bei der Vorbeugung von Krebs, Herz-Kreislauf-Erkrankungen, Osteoporose und bei der Therapie von Wechseljahrsbeschwerden eine sehr wichtige Rolle spielen.

Die bekannteste der augenblicklich erforschten drei Gruppen sind die so genannten *Isoflavone*. Die häufigsten Quellen sind Soja und Rotklee.

Soja

In Ostasien zählt Soja zur täglichen Nahrung. Dort leiden Frauen wesentlich seltener an Wechseljahrsbeschwerden, die japanische Sprache kennt nicht einmal einen Begriff für «Hitzewallungen». Viele Wissenschaftler empfehlen deshalb auch Europäerinnen eine möglichst phytoöstrogenreiche Ernährung. Mit unserer normalen Kost lassen sich wirksame Mengen an Isoflavonen, nötig sind rund 40 Milligramm am Tag, jedoch kaum erreichen. Deshalb werden mehr und mehr standardisierte Fertigpräparate auf den Markt gebracht, z. B. *Phyto-Soya Kapseln* von Arkopharma.

In der asiatischen Küche ist Tofu ein wichtiger Lieferant für Phytoöstrogene. Tofu bezeichnet man auch als Bohnenquark, weil er, ähnlich wie Quark bei der Milchgerinnung, beim Stocken von Sojamilch entsteht. Tofu ist vielseitig einsetzbar, er nimmt erst durch die Zubereitung und Gewürze Geschmack an. Achten Sie beim Einkauf unbedingt auf die Herkunft. Im Naturkostladen erhalten Sie Tofuprodukte in Demeter-Qualität z. B. von Taifun, einem deutschen Hersteller, der 50 % seines gentechnikfreien (!) Sojabedarfs aus heimischem kontrolliert-biologischem Anbau bezieht.

Isoflavone sind allerdings nur ein einziger Bestandteil des Sojas, den man nicht völlig isoliert betrachten sollte. So kann sich ein übermäßiger Sojaverbrauch negativ auf die Schilddrüsenhormone auswirken. Die Isoflavonoide können das Enzym Thyroidperoxidase hemmen, das Jod an die Hormone bindet und sie damit wirksam macht. In Japan, wo viele der Studien zu Soja durchgeführt wurden, spielt diese Hemmung keine große Rolle, weil durch die reichliche Algenaufnahme der Jodgehalt der Nahrung generell höher ist.

Haben Sie also eine Unterfunktion der Schilddrüse oder essen Sie sehr viele Sojaprodukte, können Sie die Isoflavone in seltenen Fällen auch beeinträchtigen.

Dies gilt auch für unseren heimischen Lieferanten von Isoflavonen, den *Rotklee* (Trifolium pratense).

Rotklee

Durch die Forschungen einer australischen Arbeitsgruppe wurde bereits 1946 bekannt, dass Weidetiere, die mit Klee gefüttert wurden, Fruchtbarkeitsstörungen aufweisen. So wurde man erstmals auf die mögliche östrogene Wirkung des Rotklees aufmerksam. Auch Rotkleepräparate finden Sie als Nahrungsergänzungsmittel in der Apotheke. Der Tagesbedarf liegt bei 40 mg, das entspricht meist einer einzigen Kapsel.

Sie können sich mit 2–3 TL *Rotkleeblüten* auch 1/4 l frischen Tee zubereiten.

Traubensilberkerze

Eine bewährte Heilpflanze, die ebenfalls Phytoöstrogene enthält, ist die *Traubensilberkerze* (Cimicifuga racemosa).

Die imposante Staude, die ursprünglich im östlichen Nordamerika beheimatet war, wird bis zu zwei Meter hoch und gehört zur Familie der Hahnenfußgewächse. Ihre weißen, traubenständigen Blüten, die ihr den Namen gaben, machen sie zu einer

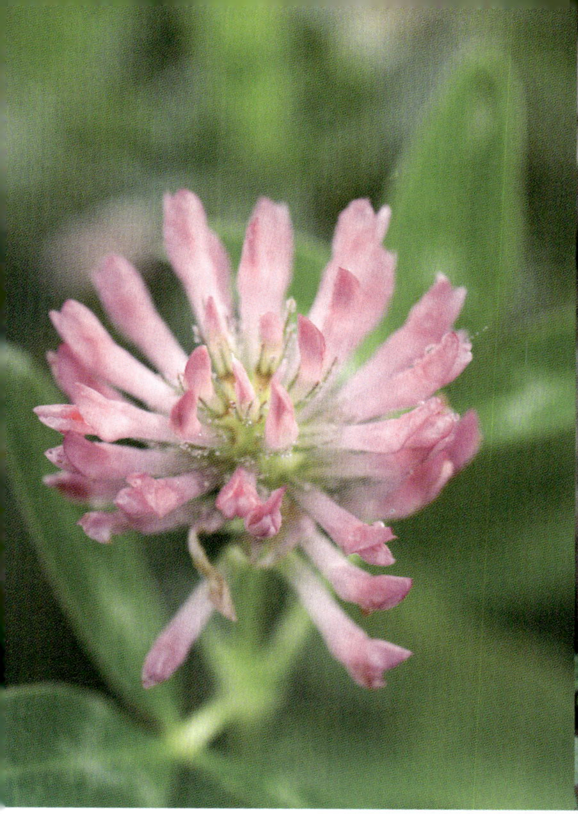

Rotklee

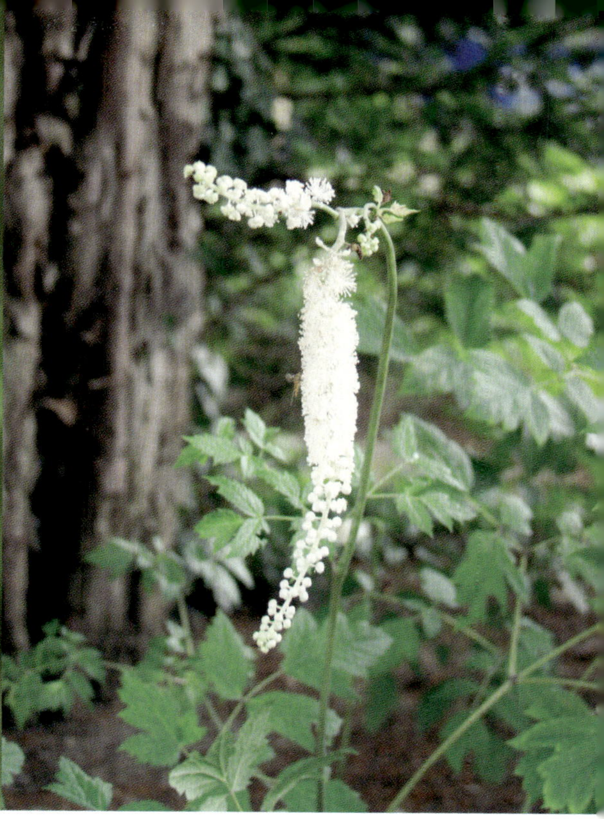

Traubensilberkerze

beliebten Gartenpflanze. In der indianischen Tradition spielte der Wurzelstock dieser Pflanze eine wichtige Rolle bei allen Frauenleiden. Heute ist sie wegen der ausgezeichneten Verträglichkeit eine echte Alternative zur Hormonersatztherapie im Klimakterium. Während künstliche Östrogene zu einem unerwünschten Wachstum der Gebärmutterschleimhaut führen und auch die Brustkrebsgefahr steigern können, sind die Wirkstoffe der Cimicifuga offenbar frei von dieser Nebenwirkung.

Für die Arzneimittelherstellung findet der Wurzelstock Verwendung, der vor allem Triterpenglykoside enthält. Die Traubensilberkerze hat östrogenähnliche Wirkung, zudem sind die Bindung an Östrogenrezeptoren sowie eine Unterdrückung des Gelbkörperhormons klinisch nachgewiesen. Extrakthaltige Zubereitungen bekommen Sie als Tropfen oder Tabletten, z. B. *Cimicifuga comp.* von Weleda, *Femikliman* von Hexal, *Remifemin* von Schaper & Brümmer. Sie sollten nicht länger als 6 Monate ohne Unterbrechung angewendet werden.

Lignane sind in Nahrungsmitteln weit verbreitet, vor allem in Getreide, Äpfeln, Birnen, Kirschen, Karotten, Fenchel, Knoblauch, Zwiebeln, Leinsamen, Sonnenblumen, Erdnüssen, Sesam, Oliven, Hopfen, Baldrian

Coumestane finden sich dagegen in nur wenigen Nahrungsmitteln, etwa in Soja-, Klee- und Alfalfasprossen.

Die Araber entdeckten als Erste die vitalisierende Wirkung der Luzerne und gaben ihr den Namen Alfalfa, was so viel bedeutet wie «Vater aller Nährstoffe». Alfalfa ist besonders reich an Calcium und Phosphor. Beide Elemente sind in einem ausgewogenen Verhältnis enthalten, sodass sich der Verzehr von Alfalfa bei Beschwerden in Verbindung mit Knochen und dem Bewegungsapparat, wie z. B. Osteoporose oder Rheuma, anbietet. Alfalfa stimuliert darüber hinaus die Hirnanhangdrüse (Hypophyse) und regt sie zu einer optimalen Hormonausschüttung an. Essen Sie regelmäßig die Keime als herzhafte Beigabe zu Gemüse oder Salaten. Wichtig ist dabei, dass Sie sie erst ab dem 7. Keimtag verwenden. Dann ist die Aminosäure Canavanin abgebaut, die für den Menschen gesundheitsschädlich ist.

Hitzewallungen

Die meisten Frauen machen während des Wechsels Bekanntschaft mit ihrem inneren Hexenkessel. Während die einen es angenehm finden, endlich einmal nicht zu frieren, sind die anderen zutiefst beschämt, wenn es sie «erwischt» und sie z. B. unerwartet mit hochrotem Kopf am Arbeitsplatz stehen müssen.

URSACHEN UND SYMPTOME

Wird die vom Zwischenhirn gesteuerte Wärmeregulation durch einen niedrigen Östrogenspiegel vorübergehend irritiert, kann es zur typischen Hitzewallung kommen: Plötzlich erfasst Sie eine Flut von Wärme, Röte steigt Ihnen ins Gesicht, Ihnen bricht der Schweiß aus, Beklemmungsgefühle, Schwindel oder Herzrasen treten auf. Einige Sekunden bis Minuten später stehen Sie völlig durchgeschwitzt und fröstelnd da.

Im Extremfall kann sich dies bis zu zwanzigmal am Tag wiederholen. Körperliche Erschöpfung, Stress, Freude, Ärger oder schweißtreibende Tees, Kaffee und Alkohol verstärken die Anfälligkeit. Hitzewallungen treten auch nachts auf und stören dann Ihren Schlaf, sodass Sie sich am Morgen wie gerädert, gereizt oder nervös fühlen. Beruhigend zu wissen: Hitzewallungen treten meist nur phasenweise auf, im Durchschnitt dauert die heißeste Phase ca. ein Jahr.

BEHANDLUNG

Das Wichtigste: Entwickeln Sie eine positive Einstellung zu Ihren Wallungen. Sie sind auch ein Ausdruck der enormen Energie, die Ihnen nun für Ihren neuen Lebensabschnitt zur Verfügung steht.

Tragen Sie am besten Kleidung aus naturbelassenen Materialien, im Zwiebelsystem als mehrere dünne Schichten, die Sie nach und nach ablegen können, wenn Ihnen heiß wird. Naturfasern wie Wolle oder Seide sind atmungsaktiv und thermoregulierend, weil sie Feuchtigkeit gut aufsaugen können, ohne sich nass anzufühlen.

Und nehmen Sie es sportlich: Studien belegen, dass sportlich aktive Frauen seltener unter Hitzewallungen leiden.

Salbei

Um die Schweißproduktion zu regulieren, machen Sie sich die schweißhemmenden und desodorierenden Kräfte des Salbeis zunutze. Trinken Sie regelmäßig 2–3 Tassen *Salbeitee* über den Tag verteilt oder nehmen Sie 2-mal täglich 1 EL *Salbei-Frischpflanzensaft*, z. B. von Herbaria, mit etwas Flüssigkeit ein.

Wenn Sie unter starken Nachtschweißen leiden, nehmen Sie Ihren Tee oder Heilpflanzensaft am Abend ein. Machen Sie nach 3 Wochen eine Behandlungspause.

Die in der Apotheke erhältlichen Salbeitinkturen sind zu diesem Zweck nicht zu empfehlen. Sie stehen im Verdacht wegen des hohen Gehaltes an Thujon, einem Hauptinhaltsstoff des ätherischen Salbeiöles, bei längerer Einnahme Krämpfe auszulösen.

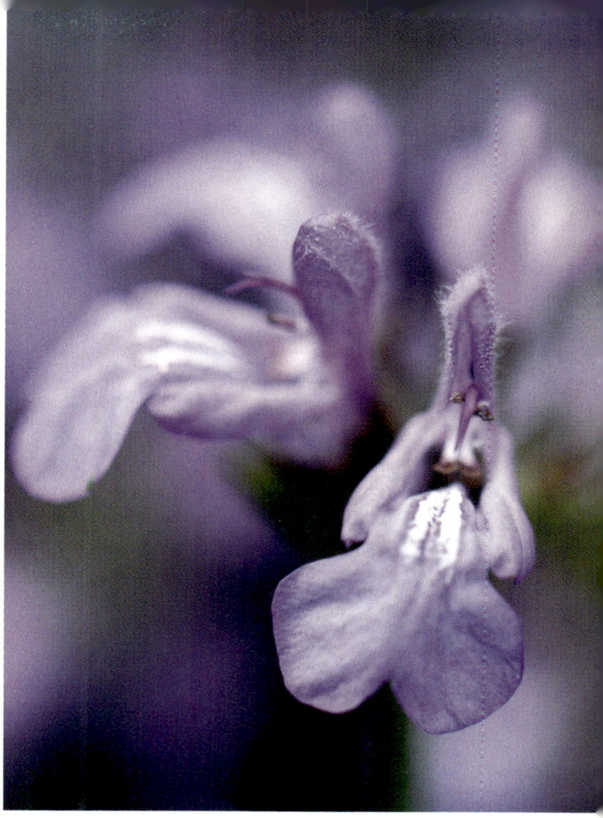

Salbei

Bäder

Meersalz und ein Zusatz von *Zitrone* im Waschwasser helfen ebenfalls die Aktivität der Schweißdrüsen zu drosseln. Zitronensaft wirkt stark zusammenziehend, die ätherischen Öle der Schale haben einen strukturierenden und desodorierenden Effekt.

Verwenden Sie dazu unbedingt eine unbehandelte Zitrone, möglichst aus kontrolliert biologischem Anbau, da chemische Rückstände Hautirritationen auslösen können.

Zitronen-Salz-Wasser

Material: 0,9 g (1 TL) Meersalz, 1 Zitrone, 1 Schüssel, 1 Wasserglas, 1 Gabel, 1 Messer, 1 l Wasser

Zubereitung: Sie legen die beiden Hälften einer aufgeschnittenen Zitrone in die Schüssel und übergießen sie mit dem kochend heißen Wasser. Mit einer Gabel stechen Sie die Zitronen an, halten sie fest und schneiden sie mit einem scharfen Messer unter Wasser strahlenförmig ein. Pressen Sie sie unter Zuhilfenahme des Glases (Boden nach unten) nun gut aus. Mit dieser Methode gehen die ätherischen Öle und Wirkstoffe gut ins Wasser über. Gießen Sie das heiße Wasser nun in das verschlossene Waschbecken und lassen Sie nach Bedarf kaltes Wasser zulaufen. Der frische, fruchtige Duft wird Ihre Lebensgeister wecken.

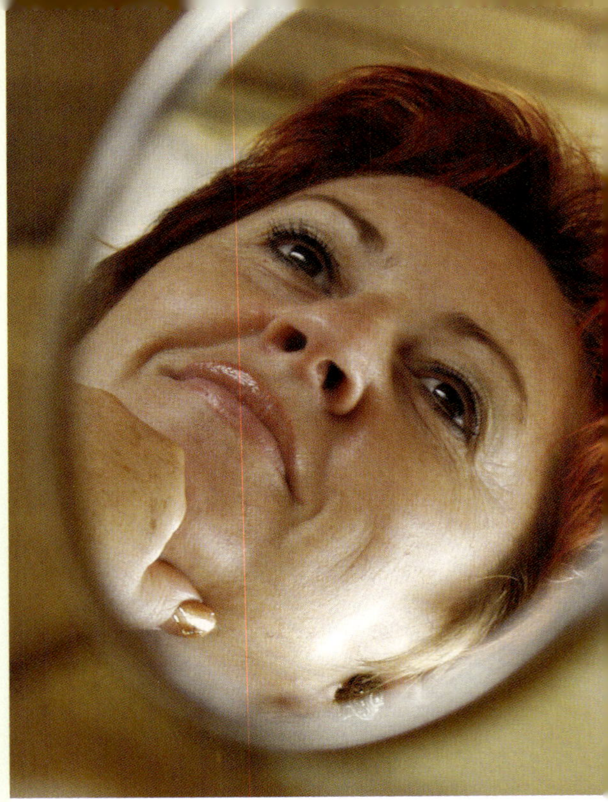

Tomatenbad

Eine etwas ungewöhnliche Variante ist das aus der traditionellen chinesischen Medizin stammende Tomatenbad. Schon die Azteken kultivierten kleine Kirschtomaten, um sie zu essen. Sie nannten sie «Tomatl», was gleichbedeutend ist mit «etwas prall Angeschwollenes». Ärzte warnten vor 300 Jahren, das «übel Gewächs» stärke die Unkeuschheit. Andere sagen, der Apfel im Paradies sei vielleicht eine *Tomate* (Solanum lycopersicum) gewesen, die Österreicher nennen die beliebte Beere noch heute Paradeiser.

Die Tomate ist jedenfalls ein echter Kraftprotz, voll gestopft mit Wirkstoffen, z. B. Kalium, Magnesium, Eisen, Provitamin A, Vitamine C + E, Carotinoiden sowie organischen Säuren, die den Geschmack bestimmen. Das enthaltene Lycopin schützt die Tomaten gegen die UV-Strahlen der Sonne. In verschiedenen Studien erwies sich eine tomatenreiche Ernährung auch beim Menschen als krebsvorbeugend. Es ist erwiesen, dass sich die Häufigkeit von Brustkrebs deutlich verringert, wenn Frauen die roten Früchte in ausreichendem Maße essen.

Tomaten enthalten auch den stimmungsaufhellenden Wirkstoff Tyramin, das sich beim Reifen aus der Aminosäure Tyrosin bildet. Die Vitalstoffe der Tomate schützen daher nicht nur die Gesundheit, sie sind auch das ideale Mittel gegen schlechte Laune und Stimmungsschwankungen.

In der asiatischen Betrachtungsweise ist die Tomate, die zu den Nachtschattengewächsen zählt, vom energetischen Temperaturverhalten eher kühl und kommt deshalb besonders bei Hitzesymptomen zum Einsatz.

Geben Sie also einfach 3 l Tomatensaft in eine Wanne mit warmem Wasser und baden Sie 15 Minuten darin. Anschließend warm abduschen und gut eingekuschelt eine halbstündige Ruhepause genießen.

Schlafstörungen

Mit zunehmendem Alter ändert sich auch unser Schlafrhythmus. Besonders in den Wechseljahren führt das hormonelle Ungleichgewicht manchmal zu Ein- und Durchschlafstörungen.

Aber längst nicht immer ist das Klimakterium Ursache eines gestörten Schlafs. Unausgewogene Ernährung, Bewegungsmangel und seelische Faktoren sind wichtige Gründe, warum es immer wieder Probleme mit dem Schlaf geben kann.

Schlafmangel bis hin zum Schlafentzug kann auf Dauer drastische Folgen haben. Der Organismus kann sich nicht mehr ausreichend regenerieren, die körperliche Leistungsfähigkeit sinkt, auch das seelische Gleichgewicht gerät früher oder später ins Wanken. Das Immunsystem wird beeinträchtigt, die Anfälligkeit für Infektionen und andere Erkrankungen steigt. Ein ernst zu nehmendes Problem, dem Sie jedoch mit der Unterstützung Ihrer eigenen Rhythmen und einigen wenigen naturheilkundlichen Mitteln gut begegnen können.

Im Gegensatz zu allopathischen Schlafmitteln, die Sie nie ohne Absprache mit Ihrer Ärztin einnehmen sollten, haben die vorgestellten pflanzlichen Schlafhilfen keine hypnotische Wirkung. Sie führen nicht zu Gewöhnung und Abhängigkeit und sind deshalb auch für den längerfristigen Gebrauch geeignet. Auch lässt die Wirksamkeit nicht mit der Zeit nach, und nach dem Absetzen treten keine Entzugserscheinungen auf. Ein besonderer Vorteil: Die pflanzlichen Einschlafhilfen aktivieren unsere eigene Ruheregulation und leiten uns in die Entspannung, ohne die Schlafstadien negativ zu beeinflussen. Außerdem zeigen sie am Tag keine Nebenwirkungen.

Einschlafrituale

Finden Sie Ihr persönliches Einschlafritual. Das kann das berühmte Glas «Warme Milch mit Honig» am Abend sein, das anregend auf die Bildung des Schlafhormons Melatonin wirkt, ein Spaziergang, eine Meditation – was immer Sie mögen, um den Tag bewusst und friedlich ausklingen zu lassen. Verzichten Sie auf Alkohol und schwer verdauliche Speisen am Abend. Wenn Sie gern fernsehen, lassen Sie nach dem Abschalten unbedingt noch mindestens eine Stunde vergehen, bevor Sie sich schlafen legen. Und statt im Bett zu lesen, Musik zu hören oder fernzusehen, versuchen Sie es doch einmal mit abendlichen → *feuchtheißen Bauchauflagen* (S. 124) mit einem Zusatz von *Lavendel* oder duftenden → *Ölkompressen* (S. 129) mit *Rosen-, Melissen-, Kamillen- oder Johanniskrautöl.* Sie sind wohltuende und entspannende Begleiter auf dem Weg zu einer ungestörten Nachtruhe.

Schlaftee

Auch 1 – 2 Tassen folgender Teemischung vor dem Zubettgehen helfen Ihnen, zur Ruhe zu kommen:

Schlafteemischung

5 Teile Passionsblumen
5 Teile Lavendelblüten
5 Teile Melissenblätter
3 Teile Hopfenzapfen
2 Teile Johanniskraut

Hopfen

Nur noch selten findet man bei uns heute den wohl wichtigsten Grundstoff für die Brauindustrie: *Hopfen* (Humulus lupulus) wird in Deutschland nur noch in wenigen Gebieten Bayerns und Baden-Württembergs kultiviert. Er gedeiht nicht auf jedem Boden, und Anbau, Pflege, Ernte und Darre (so nennt man den Trocknungsvorgang) sind aufwändig und mit großer körperlicher Anstrengung verbunden.

Der Hopfen ist ein ca. 3 – 6 Meter hohes Schlinggewächs, das zur Familie der Hanfgewächse gehört. In feuchten Gebüschen, Waldrändern und Hecken trifft man manchmal noch auf Wildformen. Sowohl zum Bierbrauen als auch für die arzneiliche Nutzung verwendet man ausschließlich die Hopfenzapfen der weiblichen Pflanzen. Ihre wichtigsten Inhaltsstoffe sitzen als grüngelbes, stark klebriges Pulver in den so genannten Lupulindrüsen. Hopfen hat eine nachweislich beruhigende Wirkung und ist deshalb eine wichtige Arzneipflanze bei nervöser Erregung, bei Schlafstörungen und leichten Depressionen. Durch seine Gerb- und Bitterstoffe wirkt Hopfen außerdem harmonisierend auf die Verdauungstätigkeit.

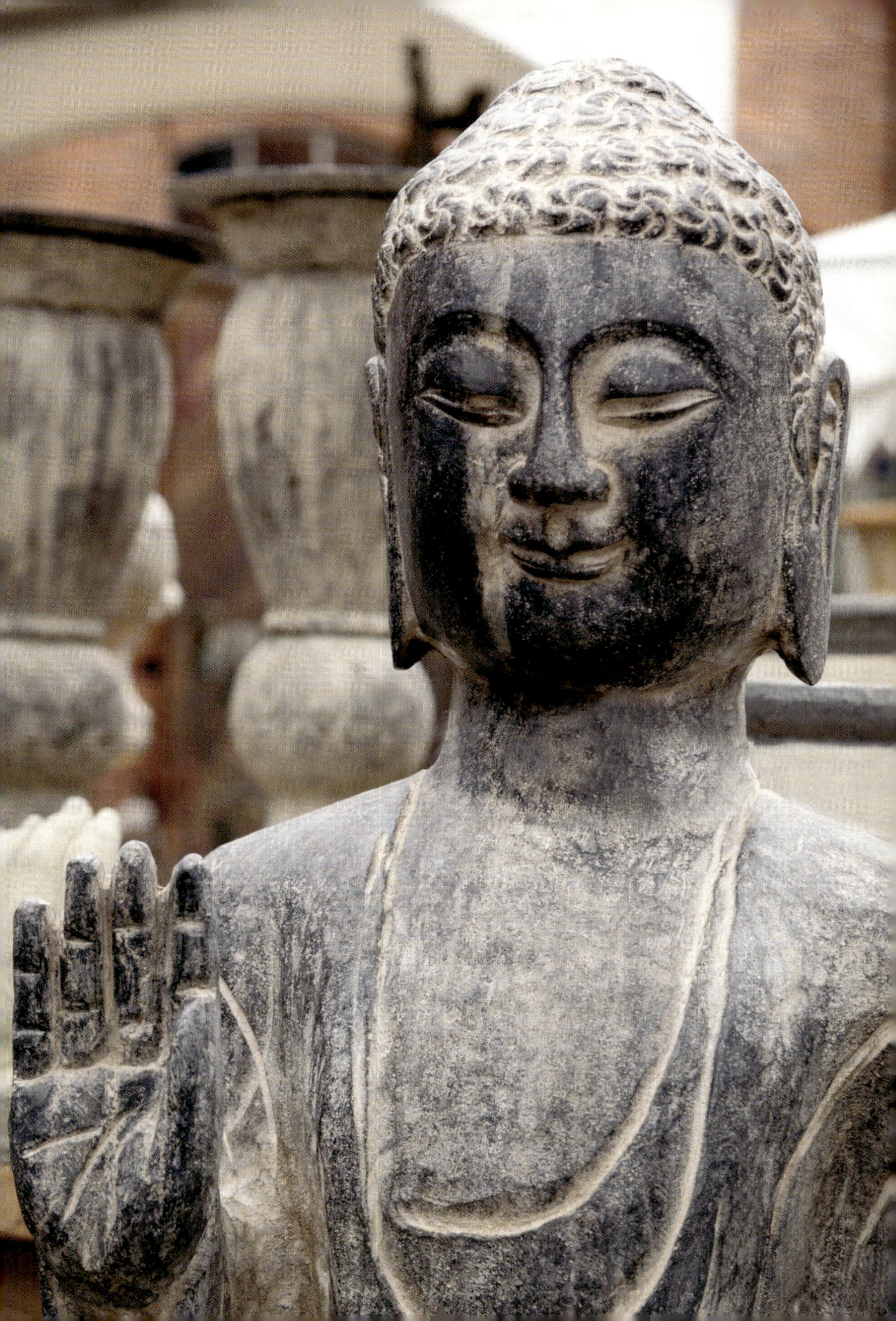

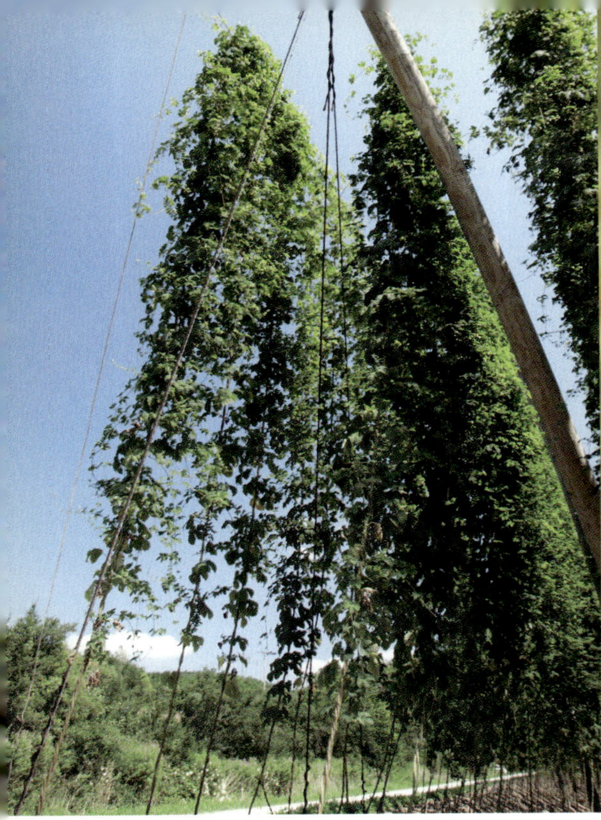

Hopfen

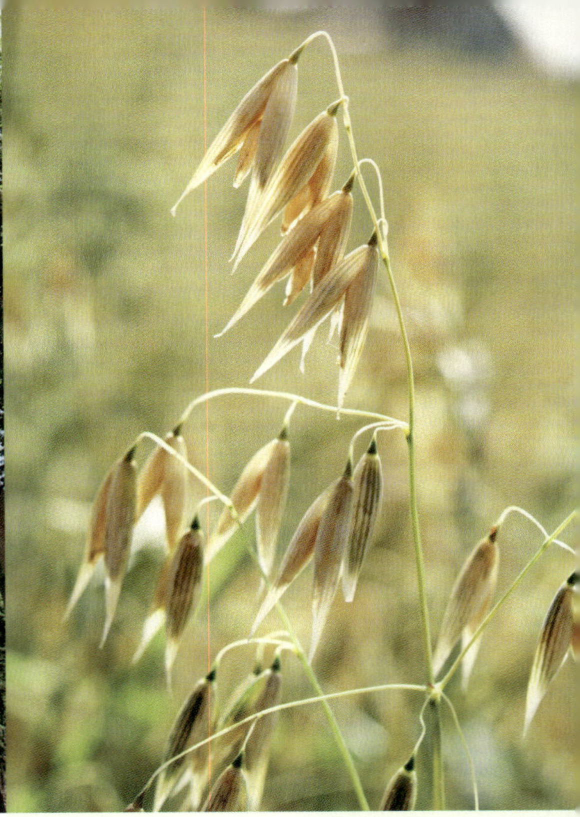

Hafer

In der Frauenheilkunde kommt der Hopfen vor allem aufgrund seiner östrogenähnlichen Wirkung zum Einsatz, die die Libido und das Lebensgefühl bei Frauen steigert. Bei Männern verkehrt sich diese Wirkung übrigens ins genaue Gegenteil. In den fränkischen Hopfenanbaugebieten erzählt man sich, die stattlichen männlichen «Hopfenblooder» (Hopfenzupfer) seien früher nach getaner Arbeit am Abend stets zum Umfallen müde gewesen, während die Pflückerinnen noch in die Nachbargemeinden ausschwärmten, um sich zu amüsieren.

Geläuterter Baldrianwein

Zutaten: 1 l herber Weißwein, 20 g Baldrianwurzel, 1 Gewürznelke, 1 Zweig Rosmarin und die Schale einer ungespritzten Orange

Zubereitung: Alle Zutaten in einer Flasche 4 Wochen lang ansetzen, danach abseihen. Anschließend kurz stark erhitzen (die Läuterung!), nach dem Abkühlen wieder in saubere Flasche abfüllen.

Baldrian

Fast schon ein alter Bekannter unter den Schlafbereitern ist der *Baldrian* (Valeriana officinalis). Nach einiger Zeit der regelmäßigen Einnahme verkürzt er die Einschlafzeit und lässt Sie nachts besser durchschlafen.

Diese Wirkung wurde zwischenzeitlich auch wissenschaftlich belegt. Experten beschäftigten sich mit einer Substanz, die einen Einfluss auf den Schlaf-Wach-Rhythmus im Gehirn hat, dem Adenosin. Werden Tiere am Schlafen gehindert, häuft sich in ihrem Gehirn das «Müdigkeitsmolekül» Adenosin an. Es haftet sich an bestimmte Rezeptoren und löst eine Reaktion aus, die zur Beruhigung und Müdigkeit führt.

Die Wissenschaftler stellten fest, dass Extrakte aus der Baldrianwurzel ähnlich wirken. Die enthaltenen Lignane binden sich ebenfalls an diese Rezeptoren und aktivieren sie, ähnlich wie das Adenosin. Die beruhigende Wirkung von Baldrianextrakten auf den Menschen wurde außerdem durch Messung der Hirnströme bei knapp 50 Versuchspersonen nachgewiesen.

An denselben Rezeptoren wie Adenosin und die Lignane aus der Baldrianwurzel dockt übrigens auch Koffein an. Da es die Rezeptoren jedoch lediglich blockiert, aber nicht aktiviert, hat es eine gegenteilige, nämlich anregende Wirkung.

Zum Einschlafen nehmen Sie regelmäßig am Abend 15–25 Tropfen einer Baldriantinktur ein oder trinken Sie ein Likörgläschen geläuterten Baldrianwein (s. linke Seite).

Zuverlässig wirkt auch das Arzneimittel *Avena sativa comp.* von Weleda, in dem sich vier bewährte Heilpflanzen (Hafer, Hopfen, Passionsblume, Baldrian) mit einer potenzierten Zubereitung aus geröstetem Kaffee (Coffea tosta) ergänzen. Sie unterstützen die Stabilisierung des Tag-Nacht-Rhythmus und helfen besonders, wenn die Ursachen für Schlafstörungen und Unruhezustände in Erschöpfung, Übermüdung, Kummer und Sorgen oder einer Reizüberflutung liegen. Die Beruhigung tritt ein, ohne dass Konzentration und Wahrnehmungsfähigkeit beeinträchtigt werden. Deshalb eignet sich *Avena sativa comp.* sowohl als Einschlafmittel als auch als mildes Beruhigungsmittel zur Anwendung während des Tages.

Seelische Verstimmungen

Die Veränderungen, die mit dem Klimakterium einhergehen, sind für viele Frauen ein Grund, sich selbst und ihre Umgebung in Frage zu stellen. Dieser manchmal schmerzhafte Bewusstseinswandel ist sehr wichtig, um notwendige Veränderungsschritte einleiten zu können.

Wie in allen Umbruchphasen, z. B. der Pubertät oder der Schwangerschaft, können in der Zeit des Wechsels körperliche und seelische Belastungen wie meterhohe Wellen erscheinen, gegen die frau nicht anschwimmen kann. Das sichere Schiff der Routine gerät ins Wanken, eine steife Brise peitscht die Wogen des Alltags. Das innere Gleichgewicht hat Schlagseite.

Ein Gefühl der Überlastung, der Unzufriedenheit mit sich selbst und anderen kann entstehen. Unausgesprochene Ängste, z. B. vor dem Verlust der (sexuellen) Attraktivität, vor schwerwiegenden Erkrankungen oder ganz allgemein davor, das Leben nicht mehr bewältigen zu können, äußern sich dann oft in Müdigkeit, Lustlosigkeit, Schlafstörungen und sogar depressiven Verstimmungen bis hin zur Lebensmüdigkeit.

BEHANDLUNG

Die Behandlung ist vor allem abhängig von der Ausprägung Ihrer Stimmungsschwankungen. Wenn Sie das Gefühl haben, den Boden unter den Füßen zu verlieren und nicht mehr weiterzuwissen, bleiben Sie nicht allein mit Ihrem Kummer! Gönnen Sie sich professionelle Hilfe einer Therapeutin, die gemeinsam mit Ihnen nach passenden Lösungsmöglichkeiten sucht.

Heilpflanzen

Johanniskraut

Bei leichten Verstimmungen ist das goldgelb blühende *Johanniskraut* (Hypericum perforatum) das erste pflanzliche Mittel, an das Sie bei der Selbstbehandlung denken sollten. Es bringt Licht in Ihren finsteren Alltag und hilft Ihnen aus dem Dunkel Ihrer Seele herauszufinden. Bereits im Mittelalter nannte man es die «Sonne für die Seele». Der Name Johanniskraut oder Sonnwendkraut rührt daher, dass die Pflanze um den 24. Juni, den Johannistag, zu blühen beginnt.

Zerreibt man die Blüten, tritt ein dunkelroter Saft aus, von dem das Kraut auch den Namen Johannisblut erhalten hat. Die rote Farbe wird durch einen der wirksamsten Inhaltsstoffe, das Hypericin (s. u.) verursacht. Hält man die Blätter des Johanniskrauts gegen das Licht, meint man kleine punktförmige Löcher zu erkennen. Sie gaben der Pflanze den lateinischen Artnamen «perforatum». Es sind

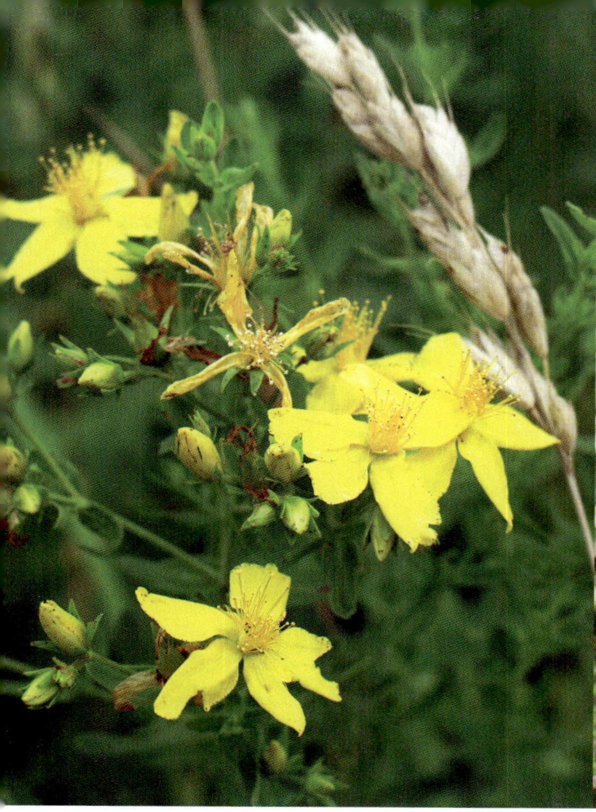

Johanniskraut

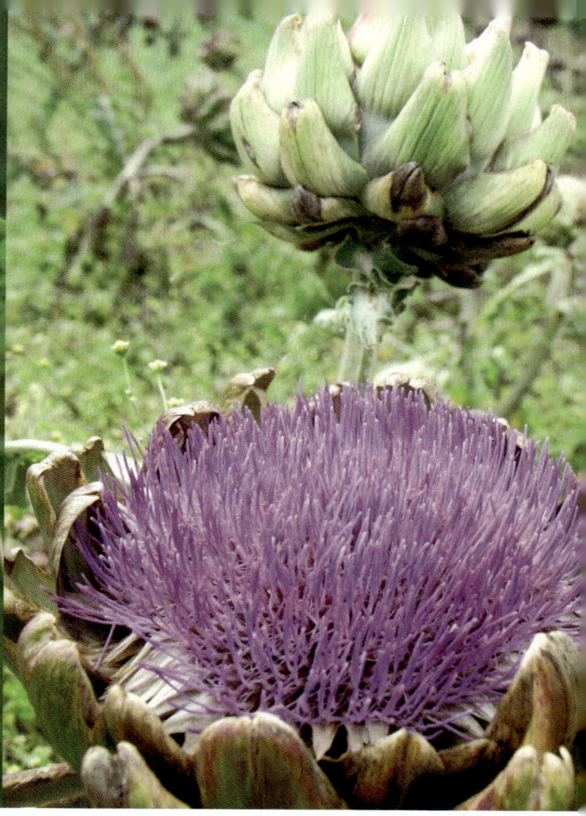

Artischocke

jedoch keine Löcher, sondern Drüsen, die ätherisches Öl und Harze enthalten und deshalb lichtdurchlässiger sind als der Rest des Blattes.

Der Gattungsname Hypericum setzt sich aus den griechischen Wörtern «hyper» – über – und «eikon» – Bild – zusammen. Angeblich stammt er daher, dass das Kraut in der Antike über Götterbilder gehängt wurde, um vor bösen Geistern zu schützen.

Mittlerweile belegen zahlreiche wissenschaftliche Untersuchungen, dass Reizbarkeit, innere Anspannung, Niedergeschlagenheit, Angst, Konzentrationsstörungen, Kopfschmerzen, Herzklopfen, Schweißausbrüche, Schlafstörungen und auch Hitzewallungen durch die Heilpflanze nachweislich gelindert werden.

Die moderne Pharmaforschung beschränkt sich jedoch in ihrer Betrachtung weitgehend auf Einzelsubstanzen. Deshalb finden sich in neuester Zeit auch mehr und mehr pflanzliche Arzneimittel mit immer höher standardisierten Monowirkstoffen. Im Falle des Johanniskrautes bewirkt die Steigerung des Hypericingehaltes auch eine Zunahme der gemeldeten Nebenwirkungen, wie z. B. eine erhöhte Lichtempfindlichkeit. Wenn Sie ein solches Arzneimittel einnehmen, sollten Sie sich keiner unmittelbaren

Sonnenbestrahlung (z. B. Solarium) aussetzen.

Besser ist es, wenn Sie sich die Inhaltsstoffe über einen längeren Zeitraum in ihren natürlichen Wirkzusammenhängen durch einen Tee oder eine Tinktur zunutze machen. Um etwas abzuwechseln, können Sie für einen Teeaufguss Johanniskraut gut mit anderen Kräutern kombinieren:

Beruhigend: *Lavendel, Hopfen, Melisse und Passionsblume*

Anregend: *Rosmarin, Zimt, Gewürznelken, Ingwer*

Entschlackend: *Löwenzahn, Brennnessel, Artischocke*

Ginseng

Eine der kostbarsten Pflanzen Asiens ist der *Ginseng* (Panax Ginseng). Bereits in einem 2000 Jahre alten chinesischen Text wird Ginseng als Pflanze beschrieben, die «den Geist beruhigt und die Weisheit vermehrt». Sie gilt Millionen Menschen in Asien und Indien als wirkungsvolles Stärkungsmittel: zur Erhöhung des allgemeinen Wohlbefindens, bei körperlicher Zerschlagenheit und Müdigkeit, Konzentrationsschwäche, zur Leistungssteigerung, bei Unlust, zur Unterstützung bei körperlicher und geistiger Arbeit und zur allgemeinen Steigerung der Vitalität.

Der Name leitet sich aus den Lauten «Jen» (Mensch) und «Shen» (Substanz oder Essenz) ab. Ginseng könnte man demnach mit «Menschenwurzel» übersetzen. Botanisch gehört er zu den Araliengewächsen, zu denen auch unser heimischer Efeu zählt.

Ginsenganbau bedarf besonderer Pflege. Im seinem Herkunftsland Korea müssen die Beete möglichst an nördlichen Berghängen und bevorzugt in Waldnähe angelegt und die Pflanzen im Sommer überschattet werden. Erst nach vier Jahren sind die Wurzeln in einem erntereifen Alter. Nach 6 Jahren haben sie schließlich optimale Größe und Potenz erreicht. Die Erträge sind dennoch mengenmäßig so gering, dass die relativ hohen Ginsengpreise verständlich werden. Der als preiswerter Ersatz gepriesene, so genannte *Sibirische Ginseng* (Eleutherococcus senticosus) oder auch Taigawurzel genannt, ist zwar ebenfalls wirksam, aber ein eher entfernter Verwandter des echten Ginsengs.

Dem deutschen Ginsengfarmer Heinrich Wischmann ist es erfolgreich gelungen, echten koreanischen Ginseng in Arzneibuchqualität auch in unseren Breiten anzubauen und zu kultivieren (s. Bezugsadressen, S. 171).

Die Hauptwirkstoffe des Ginsengs sind seine sehr speziellen Saponine, die Ginsenoside. Sie haben sich in vielfältigen Tests als wirksam erwiesen – allerdings oft mit gegensätzlichen Effekten. Einmal wirken sie blutdrucksenkend, ein andermal blutdruckerhöhend, einmal anregend, dann wieder beruhigend. Ginseng wird deshalb auch als «Adaptogen» bezeichnet, d. h. als Mittel, das dem Körper erlaubt, sich den Erfordernissen besser anzupassen, wie auch immer diese sind. Die eingefleischten Fans der Königswurzel behaupten,

dass gerade diese widersprüchliche Wirkung die komplexe Natur des Mittels beweist. Ginseng sei, getreu der asiatischen Philosophie des Yin und Yang, ein Mittel der Balance.
Na, und darum geht es doch schließlich: um einen ausgewogenen Lebensrhythmus und Ihr seelisches Gleichgewicht, oder?

Ginsengtee

Einen Ginsengtee bereiten Sie mit 2 g fein geschnittener oder 1 g Extrakt aus *roter Ginsengwurzel* auf 1/4 l Wasser. Lassen Sie das Wasser sprudelnd aufkochen, gießen es über den Ginseng und lassen den Tee mindestens zehn Minuten lang ziehen. Nach Geschmack können Sie mit Honig süßen.

Sie können auch mehrmals täglich ein Stück *weiße Ginsengwurzel* von vielleicht 2 bis 3 g kauen. Besonders lecker schmeckt die mit Honig durchtränkte Wurzel (Honigwurzel), von der Sie über den Tag verteilt 10 bis 20 g essen können. Nehmen Sie Ginseng über einen Zeitraum von maximal drei Monaten kurmäßig ein.

Ätherische Öle

Auch die Aromatherapie bietet eine Vielzahl von seelisch stärkenden, stimmungaufhellenden ätherischen Ölen. Gönnen Sie sich öfter einmal eine *Ölkompresse* (S. 129) mit *Johanniskraut-, Lavendel- oder Melissenöl*. Über den Geruchssinn lässt sich Ihr seelisches Wohlbefinden unterstützen. Geeignete Öle für die Duftlampe oder eine entspannende Massage sind in der Tabelle auf S. 143 für Sie zusammengefasst.

Trockene Haut und Schleimhaut

Mit sinkendem Östrogenspiegel verliert die Haut an Elastizität, sie wird dünner und trockener. Die Kollagenproduktion verringert sich, und da das Kollagen im Unterhautfettgewebe die Aufgabe hat, Wasser zu speichern, bilden sich nun aufgrund der nachlassenden Östrogenproduktion die ersten Fältchen.

Mit einer vermehrten und regelmäßigen Pflege mit hochwertigen feuchtigkeits- und fetthaltigen Körperpflegeprodukten, z. B. *Wildrosen-Gesichtspflege* und *Birken-Celluliteöl* von Weleda, können Sie diesen natürlichen Prozess allerdings etwas verlangsamen. Wichtig sind auch eine ausgewogene Ernährung und ein stets ausreichender Sonnenschutz, z. B. mit *Edelweiß Sonnencreme* von Weleda, um die Haut optimal zu schützen.

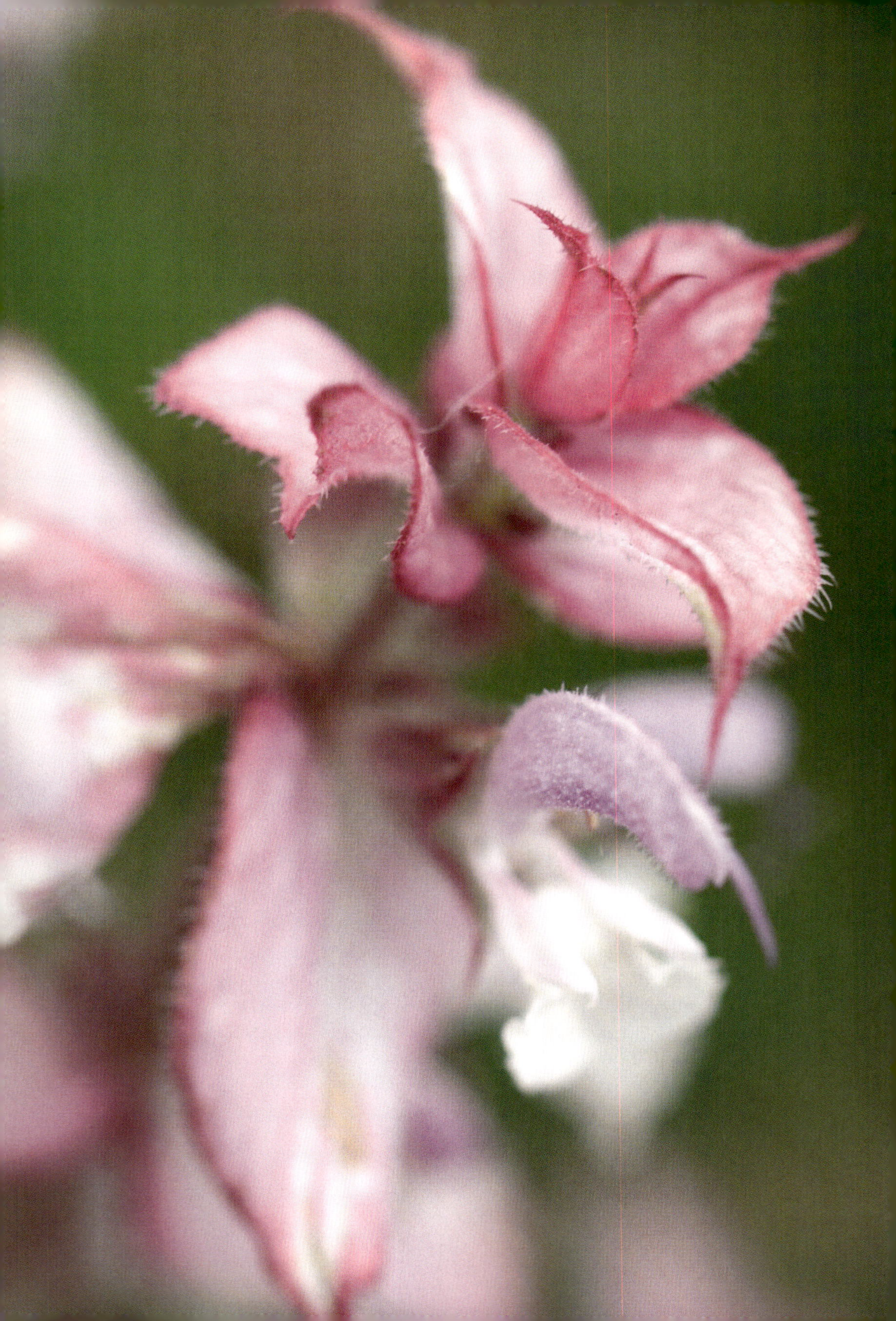

Auch die Schleimhäute verändern sich. Besonders deutlich wird dies an den Schleimhäuten der Scheide, in denen besonders viele Rezeptoren für Östrogene enthalten sind. Durch die abnehmende Produktion von Östrogen werden die Durchfeuchtung und die Durchblutung der Scheidenschleimhaut vermindert. Die Schleimhaut wird dünner und zarter. Sie werden vielleicht feststellen, dass Ihre Scheide beim Liebesspiel langsamer feucht wird als bisher. Das ändert nichts an der Möglichkeit, zum Höhepunkt zu kommen, oder gar an der Intensität Ihres Orgasmus. Geben Sie sich einfach etwas mehr Zeit: Ein verlängertes Vorspiel und die Verwendung eines Gleitmittels bringen Ihre sexuellen Energien wieder in Fluss.

Hervorragend geeignet ist dazu das bereits beschriebene *«Leinsamen-Gel»* (S. 93) oder das besonders auf die Bedürfnisse der empfindlichen Schleimhaut abgestimmte *Damm-Massageöl* von Weleda, das eigentlich für schwangere Frauen entwickelt wurde. Es enthält hochwertiges *Mandelöl* und Vitamin-E-reiches *Weizenkeimöl*. Durch eine östrogenartige Komponente des ebenfalls enthaltenen *Muskatellersalbeis* (Salvia sclarea), das Sclareol, wird das Gewebe weich und dehnungsfähig. Regelmäßige Dammmassagen fördern zusätzlich die Durchblutung und verbessern dadurch die Geschmeidigkeit des Gewebes. Diese Massagen kann auch Ihr Partner übernehmen und die gemeinsame Freude, Lust und Befriedigung bei der körperlichen Liebe in den Wechseljahren auf einfühlsame Weise unterstützen. Einziger Wermutstropfen: Fette und Öle greifen Latex an. Kondome, die mit Ölresten benetzt werden, sind eventuell durchlässig für Spermien.

Granatapfel

Auch der *Granatapfel* (Punica granatum) ist eine typische Frauenpflanze. Er wirkt vor allem hormonregulierend. Bereits im Altertum galt der Baum der Aphrodite als Symbol der Fruchtbarkeit und ewigen Jugend. Der rote Saft und die zahlreichen Samenkörner versinnbildlichen den weiblichen Schoß. Die Frucht verspricht jedoch nicht nur die Hoffnung auf zahlreichen Nachwuchs, sondern auch Lebensfülle und Lebensfreude. Auf Zypern, heißt es in einer Legende, soll die Liebesgöttin mit eigener Hand Granatapfelkerne in den Boden gelegt haben. Und auch William Shakespeare erwies Punica granatum die Ehre: Die Lerche, die seine Julia nur zu gern für eine Nachtigall gehalten hätte, saß schließlich im Geäst eines Granatapfelbaums.

In Vorderasien, der arabischen Welt und Indien isst man den Granatapfel von jeher, um sich «jung und fit» zu halten. Und in der Tat: Neben reichlich Vitamin C, B5 und Kalium enthält er vor allem pflanzliche Östrogene.

Schon wenn Sie einen «Liebesapfel» in der Mitte durchschneiden, offenbart sich seine Sinnlichkeit: Von den unzähligen tiefroten, glänzend prallen Fruchtkügelchen enthält jedes einzelne einen kleinen Samenkern. Sie liegen dicht an dicht geschmiegt in

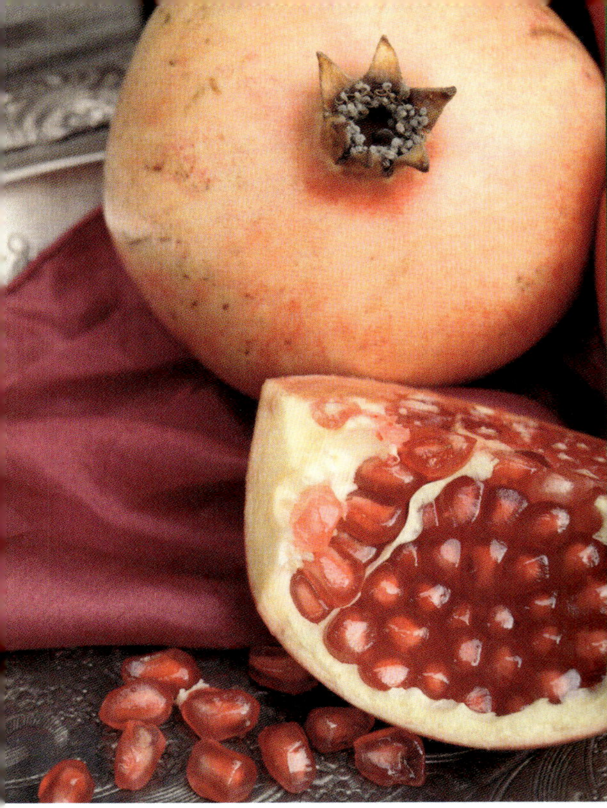

Granatapfel

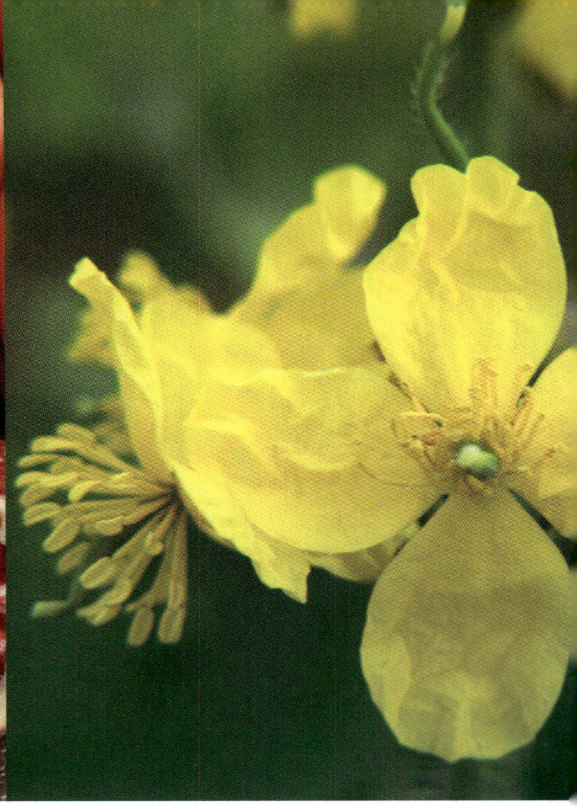

Schöllkraut

kleinen Kammern, von der benachbarten jeweils durch ein feines weißes Häutchen getrennt. Eine lederzähe, harte Schale behütet den saftigen Schatz im Inneren, geadelt von der Krone des Blütenstempels, und schützt ihn bis zur Reife. Dieses Bild erinnert sehr stark an einen Eierstock mit seinem Vorrat an Keimzellen.

Die Beziehung des Granatapfels zu den Wechseljahren leitet sich ebenfalls aus der Mythologie ab: Ursprünglich war der Begriff «Matrone» (lat. «mater» – Mutter), mit dem wir heute im Allgemeinen eine schwerfällige, herrschsüchtige alte Frau bezeichnen, ein Synonym für «Beschützerin». Er beinhaltete die Macht und Magie der weisen Frauen.

Besonders zu den Sonnen- und Mondfesten machten sich die Menschen auf den oftmals weiten Weg, um die heiligen Stätten der Matronen zu besuchen und ihnen Opfergaben zu überbringen. Vorwiegend wurden den Matronen Früchte mit Fruchtbarkeitscharakter in den Schoß gelegt, in der Kunst wurden diese weiblichen Ursymbole meist als Granatäpfel dargestellt, die Leben, Sterben und Wiedergeburt versinnbildlichen.

Während einer männlich dominierten Sprachentwicklung wurde die Schutzmatrone dann zur heutigen

Schutzpatronin. Seien Sie also ruhigen Gewissens mal wieder Matrone und genießen Sie in den Wintermonaten, wenn es frische Granatäpfel bei uns zu kaufen gibt, täglich eine dieser wohlschmeckenden Früchte. Vorsicht: Die Saftspritzer färben stark und sind durch die Wäsche nicht mehr aus allen Materialien zu entfernen.

Sehr reich an wertvoller Gamma-Linolsäure ist das Granatapfelkernöl, das besonders auf den weiblichen Hormonhaushalt, das Immunsystem und den Stoffwechsel der Haut wirkt. Das kostbare Öl erhalten Sie z. B. bei Jäger und Partner (s. Bezugsadressen S. 171). Wichtig ist eine kurmäßige Einnahme, da sich die Ergebnisse erst nach 2–4 Monaten zeigen.

Trockenes Auge

Trockene Schleimhäute wirken sich übrigens auch auf die Augen aus. Das «Trockene Auge» tritt nach den Wechseljahren gehäuft auf. Ihre Augen brennen und sind gerötet. Sie haben das Gefühl, einen Fremdkörper zu spüren, der Lidschlag reibt und fühlt sich unangenehm an. Schließlich blinzeln Sie wieder und wieder und reiben meist vergeblich. Mit der drüsenanregenden Heilpflanze *Schöllkraut* (Chelidonium majus) können Sie die Tränensekretion Ihrer Augen sehr gut wieder anregen. Von Weleda gibt es das einfach anzuwendende Arzneimittel *Chelidonium Rh D4 Augentropfen*, das sogar auf synthetische Konservierungsmittel verzichtet und für Kontaktlinsen-Trägerinnen geeignet ist.

Gelenkschmerzen

Die Schwankungen im Hormonhaushalt machen sich während der Wechseljahre oft auch an den Gelenken bemerkbar. Typischerweise haben Sie einmal Schmerzen im Schultergelenk, mal im Knie, dann wieder in den Finger- oder Zehengelenken und manchmal auch im Ellenbogen. Diese phasenweise auftretenden Beschwerden sind bezeichnend dafür, dass nun aufgrund der sinkenden Östrogenkonzentration weniger «Gelenkschmiere» gebildet wird.

Lassen Sie sich dennoch orthopädisch untersuchen, denn bestimmte Verschleißerscheinungen an den Gelenken (z. B Arthrose der Hüftgelenke, Bandscheibenschäden etc.) stehen nicht im direkten Zusammenhang mit dem Klimakterium und benötigen eine andere Therapie.

Anregung des Stoffwechsels

Es kommt vor allem darauf an, Ihren Wärmeorganismus, und damit die gestörten Stoffwechsel- und Formprozesse im Gewebe, anzuregen. Am besten gelingt dies mit einer Pflanze, die

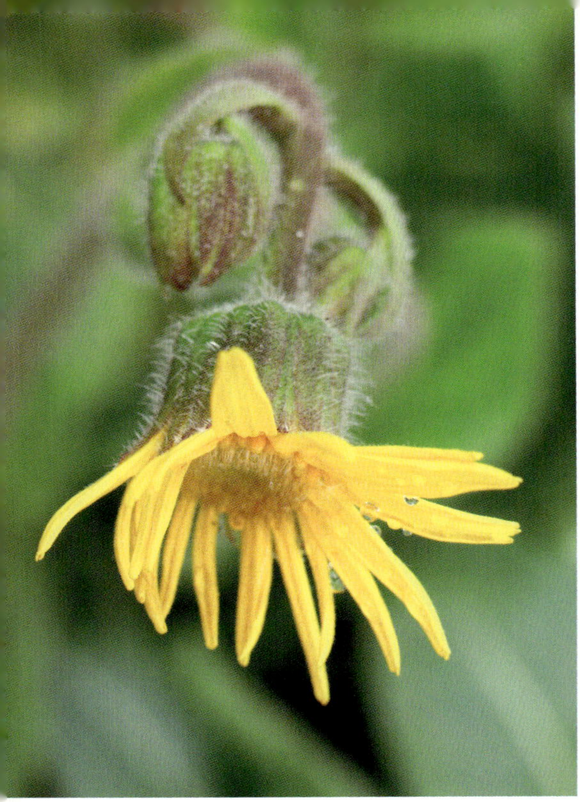

Arnika

unter dem intensiven Licht der Sonne auf kieselhaltigem Boden von Bergwiesen wächst, der *Arnika* (Arnica montana). Das «Bergwohlverleih», so ein anderer Name der Arnika, trägt starke formende und strukturierende Kräfte in sich.

Reiben Sie die betroffenen Gelenke mehrmals täglich mit einem *Arnikaöl*, z. B. *Arnika-Massageöl* von Weleda, oder einer *Arnikasalbe* ein.

Ihren Flüssigkeitshaushalt können Sie mit *Ackerschachtelhalm-* oder einem *Birkenblättertee* aktivieren. Durch eine Kur mit einem fertigen Frischpflanzenauszug wie der Weleda *Birken-Aktiv Kur* beugen Sie gleichzeitig Ablagerungstendenzen vor.

SCHMERZLINDERUNG

Ingwerbad

Schmerzen lindert ein Bad mit einem Zusatz von *Ingwer* (Zingiber officinale). Seine Wirkung beruht auf einer Vielzahl von Wirkstoffen im ätherischen Öl wie Shogaol, Cineol, Borneol, Linalool, Camphen, Phellandren, Gingerol etc. Besonders die Gingerole sind in Wirksamkeit und chemischer Struktur der Acetylsalicylsäure ähnlich, was auch die Schmerzlinderung bewirkt.

Für das Bad übergießen Sie eine frisch aufgeriebene Ingwerknolle mit 2 l kochendem Wasser und lassen sie circa 15 Minuten ziehen. Der abgeseihte, warme Ingwersud kommt als Zusatz ins Badewasser. Wie bei jedem medizinischen Bad sollte auch hier die Badedauer nicht länger als 20 Minuten betragen. Und wie immer: Vergessen Sie die Nachruhe nicht.

Lindernd wirkt auch ein ➜ *Heublumensäckchen* (S. 127), das Sie auf den schmerzenden Bereich auflegen. Es regt den Gewebestoffwechsel an und verbessert die Elastizität des Bindegewebes.

Osteoporose

Ein Knochen besteht in erster Linie aus Bindegewebe. Es gibt ihm die nötige Elastizität, um sich verschiedenen Belastungen anzupassen. Gleichzeitig muss der Knochen aber auch eine Stützfunktion erfüllen. Deshalb werden in das Bindegewebe Kalzium und Phosphat eingelagert, um den Knochen hart und widerstandsfähig zu machen. Bei der Osteoporose (Knochenschwund) verringert sich die Knochenmasse, und gleichzeitig verschlechtert sich die Gewebsstruktur. Der Knochen verliert an Stabilität und Elastizität. Infolgedessen nimmt die Brüchigkeit zu. Das Risiko, schon ohne entsprechenden Sturz o. ä. einen Knochenbruch zu erleiden, steigt. Die verstärkte Brüchigkeit kann zu einem langsamen, kaum bemerkten «Zusammenfallen» des Knochens führen.

URSACHEN UND VORBEUGUNG

Heute weiß man, dass für die Entstehung einer Osteoporose neben dem Mineralstoffmangel vor allem die nachlassende Elastizität des

Aprikose

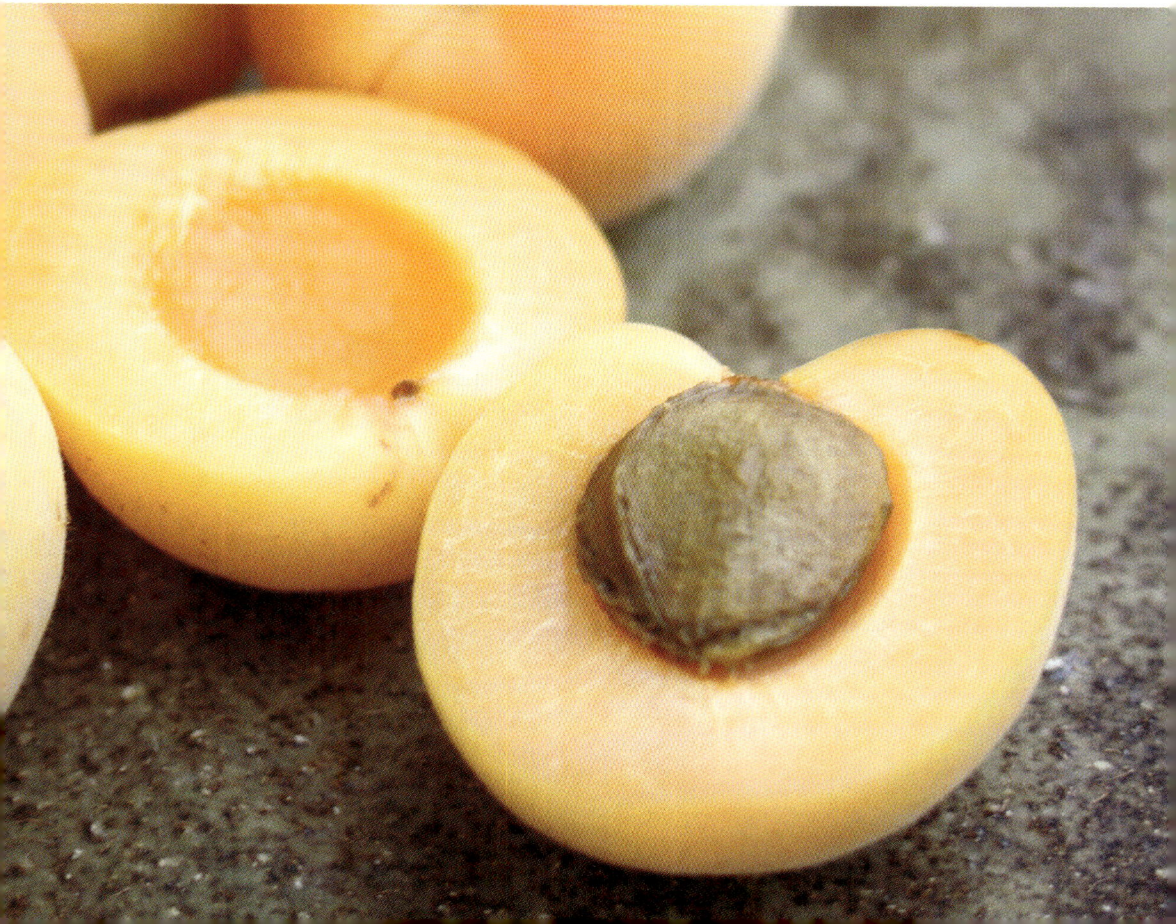

kollagenen Stützgewebes verantwortlich ist.

Zur Vorbeugung sollten Sie sich so oft wie möglich an der frischen Luft bewegen. Das UV-Licht der Sonne regt die Produktion von körpereigenem Vitamin D an, das für die Einlagerung von Kalzium eine wichtige Rolle spielt.

Regelmäßiges leichtes Kraft- und Gerätetraining, Trampolinspringen, Ballsport, Schwimmen – die Druck- und Zugkräfte all dieser Sportarten setzen Wachstumsreize bei den aufbauenden Knochenzellen.

Wenn Sie sich vollwertig, fleischarm und mineralienreich ernähren, tragen Sie auf jeden Fall zum Knochenerhalt bei. Zu viel tierisches Eiweiß baut nämlich Kalzium ab. Die Alternative sind Proteinprotze wie Sonnenblumenkerne, Soja, Sesam und Mandeln.

Häufig wird beschrieben, dass ein hoher Anteil an Milchprodukten unerlässlich zur Osteoporoseprophylaxe sei. Bevorzugen Sie dabei Sauermilchprodukte wie Joghurt, Kefir, Quark und Dickmilch. Sie sind für den erwachsenen Organismus am einfachsten aufzuschlüsseln und deshalb besser verdaulich.

Trockenfrüchte wie Aprikosen, Feigen, Rosinen und Datteln gelten als wichtige Mineralienlieferanten. Kalziumräuber dagegen sind Kaffee, Kakao, Phosphor aus Cola, Wurst, Fertiggerichten und Weißzucker. Grüne und Wurzelgemüse, Rote-Beete-Saft und rote Beeren stellen gut resorbierbares Eisen zur Verfügung. Ein hoher Rohkostanteil, Keimlinge, Hefeflocken und hochwertige pflanzliche Öle sorgen für zusätzliche Vitamine. Besonders viel Kieselsäure liefert biologisch angebautes Getreide, vor allem Hirse und Buchweizen.

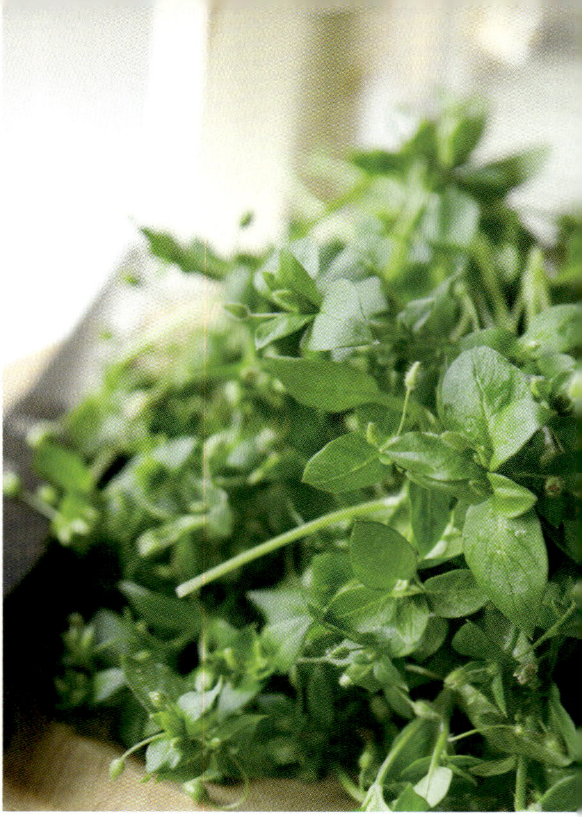

Vogelmiere

Heilpflanzen

Um den für die Elastizität wichtigen Kieselprozess zu unterstützen, können Sie schon vor Beginn der Menopause 2-mal jährlich über vier Wochen eine Kur mit *Ackerschachtelhalm, Brennnessel-* und *Löwenzahnwurzel* machen, entweder als Einzelsubstanz oder in Kombination als Tee oder Frischpflanzenextrakt.

Vogelmierentee

2 TL des getrockneten oder 1 TL frischen Krauts mit ¼ l kochendem Wasser übergießen und 5 Minuten ziehen lassen. Zweimal täglich eine Tasse trinken. Frisches Kraut ist viel gehaltvoller als getrocknetes und fast immer zu finden.

Vogelmieren-Tinktur

Zutaten: 1–2 Hand voll Vogelmieren-Kraut, 45 % Weingeist, 1 Schraubdeckelglas, 1 Sieb, Gaze zum Auspressen, 1 Braunglasflasche

Zubereitung: Sie schneiden das Vogelmieren-Kraut klein und geben es in ein Schraubdeckelglas, sodass es locker gefüllt ist, gießen mit 45%igem Weingeist auf. Nach 3 Wochen Ruhepause an einem sonnigen Platz ist die Tinktur fertig zum Abseihen. Pressen Sie auch die Pflanzenreste aus und füllen Sie die Tinktur in eine Braunglasflasche um. Beschriften nicht vergessen.

Dosierung: Nehmen Sie einmal täglich 10–20 Tropfen ein. Vogelmieren-Tinktur ist auch als *Alsine media* Urtinktur von DHU in der Apotheke erhältlich.

Vogelmiere

Ein Wildgemüse, das es in sich hat, ist die kleine unscheinbare *Vogelmiere* (Stellaria media). Bereits 150 g dieses potenten Pflänzchens, z. B. als Salatbeilage frisch verzehrt, decken den Tagesbedarf an Eisen, Kalium und Vitamin C. Sie enthält Saponine, Mineralstoffe wie Kalium, Kupfer, Magnesium, Phosphor, Zink, Kalzium, Eisen, Vitamin C, Gerbstoffe, ätherisches Öl, Kieselsäure, Mineralsalze und Karotin. Die zahlreichen Mineralstoffe und Vitamine der Vogelmiere werden von den Zellen exzellent aufgenommen und verwertet, sodass die innere Einnahme des frischen Krautes ein wahrer Kraftspender für Knochen, Bänder und Sehnen ist.

Zur inneren Anwendung eignet sich auch eine Tinktur.

Aufbaukalk

Um die Kalziumaufnahme aus der Nahrung zu verbessern, nehmen Sie regelmäßig Weleda *Aufbaukalk 1 + 2* ein. Das homöopathisch aufbereitete Mineralstoffgemisch dient allerdings nicht der Nahrungsergänzung, sondern hilft dem Organismus, die mit der Nahrung aufgenommenen Substanzen besser aufzuschließen und zu verarbeiten. *Aufbaukalk 1* wird morgens eingenommen und wirkt auf die formenden, gestaltenden Prozesse bis in die Knochenbildung hinein. *Aufbaukalk 2* wird abends eingenommen. Er unterstützt die aufbauenden, ernährenden Prozesse, die während der Nacht für Regeneration sorgen.

Wärme und Wasser

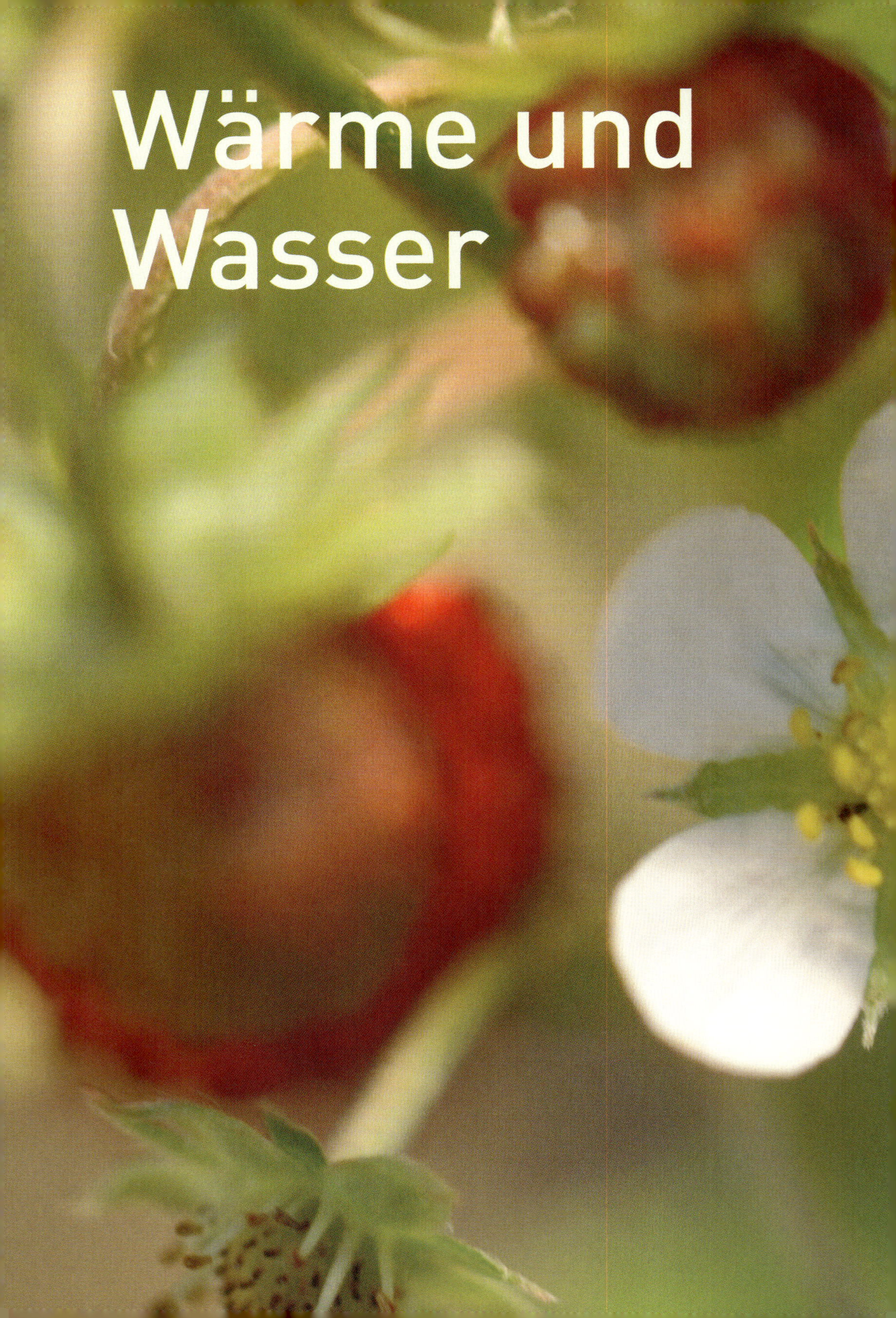

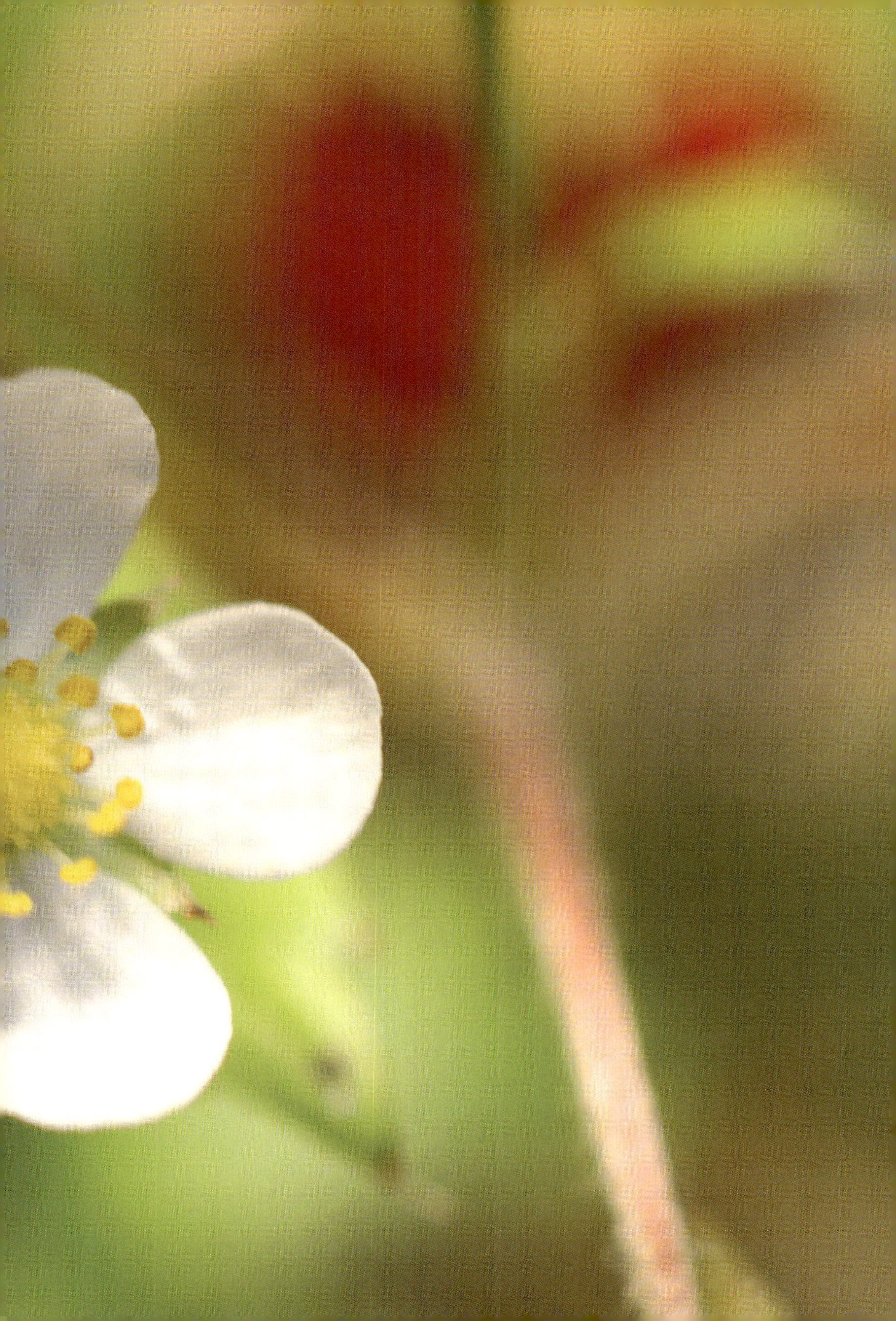

Die gesundheitlichen Wirkungen des Wassers und der Wärme sind vielfältig: Sie regulieren den Wärmehaushalt, regen die Drüsen- und Hormonproduktion an, verbessern die Durchblutung der Haut und des Bindegewebes, entspannen die Muskulatur, wirken akuten und chronischen Störungen entgegen, bauen Stress ab und unterstützen das Immunsystem. Da der Organismus die therapeutischen Reize von Wasser- und Wärmeanwendungen stets individuell beantwortet, sind sie wertvolle Elemente eines Selbstregulationstrainings, der heute immer wichtiger werdenden Förderung eigener Gesundungskräfte.

Je nach Ausprägung der Beschwerden können diese Anwendungen allein oder zusätzlich zu anderen Maßnahmen eingesetzt werden.

Feuchtheiße Bauchauflage

Wickel und Auflagen zuzubereiten erfordert bei den ersten Malen ein wenig Geduld und Übung. Haben Sie die entspannende und wohltuende Wirkung erst einmal kennen gelernt, scheuen Sie in Zukunft bestimmt keine Mühe und greifen immer wieder gern darauf zurück.

Bei: schmerzhafter Periode, Endometriose, Blähungen oder Verstopfung, Unruhe, Nervosität, Schlafstörungen
Nicht bei: entzündlichen Prozessen im Bauchraum, Durchfallerkrankungen mit Fieber
Wirkung: Die feuchtheiße Wärme des Wassers wirkt durchblutungsfördernd, krampflösend und entspannend. Zusätze ergänzen die Heilwirkung:

- **Kamillentee: beruhigend und schmerzlindernd**
- **Melissentee: beruhigend, entkrampfend und schlaffördernd**
- **Schafgarbentee: tonisierend und entzündungshemmend, krampflösend**
- **Sauerklee-Essenz: krampflösend, bei seelischer Anspannung, Schock**

Material: 1 l kochendes Wasser oder Teezubereitung, 1 Schüssel, 1 Innentuch aus Baumwolle, z. B. ein Geschirrtuch, 1 Außentuch aus Wolle, z. B. ein Wollschal, 1 Wringtuch, z. B. ein großes Geschirrtuch, 1 Paar Haushaltshandschuhe, 1 halb gefüllte Wärmflasche (S. 20), 1 Kissen oder eine Nackenrolle
Ausführung: Sie breiten das Außentuch in Höhe des unteren Rückens in Ihrem Bett aus und wärmen die Bettdecke und das Wickeltuch mit der Wärmflasche vor. Sie falten das Innentuch vierfach, bis es eine Größe von etwa 15 × 40 cm hat. Nun rollen Sie es von den Seiten her bis zur Mitte auf und legen es in das Wringtuch. Ziehen Sie Haushaltshandschuhe an, nehmen Sie die Enden des Wringtuches in die Hand

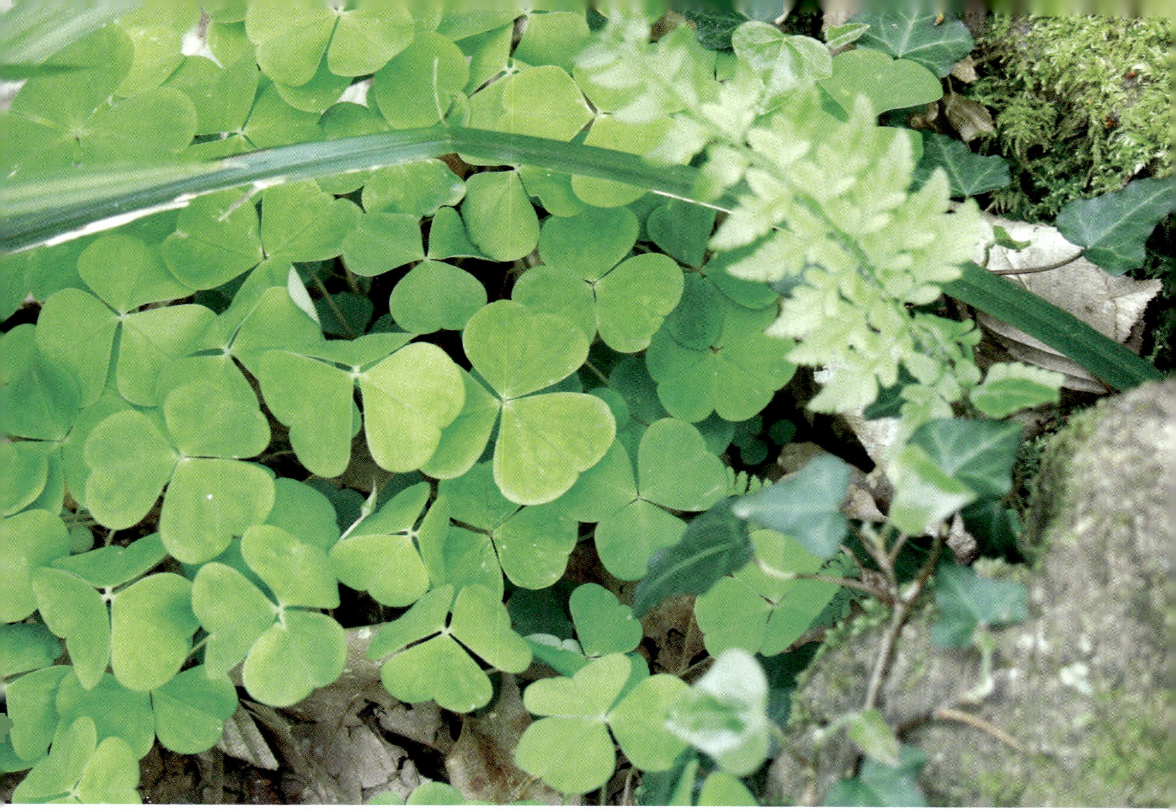

Sauerklee

und tauchen Sie das Innentuch in die heiße Flüssigkeit. Dann wringen Sie es gut aus. Je trockener das Innentuch ist, umso heißer wird es auf der Haut vertragen und die Wärme länger gehalten.

Sie schlüpfen ins vorgewärmte Bett und legen sich mit dem unteren Rücken auf das Außentuch. Ein unter die Kniekehlen gelegtes Kissen oder eine Nackenrolle entlastet Ihre Bauch- und Rückenmuskulatur. So können Sie besser entspannen.

Erst unmittelbar vor der Anwendung packen Sie das getränkte Innentuch aus und testen die Temperatur an der Innenseite Ihres Handgelenkes. Betupfen Sie die Haut im Auflagenbereich erst zart mit der «heißen Rolle». Dadurch können Sie sich schon etwas auf die Hitze einstellen und besser entscheiden, wann Sie das Innentuch auflegen möchten.

Sie entrollen das Innentuch (es bleibt aber 4fach gefaltet) und legen es testweise kurz auf Ihren Unterbauch. Falls es zu heiß ist, nehmen Sie es 2–3 Sekunden weg und wagen einen erneuten Versuch. (Vorsicht: Das Tuch kühlt sehr schnell aus.) Ist die Hitze erträglich, ziehen Sie es glatt und schlagen sogleich die überstehenden Enden des Außentuches von links und rechts übereinander. Auch dieses Tuch sollte gut anliegen, damit keine Kältebrücken entstehen.

Sie haben richtig gearbeitet, wenn der Wickel weder zu heiß (Verbrennungsgefahr) noch zu kalt (keine heilende Wirkung, Erkältungsgefahr) ist. Decken Sie sich nun bis über die Schultern hinauf gut zu. Die flach gefüllte, nicht zu heiße Wärmflasche spendet zusätzliche Wärme.

Dauer: Solange die Temperatur als angenehm empfunden wird. 15 Minuten sind ausreichend.

Abschließend: Sie entfernen die Auflage, trocknen den Bauchbereich und ruhen noch eine halbe Stunde. Das Innentuch spülen Sie aus und lassen die Wickeltücher trocknen.

Häufigkeit: 1-mal täglich

Zeitpunkt: Bei auftretenden Beschwerden oder vor dem Zubettgehen

Ingwerauflage

Ingwer fördert die Durchblutung, wirkt schmerzlindernd und schenkt eine tiefe, lang anhaltende Wärme. Von den vielen ätherischen Ölen, die der Ingwer enthält, sind die Gingerole für die Schmerzhemmung die wichtigsten. In ihrer chemischen Struktur und der Wirkweise sind sie dem Aspirin sehr ähnlich. Gingerole wirken vor allem dem gefäßverengenden Hormon Serotonin entgegen und helfen deshalb bei krampfartigen Schmerzen. Scharfstoffe regen zusätzlich den Wärmeorganismus und die Ausscheidung über die Nieren an.

Wenn Sie unter zyklusbedingten Rückenschmerzen leiden, können Sie die feuchtheiße Auflage auch im Bereich des unteren Rückens anlegen.

tipp

Ingwer

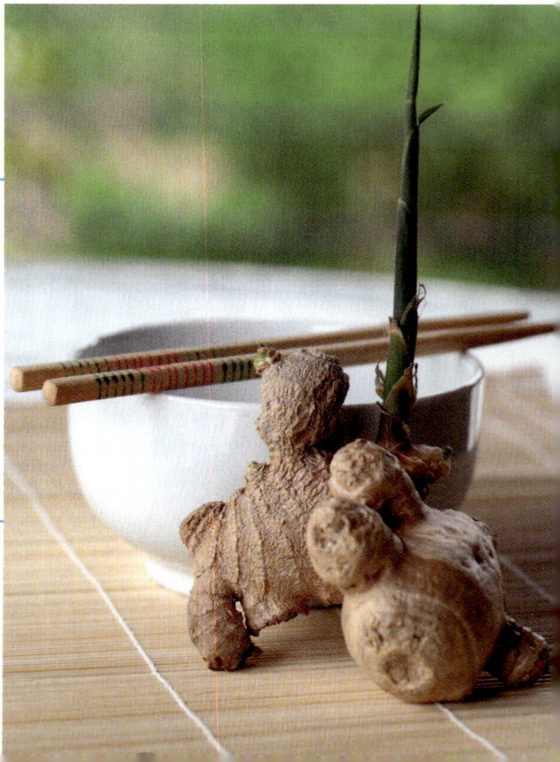

Bei: schmerzhafter Periode, Ovarialzysten, Muskelverspannungen, Gelenkschmerzen, zur Anregung der Ausscheidung
Nicht bei: entzündlichen Prozessen im Bauchraum, Unverträglichkeit von Ingwer
Material: 5 EL frisch geriebene Ingwerwurzel oder 2 El Ingwerpulver, 1 l kochendes Wasser, 1 Sieb, 1 Schüssel, 1 Innentuch aus Baumwolle, z. B. ein Geschirrtuch, 1 Außentuch aus Wolle, z. B. ein Wollschal, 1 Wringtuch, z. B. ein großes Geschirrtuch,1 Paar Haushaltshandschuhe, 1 Wärmflasche, 1 Kissen oder 1 Nackenrolle, naturreines Körperöl.
Ausführung: Sie bereiten einen Ingwersud, indem Sie den Ingwer mit dem heißen Wasser übergießen, ihn zugedeckt 10 Minuten ziehen lassen und anschließend abseihen. Weiter s. *feuchtheiße Bauchauflage* (S. 124).
Dauer: Solange die Auflage als angenehm empfunden wird, längstens 20–30 Minuten.
Abschließend: Sie entfernen die Auflage und trocknen den Auflagenbereich. Sanft aufgetragenes Körperöl erhält und verlängert die Wärmewirkung. Ruhen Sie anschließend noch mindestens eine halbe Stunde.
Das Innentuch spülen Sie aus und lassen die Wickeltücher trocknen.
Häufigkeit: 1-mal täglich. Maximal 5 Tage, kurz pausieren und wiederholen.
Zeitpunkt: bei auftretenden Beschwerden, nicht vor dem Zubettgehen.

Heublumensäckchen

Schon der wunderbare Duft eines Heublumensäckchens bringt Entspannung und weckt Erinnerungen: an den Sommer, würzige Almwiesen, die Wolken am blauen Himmel ...

In einer Hand voll Heublumen sind bis zu 50 verschiedene Pflanzensorten vertreten, die fast 1000 natürliche Einzelwirkstoffe enthalten. Den charakteristischen Duft liefert vor allem das «Ruchgras» (Anthoxantum odoratum).

Heublumensäckchen können Sie sich leicht selbst anfertigen, Sie bekommen sie aber auch schon fertig in Ihrer Apotheke.

Bei: Endometriose, Menstruationsbeschwerden, Reizblase, Muskel- und Gelenkschmerzen
Nicht bei: akut entzündlichen Prozessen, Allergien auf Gräserpollen
Material: Heublumen, Stoff (dünne Baumwolle oder Leinen), Nähmaterial, 1 Zwischentuch als Wäscheschutz, 1 Außentuch (z. B. ein Wollschal, oder ein Badetuch), 1 großer Topf, 1 Sieb, 1 Kochlöffel, 1 Wärmflasche
Ausführung: Sie nähen ein Säckchen in der Größe 25 cm x 25 cm, befüllen es bis zur Hälfte mit Heublumen und nähen es zu. Den Topf füllen Sie 1/3

hoch mit Wasser und bringen es zum Sieden. Sie legen das Heublumensäckchen in das Sieb und hängen dieses zum Erwärmen über den Wasserdampf. Ab und zu wenden Sie das Säckchen vorsichtig mit dem Kochlöffel (Verbrennungsgefahr). Nach etwa 15 Minuten ist das Heublumensäckchen fertig zur Anwendung.

Sie breiten das Außentuch in Ihrem Bett aus und wärmen mit der Wärmflasche die Bettdecke und das Wickeltuch vor.

Sie schlüpfen ins vorgewärmte Bett und legen sich mit dem unteren Rücken auf das Außentuch. Ein unter die Kniekehlen gelegtes Kissen oder eine Nackenrolle entlastet Ihre Bauch- und Rückenmuskulatur; so können Sie besser entspannen.

Sie testen die Temperatur des Heublumensäckchens an der Innenseite Ihres Handgelenkes und legen es dann an die gewünschte Stelle (Unterbauch, unterer Rücken). Falls es zu heiß sein sollte, nehmen Sie es 2–3 Sekunden hoch und wagen einen erneuten Versuch.

Bedecken Sie das Heublumensäckchen mit dem Zwischentuch, damit sich das Außentuch nicht verfärbt. Die beiden Enden des Außentuches schlagen Sie zügig von links und rechts übereinander. Decken Sie sich nun bis über die Schultern gut zu. Die flach gefüllte, nicht zu heiße → *Wärmflasche* (S. 20) spendet zusätzliche Wärme.

Dauer: Solange die Temperatur als angenehm empfunden wird; 15–20 Minuten sind ausreichend.

Abschließend: Sie entfernen die Auflage, trocknen den Auflagenbereich und ruhen anschließend noch eine halbe Stunde. Das Heublumensäckchen hängen Sie zum Trocknen an einem luftigen Ort auf. Sie können es noch 3- bis 4-mal verwenden.

Häufigkeit: einmal täglich, am besten mehrere Tage hintereinander.

Zeitpunkt: bei auftretenden Beschwerden oder vor dem Zubettgehen.

Bienenwachsauflage

Bienenwachsauflagen spenden eine milde, trockene und lang anhaltende Wärme, die reizlindernd, lösend und beruhigend wirkt. Da herkömmliches Bienenwachs meistens viele Rückstände und Schadstoffe enthält, sollten Sie sie besser nicht selbst anfertigen.

Hochwertige, naturreine Wachsauflagen können Sie bei der Fa. WACHSWERK (s. Bezugsadressen, S. 171) beziehen. Dort gibt es ein fertiges Bienenwachs-Auflagen-Set mit zwei hauchdünnen bienenwachsgetränkten Seidenauflagen und einem kleinen, mit Rohwolle gefüllten Seidenkissen.

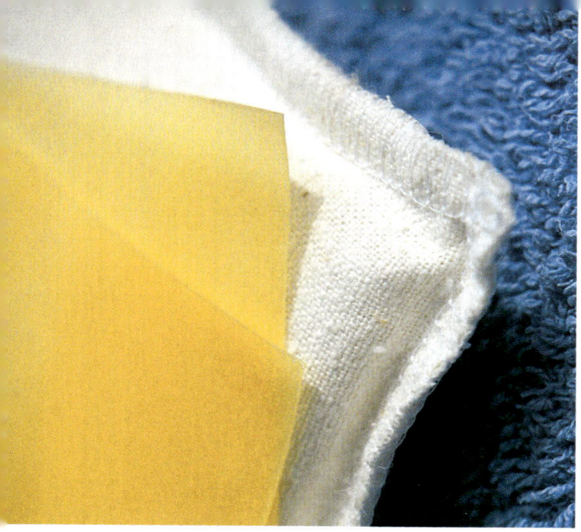

Bienenwachsauflage

Bei: Menstruationsbeschwerden, Blasenentzündung, Endometriose, Unterleibsschmerzen bei Myomen
Material: 1 Bienenwachsauflage auf Pergamentpapier, 1 mit Rohwolle gefülltes Seidenkissen o. ä., eng anliegende Unterwäsche.
Ausführung: Sie erwärmen die auf dem Papier und dem Seidenkissen liegende Bienenwachsauflage vorsichtig mit einem Föhn. Wenn sie warm und angenehm weich geworden ist, nehmen Sie sie vom Papier ab und legen sie, nach einem kurzen Wärmetest an Ihrer Wange, direkt auf den Unterleib. Sie bedecken die Auflage zügig mit dem Seidenkissen und «befestigen» sie mit Ihrer Unterwäsche.
Dauer: mehrere Stunden, auch über Nacht.
Abschließend: Sie entfernen die Auflage und halten sich weiterhin warm. Die Bienenwachsauflage streichen Sie glatt und legen sie auf das Papier zurück. Sie kann, solange sie aromatisch riecht und nicht bröckelt, verwendet werden.

Bei zyklusbedingten Rückenschmerzen legen Sie die Auflage im Bereich des unteren Rückens an.

tipp

Ölkompressen mit ätherischen Ölen

Der himmlische Duft nach Sommer, Blüten, Blättern und Gewürzen gibt diesen Anwendungen eine besondere Note. Die Wirkstoffe der ätherischen Öle und Pflanzenöle gelangen über das bedeckte Hautareal in den Organismus und entfalten dort ihre heilenden Qualitäten auf Organe und Funktionsabläufe. Zusätzlich werden sie aber auch – wie bei der Aromatherapie – über den Geruchssinn aufgenommen.

In der Tabelle finden Sie bewährte ätherische Ölmischungen und zwei Basisöle mit ihren unterschiedlichen Anwendungsmöglichkeiten.

Wenden Sie ätherische Öle nie

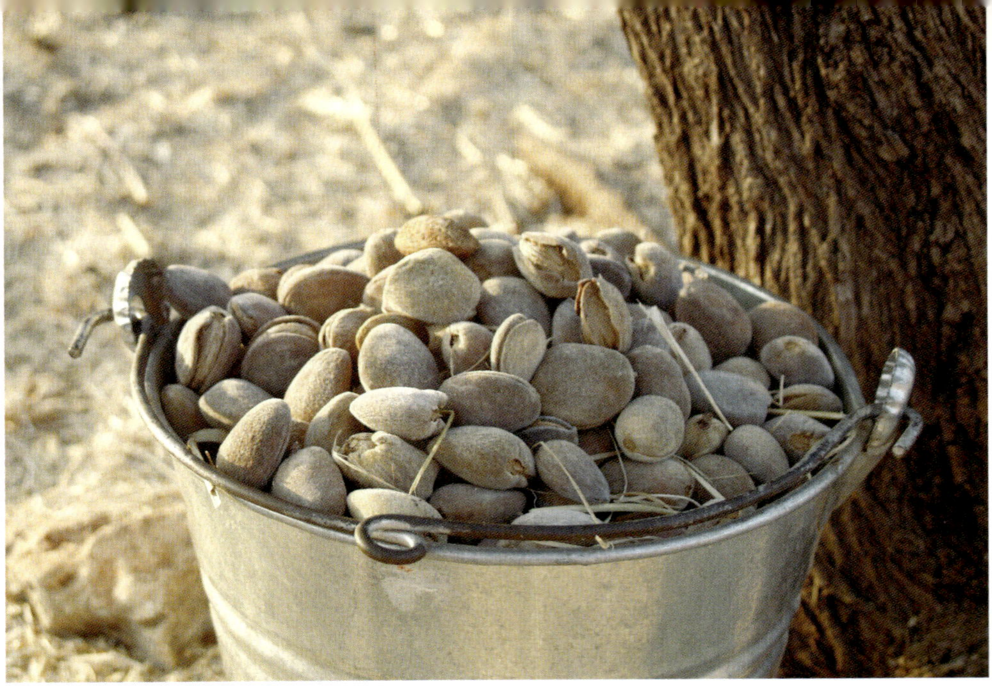

Mandelernte

unverdünnt an. Fertige 10 %-Ölmischungen bekommen Sie in Ihrer Apotheke. Sie können sie dort auch auf 2 % oder 5 % verdünnen und in eine Tropfflasche abfüllen lassen. Bitten Sie um einen öldurchgängigen Tropfaufsatz, sonst bekommen Sie das Öl später nicht aus der Flasche. Sie können Ihre Mischung auch mit hochwertigem nativem Oliven-, Mandel- oder Sesamöl selbst herstellen.

Wenn Sie nicht wissen, wie Sie auf ein ätherisches Öl reagieren, sollten Sie erst die Verträglichkeit testen. Geben Sie dazu einen Tropfen des Gemisches auf die Haut der Ellenbogenbeuge, verreiben es leicht und beobachten Sie 24 Stunden die Reaktion. Bei einer Rötung oder auftretendem Juckreiz verzichten Sie besser auf die Anwendung.

Ölkompresse

Nicht bei: bekannten Unverträglichkeiten, Abneigung gegen den Geruch.
Vorsicht: bei Allergikern und Asthmatikern
Materialien: ätherische Ölmischung nach Bedarf, 1 Innentuch aus Baumwolle oder Leinen, ca. 10 x 15 cm, 1 Zwischentuch: in Gaze eingeschlagene Baumwollwatte, ca. 15 x 20, Heilwolle oder 1 Flockenwindel, 1 Außentuch aus Wolle, z. B ein Schal oder ein eng anliegendes Kleidungsstück, 2 Wärmflaschen, Alufolie oder Butterbrotpapier, ca. 30 x 30 cm, ein Schraubglas zum Aufbewahren des Öltuches.
Ausführung: Sie beträufeln das Innentuch mit ca. 40 – 60 Tropfen des Ölgemisches und wickeln es in Butterbrotpapier oder Alufolie ein. Zusammen mit dem Wattepäckchen erwärmen Sie es

Geeignete ätherische Öle

	Ätherisches Öl	Anwendungsgebiete	Dosierung	Auflagebereich
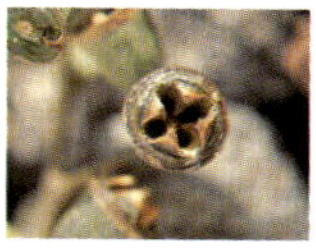	Eukalyptusöl	Akute und chronische Blasenentzündung, nervöse Reizblase	5 %	Bereich der Harnblase
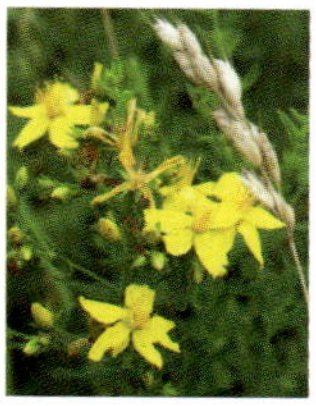	Johanniskrautöl	Unruhe, seelische Verstimmungen, Nervenreizungen oder -verletzungen, schlecht heilende Wunden, Verspannungen der Muskulatur, Reizblase	pur	Brust Wundgebiet Bereich der Harnblase
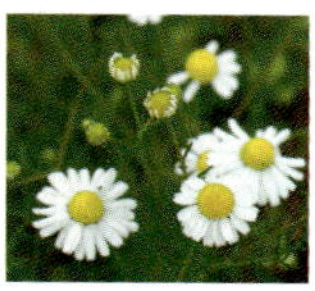	Kamillenöl	Nervöse Schlafstörungen, Krämpfe im Magen-Darm-Bereich, krampfartige Unterleibsschmerzen	5 %	Brust Bauch Unterleib Rücken
	Kümmelöl	Blähungen, Verdauungsbeschwerden	5 %	Bauch
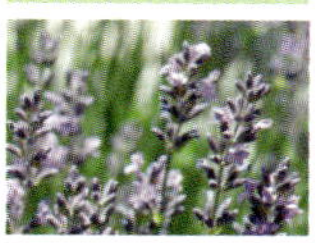	Lavendelöl	Schlafstörungen, Nervosität, Unruhe, Menstruationsbeschwerden	2 %	Brust Unterleib Rücken
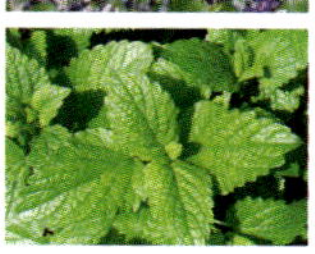	Melissenöl	Erschöpfung, Schlaflosigkeit, Menstruationsbeschwerden	5 %	Brust Unterleib Rücken
	Olivenöl, nativ	Entkrampfende, lösende und wärmende Wirkung	pur	Bauch
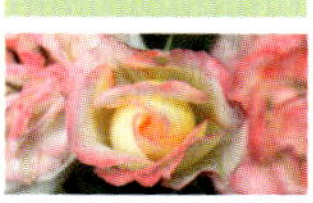	Rosenöl	seelische Verstimmungen, Schlafstörungen	2 %	Brust
	Sesamöl, gereift	Durchwärmung, bei Unverträglichkeit von ätherischen Ölen	pur	Bauch

zwischen den Wärmflaschen (gut einpacken, die Wärmflaschen nehmen sonst den Geruch des Öles an).

Sie legen das warme, ölgetränkte Tuch auf die Brust, den Bauch oder den Unterleib und bedecken es mit dem Zwischentuch. Als letzte Lage wird die gesamte Körperpartie mit dem Außentuch rundherum eingewickelt, oder Sie ziehen sich ein eng sitzendes Kleidungsstück über.

Dauer: Bis zu mehreren Stunden.
Häufigkeit: 1-mal täglich (Johanniskrautöl, Oliven- und Sesamöl bis zu 3-mal täglich). Nach 5 Tagen pausieren.
Abschließend: Sie nehmen den Wickel ab und bewahren das Öltuch bis zur nächsten Anwendung in einem Schraubglas auf. Es kann, jeweils mit frischem Öl betropft, noch 4- bis 5-mal verwendet werden. Schützen Sie sich mit ausreichender Kleidung vor Kälte und Zugluft.

Benutzen Sie zum Anwärmen des Öls keine Mikrowelle. Dadurch würden wichtige natürliche Wirkstoffe zerstört.

tipp

Sitzbäder

Sitzbäder sind für viele gynäkologische Erkrankungen eine sinnvolle, schnell wirksame und jederzeit zur Verfügung stehende Therapieform. Sie lassen sich in einer eigens dafür vorgesehenen Sitzbadewanne, in der Duschwanne oder einer großen Schüssel ausführen. Wenn Sie öfter an Blasenentzündungen oder Genitalinfektionen leiden, lohnt sich die Anschaffung eines Sitzbadeinsatzes für die Toilette oder das Bidet. Sie bekommen solche Einsätze aus Kunststoff relativ preisgünstig in jedem Sanitätshaus.

Bei einem Sitzbad ist nur der Unterleib mit Wasser bedeckt, Oberkörper, Beine und Füße bleiben im Trockenen. Sorgen Sie währenddessen auf jeden Fall dafür, dass Sie nicht auskühlen. Warme Socken und eine Wärmeflasche unter den Füßen sorgen für ausreichende Wärme.

Zusätze fürs Sitzbad

Pflanze	Wirkung	Dosierung	Temperatur	Dauer
Ackerschachtelhalmkraut *(Equiseti herba)*	Schleimhautkräftigend, strukturfördernd	4 EL auf 2 l Wasser, 20–30 min kochen lassen, abseihen	37 °C	2- bis 4-mal täglich
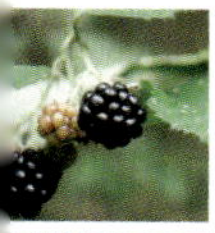 Brombeerblätter *(Rubi fruticosi folium)*	Mild adstringierend, kräftigend, entzündungshemmend	8 EL Brombeerblätter mit 2 l kochendem Wasser übergießen, nach 15 min abseihen	37 °C	2- bis 4-mal täglich 10 min
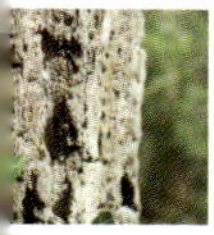 Eichenrinde *(Quercus cortex)*	Stark adstringierend, trocknend, entzündungshemmend	6 EL Eichenrinde mit 2 l Wasser 5 min kochen lassen, abseihen	37 °C	2- mal täglich 5 min
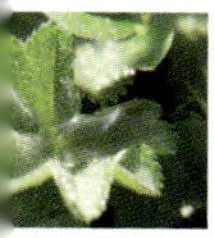 Frauenmantelkraut *(Alchemillae herba)*	Entzündungshemmend, adstringierend, wundheilend	8 EL Frauenmantelkraut mit 2 l kochendem Wasser übergießen, nach 10 min abseihen	37 °C	2- bis 4-mal täglich 10 min
Hamamelisrinde *(Hamamelidis cortex)*	Adstringierend, leicht trocknend	4 EL Hamamelisrinde mit 2 l Wasser 15 min kochen lassen, abseihen	37 °C	3- bis 6-mal täglich 10 min
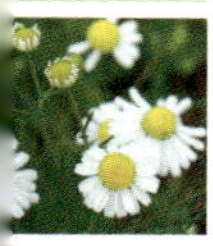 Kamillenblüten *(Matricariae flos)*	Entzündungshemmend, antibakteriell	8 EL Kamillenblüten mit 2 l kochendem Wasser übergießen, nach10 min abseihen	37 °C	2- bis 4-mal täglich 10–15 min
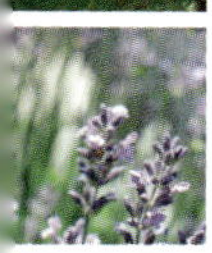 Lavendelblüten *(Lavandulae flos)*	Beruhigend, entspannend, krampflösend	8 EL Lavendelblüten mit 2 l kochendem Wasser übergießen, nach10 min abseihen	37 °C	2- bis 3-mal täglich 10 min
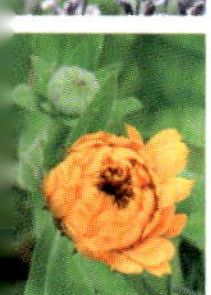 Ringelblumenblüten *(Calendulae flos)*	Entzündungshemmend, schleimhautpflegend, wundheilend	8 EL Calendulablüten mit 2 l kochendem Wasser übergießen, nach 10 min abseihen	37 °C	2- bis 3-mal täglich 10 min
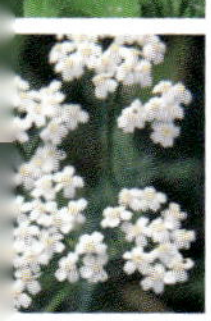 Schafgarbenblüten *(Millefolii flos)*	Keimhemmend, adstringierend, krampflösend, wundheilend	8 EL Schafgarbenblüten mit 2 l kochendem Wasser übergießen, nach 15 min abseihen	37 °C	1- bis 2-mal täglich 10 min
Taubnesselblüten *(Lamii albi flos)*	Entzündungshemmend, adstringierend	6 EL Taubnesselblüten mit 2 l Wasser zum Kochen bringen, nach 5 min abseihen	37 °C	3- bis 6-mal täglich 15min
Walnussblätter *(Juglandis foliae)*	Adstringierend, desinfizierend, entzündungshemmend	4 EL Walnussblätter mit 2 l kaltem Wasser ansetzen, 30 min kochen lassen, abseihen	32–37 °C	1- bis 2-mal täglich 10–15 min

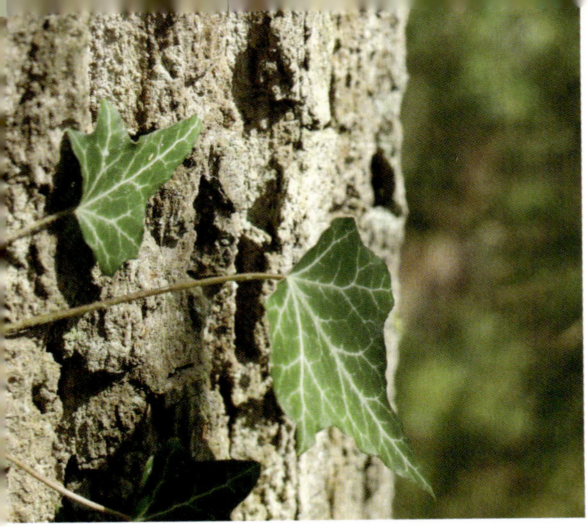

Eichenrinde

Ausgerechnet im Urlaub haben Sie eine Blasenentzündung oder einen Vaginalinfekt erwischt? Mit dem hygienisch einwandfreien Blitz-Sitzbad auf der Toilette können Sie sich auch in nicht heimischen Gefilden ein linderndes Sitzbad gönnen.

Blitz-Sitzbad

Material: 1 l Tee, ca. 37 °C warm, 1 großer Müllbeutel, 1 Frotteetuch zum Abtrocknen, 1 Badetuch.
Ausführung: Sie klappen die Toilettenbrille hoch und stülpen die Mülltüte über den Sitz. Sie knoten die Zipfel der Tüte so zusammen, dass eine Mulde bleibt und die Mülltüte nicht nach vorne herabrutschen kann. Klappen Sie den Toilettenring wieder zurück und gießen Sie ca. ½–1 l der Sitzbadlösung vorsichtig auf die Folie. Prüfen Sie nochmals die Temperatur der Flüssigkeit und setzen Sie sich dann in möglichst breiter Spreizstellung vorsichtig hinein.

Das bereitgelegte Badetuch legen Sie sich über die Beine, damit Sie nicht auskühlen.
Dauer: Nach 10–15 Minuten beenden Sie das Sitzbad und tupfen sich trocken. Ein Abspülen der Lösung ist nicht sinnvoll, um die Wirkung noch weiterhin zu erhalten.
Abschließend: Stoßen Sie nun ein Loch in die Müllbeutelfolie, so läuft die Flüssigkeit in die Toilette, und Sie können den Beutel entsorgen.

Fast in Vergessenheit geraten, aber unglaublich heilend und lindernd wirkt ein

Dampf-Sitzbad

Material: 2 Liter Tee nach Wahl, 1 Schüssel, 1 großes Frotteetuch, 1 kleines Frotteetuch zum Abtrocknen, 1 warme Decke
Ausführung: Sie stellen oder hängen eine Schüssel so in die Toilette, dass der Dampf gut hochsteigen kann. Legen Sie nun ein gefaltetes Handtuch darüber und fixieren es mit der Sitzbrille. So kommen Sie mit der sehr heißen Flüssigkeit nicht in Berührung (Verbrennungsgefahr). Setzen Sie sich in möglichst breiter Spreizstellung. Mit der bereitgelegten Decke hüllen Sie sich rundum ein, damit die Wärme und somit auch der Dampf möglichst lange erhalten bleiben.
Dauer: Nach circa 15 Minuten oder wenn es Ihnen nicht mehr angenehm ist, beenden Sie das Sitzbad und trocknen sich ab.
Anschließend: Eine halbe Stunde Bettruhe wird Ihnen gut tun.

Zusätze fürs Dampf-Sitzbad

	Pflanze	Wirkung	Dosierung	Anwendung
	Ackerschachtelhalmkraut *(Equiseti herba)*	Schleimhautkräftigend, strukturfördernd	4 EL auf 2 l Wasser, 20–30 min kochen lassen, abseihen	2-mal täglich
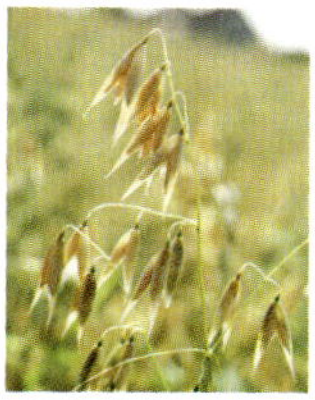	Haferstroh *(Avenae straventum)*	Schleimhautstärkend, entzündungshemmend, beruhigend, juckreizstillend	4 EL geschnittenes Haferstroh mit 2 l kaltem Wasser aufsetzen, 20 min kochen, abseihen	1-mal täglich
	Heublumen *(Graminis flos)*	Stärkt die Abwehrkräfte, regt die Durchblutung an	6 EL Heublumen mit 2 l kaltem Wasser aufsetzen, 15 min kochen, abseihen	1-mal täglich
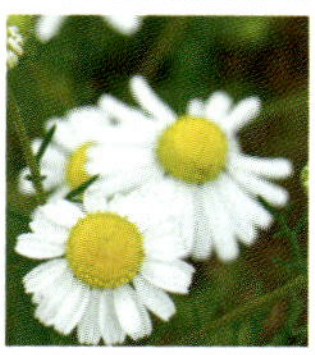	Kamillenblüten *(Marticariae flos)*	Entzündungshemmend, antibakteriell	8 EL Kamillenblüten mit 2 l kochendem Wasser übergießen, 10 min zugedeckt ziehen lassen	2-mal täglich
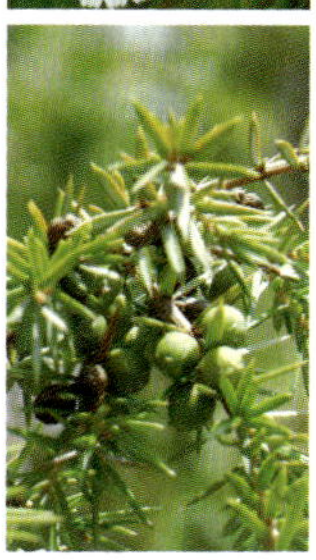	Wacholderbeeren *(Juniperi fructus)*	Antibakteriell, antiviral, desinfizierend	4 EL zerdrückte Beeren mit 2 l kochendem Wasser übergießen, 10 min ziehen lassen	1-mal täglich

Fußbäder

Fußbäder sind schnell und einfach anzuwenden und benötigen nur wenig Vorbereitung. Lediglich eine Fußbadewanne oder einen eckigen Putzeimer, in den Sie 35–38 °C warmes Wasser füllen. Das Wasser sollte bis zur Wadenhöhe reichen. Und schon kann es losgehen.

Zur Unterstützung des Immunsystems, zur Aktivierung des Stoffwechsels und zur Durchwärmung sind ansteigende Fußbäder sinnvoll:

Ansteigendes Fußbad

Bei: Blasenentzündung, kalten Füßen, begleitend bei Erkältungskrankheiten, Kopfschmerzen
Materialien: 1 Fußbadewanne oder Eimer, wenn möglich eckig, 1 Badethermometer, 1 Badetuch, heißes Wasser zum Zugießen, evtl. 2 EL Meersalz pro Liter Wasser, naturreines Körperöl, 1 bequemer Stuhl
Ausführung: Die anfängliche Temperatur des Fußbades beträgt 35 °C. Durch vorsichtiges Zugießen von heißem Wasser wird sie auf ca. 39–40 °C gesteigert. Ein vorgewärmtes Badetuch um die Oberschenkel und Hüften gelegt, hält Sie mollig warm.
Dauer: 10–15 Minuten
Abschließend: Füße gut abtrocknen, mit einem hochwertigen Körperöl einreiben, warme Wollsocken anziehen und am besten für mindestens 15 Minuten ins Bett.

Ausgesprochen wirkungsvoll ist ein Senfmehl-Fußbad. Allerdings wird in manchen Büchern davor gewarnt. Lassen Sie sich davon nicht verunsichern. Bei sachgemäßer und sorgfältiger Anwendung ist es eine große Hilfe bei vielen Beschwerden.

Fußbad mit Senfmehl

Bei: prämenstruellem Syndrom, zu schwacher oder ausbleibender Periode, Kopfschmerzen, beginnender Migräne
Nicht bei: Hautverletzungen an den Füßen, Unverträglichkeit gegen Senf, Hautrötung, die nach vorherigem Fußbad noch nicht abgeklungen ist
Wirkung: Durch eine Senfmehlanwendung wird bewusst ein entzündungsähnlicher Zustand erzeugt. Durchblutung und Stoffwechseltätigkeit werden intensiv angeregt.
Vorsicht: Behutsame Dosierung und eine aufmerksame Beobachtung der Hautreaktion sind unbedingt notwendig. Senfmehl löst eine sichtbare Rötung der Haut aus, die sich bei Nichtbeachtung bis zu verbrennungsartigen Hautschäden steigern kann. Keinesfalls in Kontakt mit Schleimhäuten bringen!
Zutaten: 1 Badethermometer, 1 Eimer mit Wasser, Temperatur 37–38 °C, 75 g schwarzes Senfmehl (ca. 6 gehäufte EL), 1 Kochlöffel zum Einrühren des Senfmehles, 1 Badetuch, evtl. Lavendelöl

Tipp: Die ätherischen Senföle sind schnell flüchtig, daher nur kleine Mengen kaufen und luftdicht und lichtgeschützt aufbewahren.
Ausführung: Sie rühren das Senfmehl vorsichtig in das warme Wasser ein und vermeiden dabei jeglichen Kontakt mit Schleimhäuten.
Dauer: Sie richtet sich nach der Beobachtung der Hautrötung und Ihrem Erleben, maximal jedoch 15 Minuten.
Abschließend: Die Füße gründlich abspülen, auch zwischen den Zehen, und mit einem hochwertigen Körperöl einreiben, z. B. mit Weleda Lavendel-Pflegeöl, warme Socken anziehen.
Das Senfmehlfußbad am besten in die Toilette leeren.

Bewährte Zusätze fürs Fußbad

	Zusatz	Wirkung	Dosierung	Hinweis
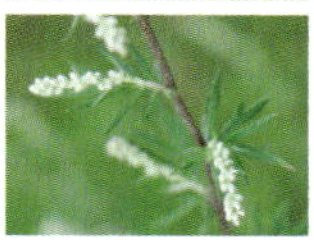	Beifuß	Kräftigend	500 ml Beifußtee	Nicht während der Schwangerschaft
	Edeltanne	Beruhigend, harmonisierend	1 EL WELEDA Edeltannen-Bademilch	
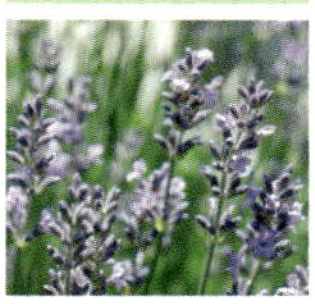	Lavendel	Beruhigend, entspannend, ausgleichend, harmonisierend	500 ml Lavendeltee oder 1 EL WELEDA Lavendel-Bademilch	Am besten vor dem Zubettgehen
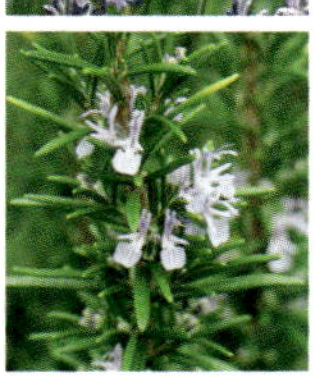	Rosmarin	Durchblutungsfördernd, wärmend, belebend	500 ml Rosmarintee oder 1 EL WELEDA Rosmarin-Bademilch	Nicht am Abend anwenden. Nicht während der Frühschwangerschaft
	Schwarzer Senf	Durchblutungsfördernd, stoffwechselanregend, wärmend	3 EL schwarzes Senfmehl	Bei falschem Gebrauch Hautschädigungen möglich. Nicht während der Schwangerschaft
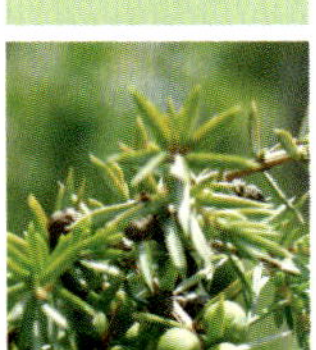	Wacholder	Krampflösend	500 ml Wacholderbeerentee	Nicht während der Frühschwangerschaft

Wissenswertes über Heilpflanzen

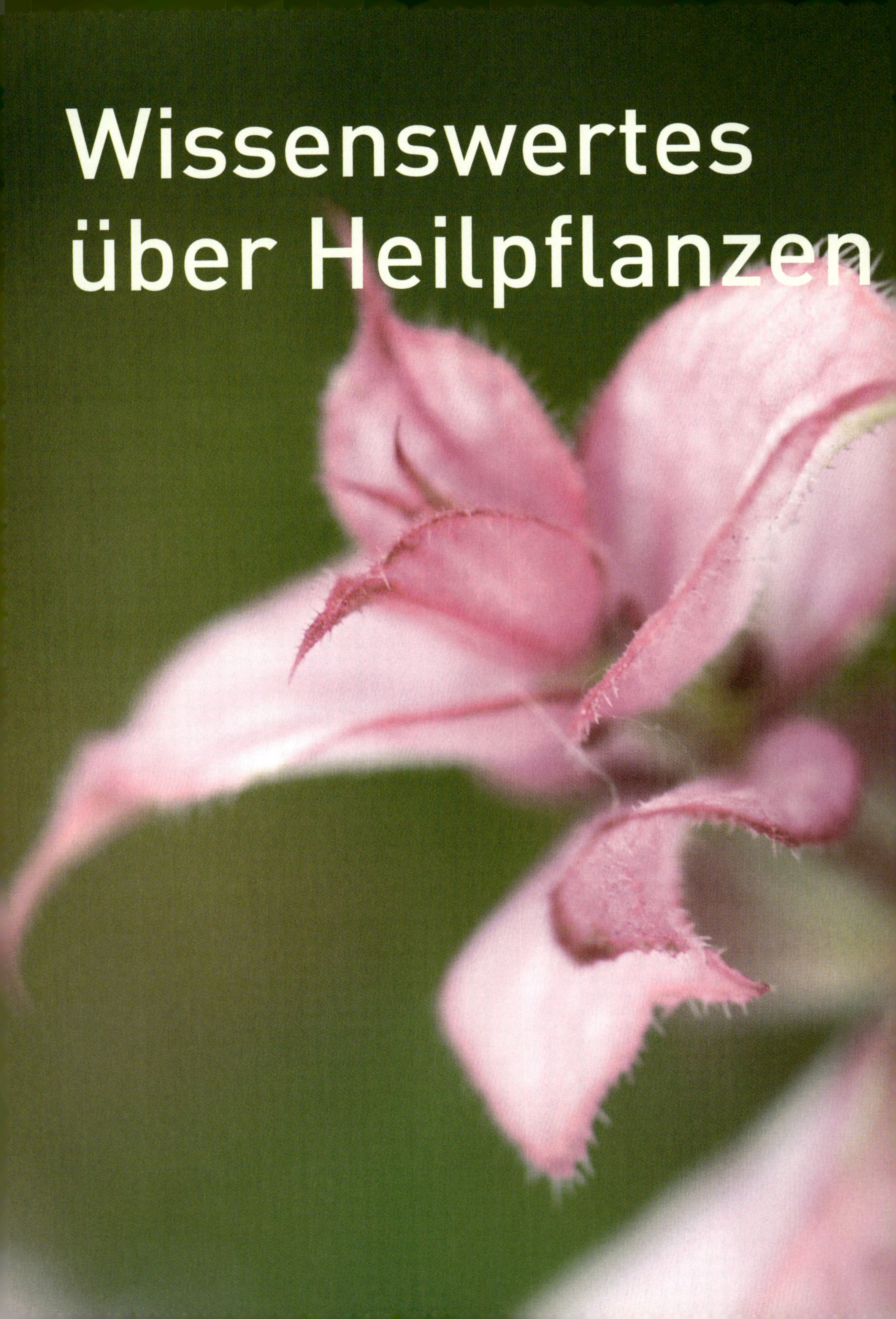

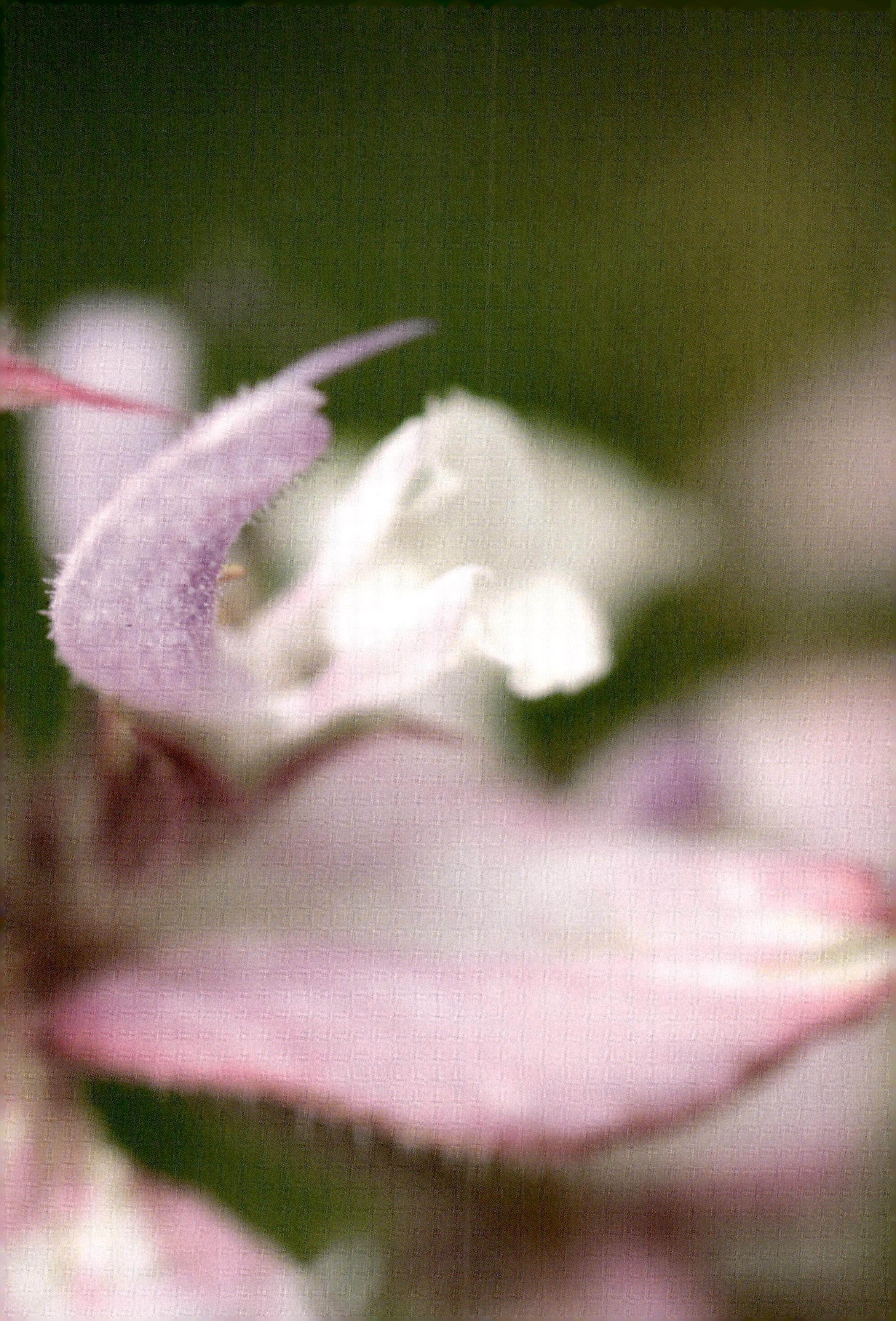

Heilpflanzen selbst sammeln

Streifen auch Sie gern und oft durch die Natur, kennen Pflanzen und ihre Standorte und wissen, welches Kraut welches Wehwehchen lindern kann? Dann ist es für Sie sicher selbstverständlich, die eine oder andere Heilpflanze für einen Tee oder eine selbst hergestellte Tinktur zu sammeln. Doch dieses kostbare alte Wissen ist in den letzten Jahrzehnten immer mehr verloren gegangen.

Wenn Sie Arzneipflanzen sammeln möchten und nur wenig darüber wissen, wenden Sie sich am besten an eine kräuterkundige Fachfrau. Häufig werden über Erwachsenenbildungsstätten, Naturschutzverbände und Heilpflanzenschulen Kurse und Exkursionen angeboten, in denen das notwendige Wissen weitergegeben und das korrekte Sammeln, Trocknen und Verarbeiten gelehrt wird.

Einige Tipps zum Sammeln

- Nehmen Sie nur Pflanzen, die Sie genau kennen. Das Sammeln nach Fotos und Beschreibungen ist nicht ungefährlich, da viele Kräuter giftige Doppelgänger haben. Die Verwechslungsgefahr ist auch für Fortgeschrittene groß.
- Achten Sie auf den Standort der Pflanzen. Da sich in den Pflanzen Schadstoffe in zum Teil erheblichen Konzentrationen anreichern, halten Sie am besten große Abstände zu Autobahnen und Landstraßen ein. Sehen Sie sich aufmerksam die unmittelbare Nachbarschaft der Sammelstelle an: Ist hier eine beliebte Hundeausführstrecke? Wie wird das Feld nebenan bewirtschaftet? Kommen im Wald Pestizide zum Einsatz?
- Beachten Sie den Artenschutz. Pflücken Sie nur Pflanzen, die in größeren Mengen vorkommen, und lassen Sie eine ausreichende Anzahl übrig, damit sich die Natur wieder regenerieren kann.
- Sammeln Sie nur gesunde, einwandfreie, saubere Pflanzen.
- Ernten Sie nur die Menge, die Sie für ein Jahr benötigen, da sich die heilkräftigen Bestandteile rasch verlieren.
- Als Sammelbehältnisse eignen sich am besten luftdurchlässige Körbe, Plastiktüten sind ungeeignet, weil das Sammelgut darin «schwitzt» und schnell verdirbt.
- Gesammelt werden im Allgemeinen:
  Blüten zu Beginn der Blütezeit,
  Blätter vor und während der Blütezeit,
  Früchte, wenn sie reif sind, und
  Wurzeln im zeitigen Frühjahr oder im Herbst.
- Blüten und Blätter werden vor dem Trocknen NICHT gewaschen.
- Wurzeln werden mit einem Bürstchen unter fließendem Wasser gereinigt. Dicke Wurzeln können Sie

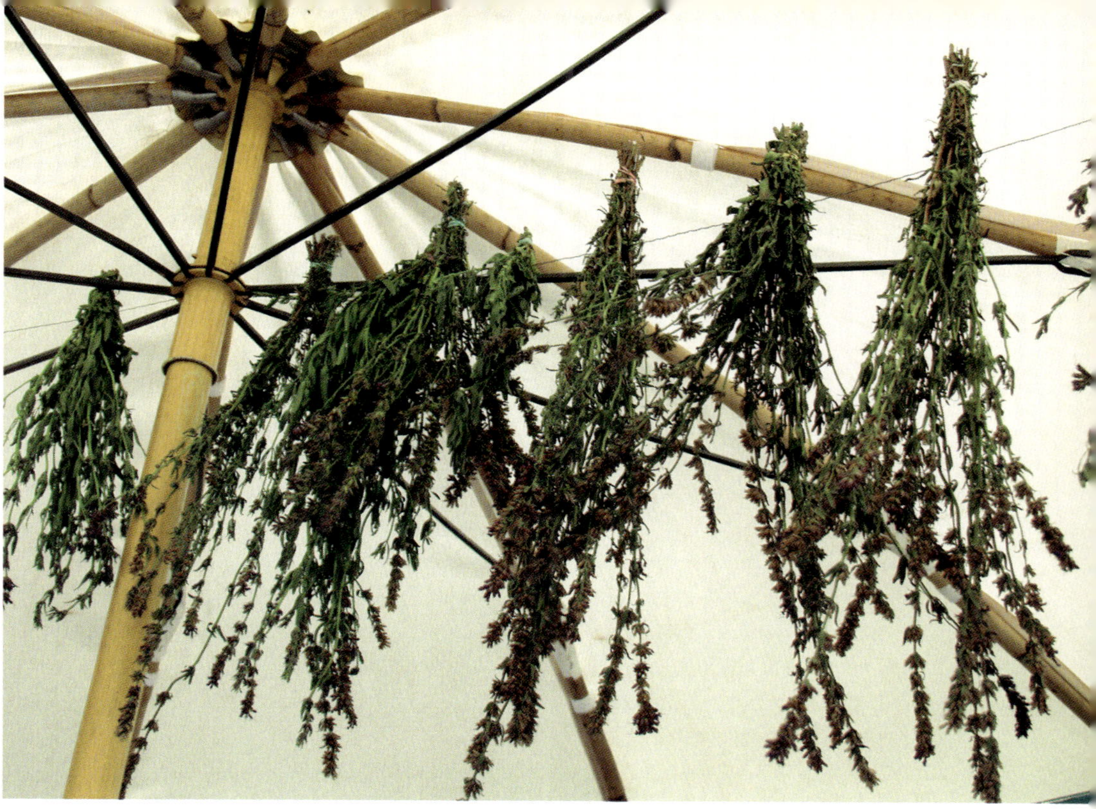

danach der Länge nach aufschneiden.

- Zum Trocknen der Pflanzen ist ein schattiger und zugiger Ort gut geeignet. Hängen Sie das Sammelgut in Sträußen auf oder legen Sie es auf Leintücher, unbedrucktes Papier oder Gitter. Breiten Sie die Pflanzen dünn aus und wenden Sie sie öfter.
- Die gut getrockneten Kräuter bewahren Sie am besten in lichtgeschützten Gläsern auf, Plastik- oder Metalldosen sind wegen möglicher chemischer Reaktionen ungeeignet.
- Beschriften Sie die Gläser mit Inhalt und Herstellungsdatum und kontrollieren Sie sie von Zeit zu Zeit nach Schimmel- oder Schädlingsbefall.

Keine Zeit zum Sammeln?

Wenn Sie keine Zeit zum Sammeln haben oder nicht über genügend Fachwissen verfügen, besorgen Sie sich die angegebenen Heilkräuter, Öle und Tees am besten in der Apotheke. So können Sie sicher sein, keine minderwertigen Produkte dubioser Herkunft zu erhalten, sondern eine gute und nach den Vorschriften des Arzneibuches geprüfte Qualität. Ihr Apotheker wird auch die empfohlenen Heilpflanzenzubereitungen vorrätig haben oder sie auf Wunsch für Sie besorgen.

Himmlische Düfte

Ob kräftig-vital oder elfenhaft-zart, nicht nur in ihrem Anblick unterscheiden sich die Pflanzen, auch ihr Duft ist unverwechselbar, charakteristisch und unvergleichlich.

«Essences» nennen die Franzosen, die Meister des Parfums, die ätherischen Öle: das Wesentliche, Essentielle, die Seele der Pflanze findet sich in ihrem Duft.

Das griechische Wort «aïther» bedeutet Himmelsluft, Weite des Himmels. Die Verbindung des Stofflichen mit dem Element Luft zeigt sich deutlich in den sich verströmenden ätherischen Ölen. Tropft man beispielsweise etwas ätherisches Öl auf ein Fließpapier, entsteht im Gegensatz zu einem fetten Öl kein bleibender Fleck, sondern es verflüchtigt sich fast vollständig.

In Blüten, Blättern, Wurzeln, Samen, Schalen, Rinden, in Harzen und Hölzern befinden sich kleinste Öltröpfchen, die in Öldrüsen oder im Pflanzengewebe selbst gebildet werden. Ihr Duft lockt Insekten an oder hält sie auf Abstand.

Jedes ätherische Öl hat eine Vielzahl an Duftkomponenten mit unterschiedlichsten Wirkungen auch auf uns Menschen. Schon seit der Antike versuchte man diese Düfte «einzufangen» und für eine Anwendung haltbar zu machen. Heute sind viele Wirkungen mit wissenschaftlichen Untersuchungen und Studien belegt. Ätherische Öle halten mehr und mehr Einzug in die Therapie. Dabei werden generell zwei Wirkweisen unterschieden: Da sie fettlöslich sind, werden die Essenzen zum einen über die Haut und die Schleimhäute aufgenommen. Über das Blut gelangen sie ins Gewebe und zu den Organen. So beeinflussen die Inhaltsstoffe der ätherischen Öle den gesamten Organismus. Zum anderen wirken die Duftstoffe der Öle über unseren Geruchssinn unmittelbar auf unser Seelenleben.

Achten Sie beim Kauf von ätherischen Ölen unbedingt auf Qualität. Gerade auf diesem relativ jungen Markt tummeln sich unter den Anbietern viele schwarze Schafe, in der Branche wird heftig gepanscht und mit synthetischen Aromastoffen gestreckt. Angesichts der hohen Preise für kostbare echte Öle (z. B. 5000 Euro für 1 kg Rosenöl) ist dieses zwar nachvollziehbar, schadet aber neben Ihrem Geldbeutel vor allem Ihrer Gesundheit.

Naturreine ätherische Öle mit genauer Deklaration der Herkunft, dem Gewinnungsverfahren und den verwendeten Pflanzenteilen bieten vertrauenswürdige Firmen wie z. B. Primavera oder Avalon an. Die Deklaration beschreibt ebenso, ob die Pflanzen aus kontrolliert biologischem Anbau, Demeter-Anbau oder kontrollierter Wildsammlung stammen.

	Name des Öls	Seelische Wirkung	Körperliche Wirkung	Besonderheiten
	Bergamotteöl *(Citrus aurantium sep. bergamia)*	Entspannend, beruhigend	Krampflösend, keimtötend, antidepressiv, desodorierend, schleimlösend, zur Wundheilung, schmerzlindernd	Stark photosensibilisierend
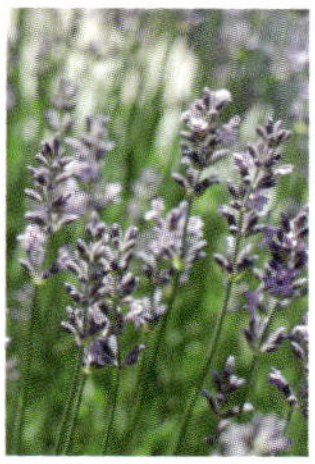	Lavendelöl *(Lavandula officinalis)*	Ausgleichend, aufbauend, stimmungshebend, beruhigend	Antibakteriell, antimykotisch, schmerzlindernd, durchblutungsfördernd, krampfösend entzündungshemmend, desodorierend, zellerneuernd	
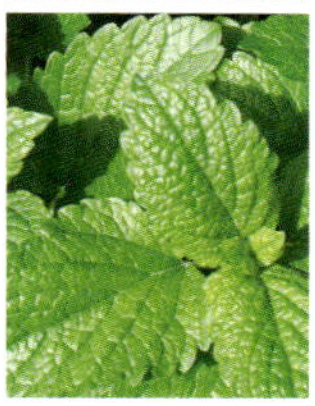	Melissenöl *(Melissa officinalis)*	Ausgleichend, stärkend, belebend	Entblähend, entkrampfend, antiviral, antibakteriell, schmerzlindernd, entzündungshemmend, spannungsmindernd, nervenstärkend	Kann Hautreizungen auslösen
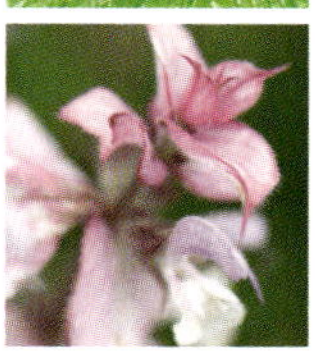	Muskatellersalbeiöl *(Salvia sclaera)*	Entspannend, aphrodisisch, regenerierend, ausgleichend	Östrogenähnlich, krampflösend, entstauend, antiseptisch, desodorierend, tonisierend, nervenstärkend	Nicht in der Frühschwangerschaft anwenden
	Orangenblütenöl *(Neroli, Citrus aurantium)*	Beruhigend, entspannend, stimmungsaufhellend, erotisierend	Tonisierend, antiseptisch, nervenstärkend, krampflösend	
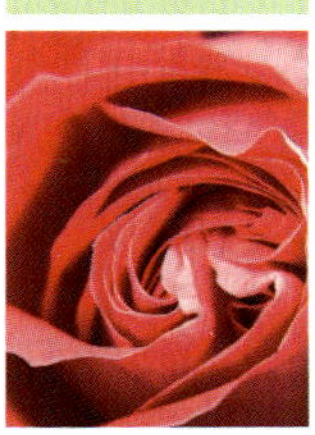	Rosenöl *(Rosa damascena)*	Harmonisierend, öffnend, vitalisierend, ausgleichend, stabilisierend	Entkrampfend, antiviral, antiseptisch, entzündungshemmend, nervenstärkend, aphrodisisch, hautregenerierend	
	Rosenholzöl *(Aniba rosaeodora)*	Stimmungsaufhellend, erotisierend, anregend, tonisierend, stimulierend	Antiviral, antiseptisch, antimykotisch, desodorierend, hautregenerierend	

Name des Öls	Seelische Wirkung	Körperliche Wirkung	Besonderheiten
Sandelholzöl *(Santalum album)*	Harmonisierend, beruhigend, entspannend, regenerierend, aphrodisisch	Entstauend, wärmend, epithelisierend, antiseptisch, adstringierend, entzündungshemmend, hautpflegend, desodorierend	
Ylang-Ylang-Öl *(Cananga odorata var. Genuina)*	Antidepressiv, aphrodisisch, beruhigend, ausgleichend	Krampflösend, keimtötend, blutdrucksenkend, durchblutungsfördernd	Gering dosieren, da äußerst intensiv
Zypressenöl *(Cupressus sempervivens)*	Stimulierend, aktivierend, stabilisierend, ordnend, gleicht Stimmungsschwankungen aus.	Östrogenähnlich, gefäßaktiv, adstringierend, nervenstärkend, antiseptisch, entstauend	

Ätherische Öle können Sie in der Duftlampe (1 – 15 Tropfen je nach Raumgröße) oder gemischt mit einem fetten Öl (100 ml fettes Öl + 15 – 20 Tropfen ätherisches Öl) zu einer wohltuenden Massage anwenden. Verwenden Sie ätherisches Öl zur Körperpflege aber niemals pur, sondern nur zusammen mit einem fetten Trägeröl wie Mandel-, Oliven-, Sesam- oder Jojobaöl. Wenn man sich vor Augen hält, dass beispielsweise 5000 – 8000 kg Melissenblätter und -stängel für 1 kg ätherisches Melissenöl benötigt werden, erschließt sich die Intensität und Wirkungskraft weniger Tropfen des reinen Öls. Wie bei den Arzneimittelzubereitungen entscheidet auch bei den ätherischen Ölen die Dosis über heilende oder toxische Wirkung.

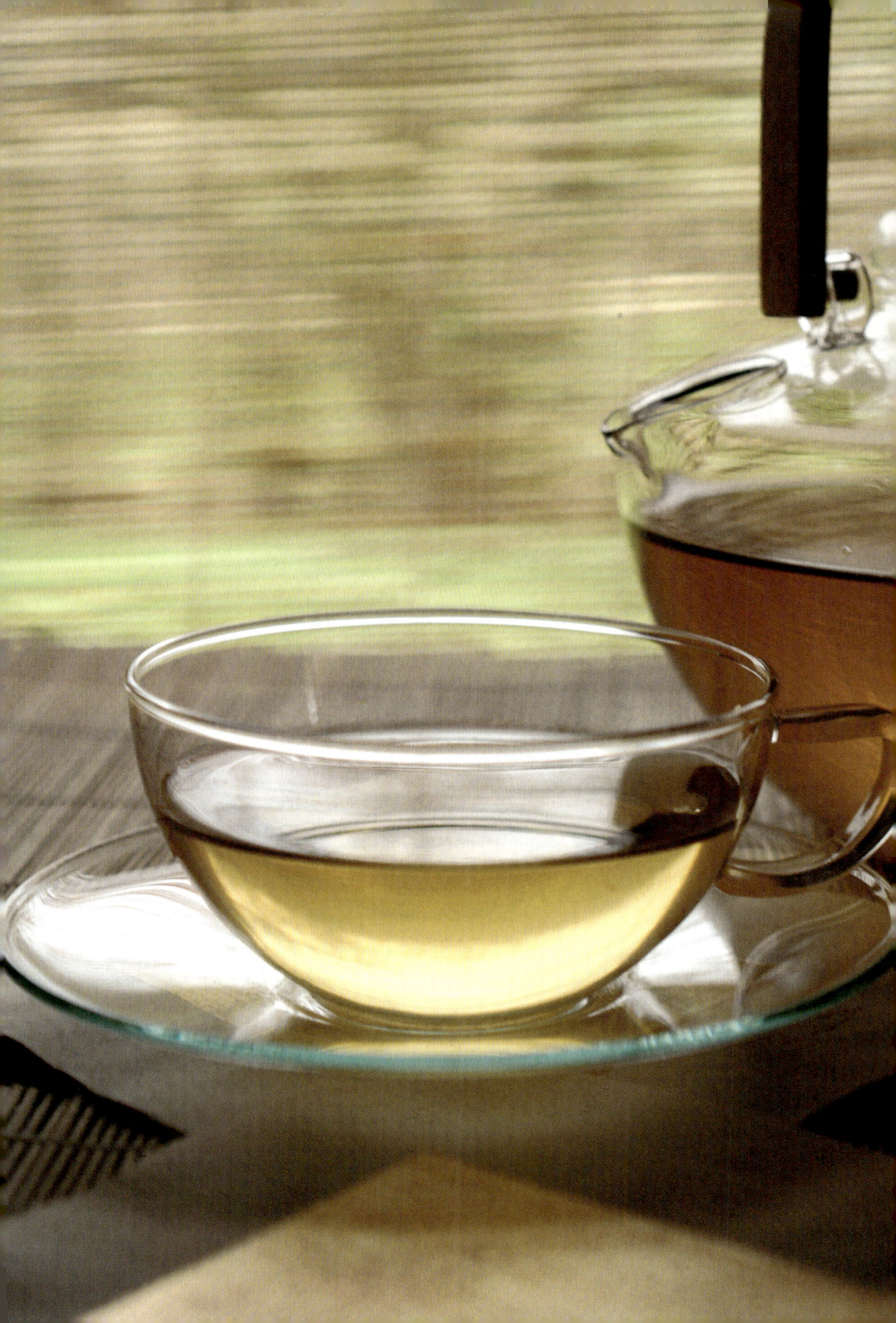

Teatime für Ihre Gesundheit

Gemütlich im Lieblingssessel, eingemummelt in eine kuschelige Decke mit einer großen Tasse heißen Tees – allein die Vorstellung lässt uns aufatmen und etwas zur Ruhe kommen. Schon die Zubereitung eines Tees bedeutet, etwas Liebevolles zu tun, gut für sich (und andere) zu sorgen und sich beim Genuss eine kleine Auszeit zu nehmen. All dies ist wichtig, um unser Wohlbefinden zu erhalten oder, im Krankheitsfall, den notwendigen Heilungsprozess einzuleiten.

Die Zubereitung eines Heilpflanzentees ist einfach, wenn auch, je nach verwendeten Pflanzenteilen, unterschiedlich. Je nachdem, ob leicht flüchtige oder schwer lösliche Bestandteile aus der Teedroge herausgelöst werden sollen, sind z. B die Wassertemperatur und Ziehdauer unterschiedlich.

Blüten und Blätter werden meist mit kochendem Wasser übergossen, zwischen 5 und 15 Minuten ziehen gelassen, dann über einem Teesieb abgeseiht. Das kochende bzw. heiße Wasser löst besonders gut die ätherischen Öle, ihre Aromen und Wirkstoffe. Lassen Sie stark duftende Teedrogen immer bedeckt ziehen und bewahren Sie fertigen Tee in einem verschlossenen Gefäß auf.

Feste Blätter und Stängel, Kraut geben Sie in kochendes Wasser, lassen es kurz aufwallen, manchmal auch einige Minuten kochen und 5 bis 10 Minuten ziehen. Die härteren Bestandteile brauchen meist länger, bis sie ihre Wirkstoffe freigeben.

Derbe Blätter, Stängel, Früchte, Samen, Rinden, Wurzeln und Hölzer können Sie sowohl kalt als auch heiß ansetzen. Wenn Sie einen kalten Ansatz verwenden, erhitzen Sie den Auszug immer vor Gebrauch, um möglichen Keimbefall auszuschließen.

Im nachfolgenden Heilpflanzen-Abc finden Sie für jede Pflanze die Angaben zur richtigen Dosierung, Zubereitungsart, Ziehdauer und Anwendungshäufigkeit. Die Hinweise zur Dosierung weichen in vielen Fällen vom Standard ab. Das liegt daran, dass Dosierungsangaben üblicherweise auf den männlichen Organismus abgestimmt sind. Viele Frauen sprechen jedoch wesentlich schneller und sensitiver auf die Wirkungen der Heilpflanzen an.

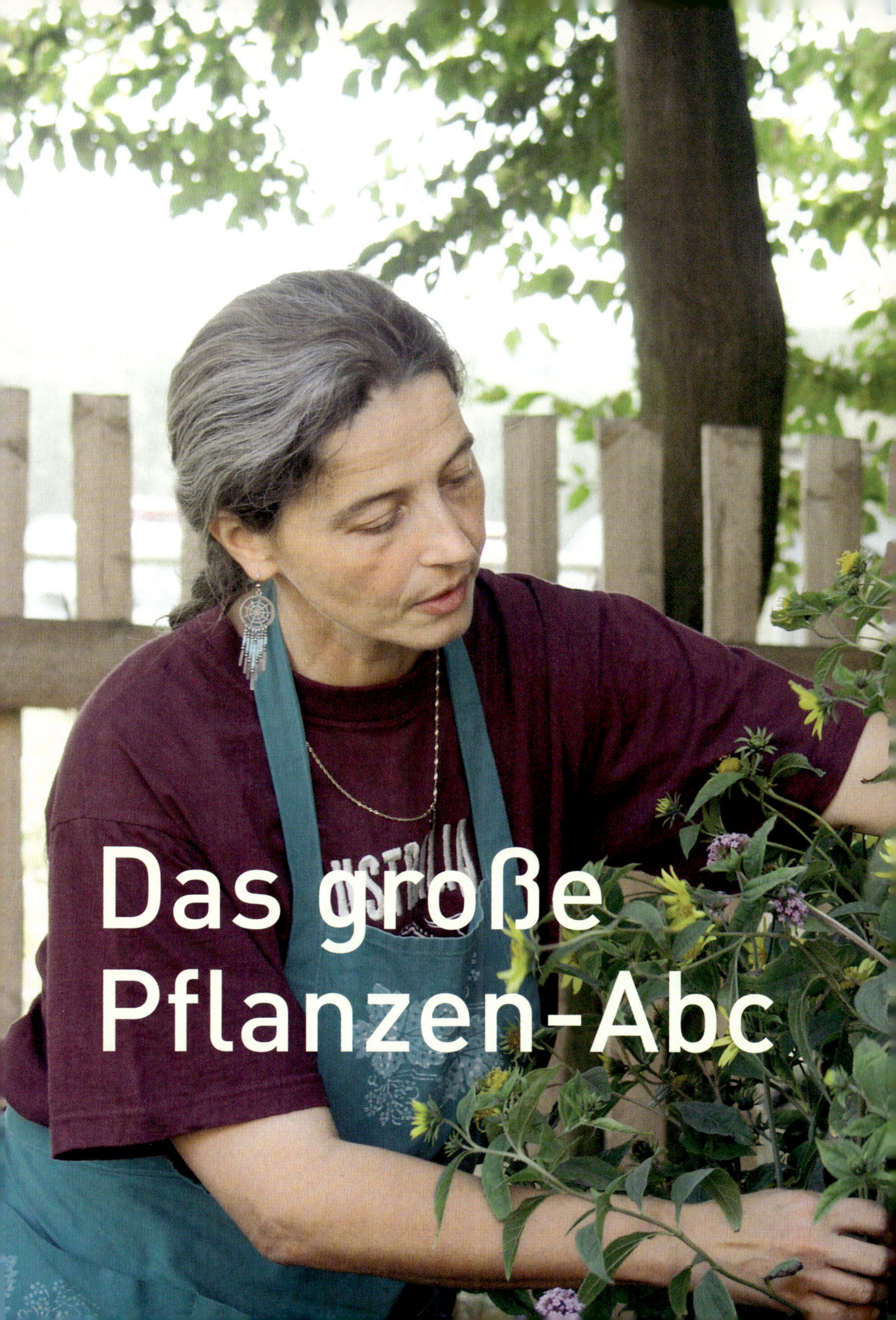

Das große Pflanzen-Abc

	Pflanze	Anwendungsgebiete	Wirkstoffe
	Ackerschachtelhalm *(Equisetum arvense)*	Harnwegsinfekte, zur Durchspültherapie bei Nieren- und Blasenleiden, Zwischenblutungen, Ekzeme und schlecht heilende Wunden, Entzündungen im Mund- und Rachenraum, Durchblutungsstörungen, rheumatische Erkrankungen	Kieselsäure, Flavonoide, Saponide, Kalium-, Magnesium- und Aluminiumsalze
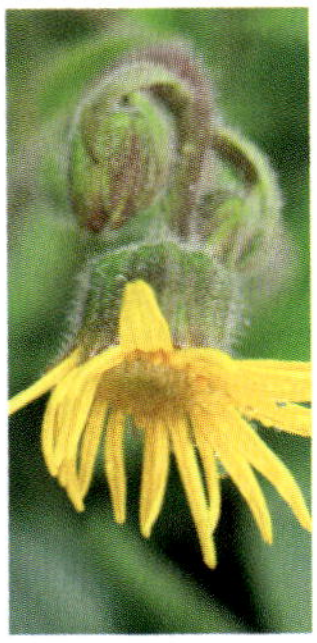	Arnika *(Arnika montana)*	Stumpfe, traumatische Verletzungen wie Prellungen, Zerrungen, Verstauchungen, Blutergüsse, Muskel- und Gelenkschmerzen, Muskelverspannungen, schlecht heilende Wunden, Entzündungen im Mund- und Rachenraum, Insektenstiche	Flavonoide, Procianide, Sesquiterpenlactone, Bitterstoffe, ätherisches Öl
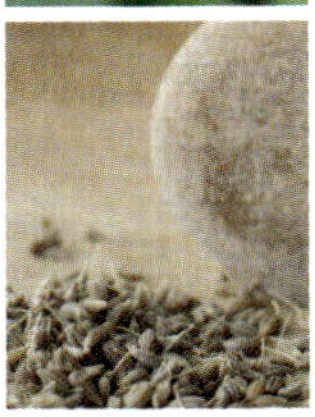	Anis *(Pimpinella anisum)*	Krampfartige Beschwerden des Magen-Darm-Traktes, Blähungen. Krankheiten der Atemwege, traditionell zur Milchbildung stillender Frauen	Ätherische und fette Öle, Phenolcarbonsäuren, Flavonoide
	Bärentraube *(Arbutus urva-ursi)*	Entzündliche Erkrankungen der ableitenden Harnwege, chronische Durchfälle, Husten	Arbutin, Methylarbutin, Flavonoide, Gerbstoffe
	Baldrian *(Valeriana officinalis)*	Nervöse Reizzustände, Schlaflosigkeit, nervöse Unruhe, klimakterische Beschwerden	Ligane, Valepotriate, Alkaloide, ätherisches Öl
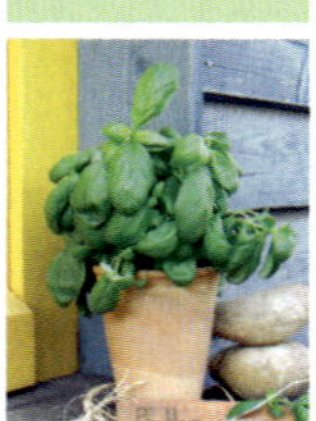	Basilikum *(Ocimum basilicum)*	Nervosität, Schlaflosigkeit, Migräne, Libidomangel, Appetitlosigkeit, Verdauungsstörungen	Mono- und Sesquiterpene, Glycoside, ätherisches Öl

Gegenanzeigen und Nebenwirkungen	Pflanzenteile und Zubereitung	Wirkung	Besonderheiten
Bei Ödemen infolge von Herzschwäche oder Niereninsuffizienz fragen Sie Ihren Arzt. Achten Sie auf ausreichende, zusätzliche Flüssigkeitszufuhr	Ackerschachtelhalmkraut *(Equiseti herba)* Innerlich: 2 TL mit 250 ml heißem Wasser übergießen, 30 min ziehen lassen. 3 Tassen pro Tag Äußerlich: 1–2 EL auf 750 ml Wasser, 20–30 min kochen lassen, abseihen	Harntreibend, stoffwechselanregend, bindegewebsstärkend, blutstillend, strukturierend, formgebend	Vorsicht beim Selbstsammeln, einige Schachtelhalmarten sind giftig
Nicht bei offenen Wunden, nicht bei Allergie gegen Korbblütler. Ein mögliches allergenes Potenzial ist abhängig vom Anbauort, den verwendeten Pflanzenteilen und den Herstellungsprozessen	Arnikablüten *(Arnicae flos)* Äußerlich: Tee für Umschläge: 1–2 TL mit 250 ml kochendem Wasser übergießen, 10 min bedeckt ziehen lassen. Arnikatinktur: 1 EL auf ¼ l Wasser	Schmerzlindernd, wundheilungsfördernd, desinfizierend, entzündungshemmend, strukturierend, formgebend	Innerliche Einnahme nur als homöopathisches Arzneimittel, jedoch nicht in der Frühschwangerschaft
Selten sind allergische Haut- und Atemwegsreaktionen	Anisfrüchte *(Anisi fructus)*, gequetscht Tee: 1 TL Anisfrüchte mit 250 ml kochendem Wasser übergießen, 10–15 min bedeckt ziehen lassen. 2–5 Tassen täglich	Schleimlösend, entblähend und krampflösend	Wegen des hohen Gehaltes an ätherischen Ölen nicht über längere Zeit anwenden
Bei Überdosierung und falscher Zubereitung Magenunverträglichkeiten Nicht bei schweren Leber- oder Nierenerkrankungen anwenden. Nicht in Schwangerschaft und Stillzeit	Bärentraubenblätter *(Uvae ursi folia)* Tee: 1–2 TL mit 250 ml Wasser kalt ansetzen, nach 12 Stunden abseihen, anwärmen, 2–4 Tassen täglich trinken. Maximal 5-mal jährlich je 1 Woche	Antibakteriell, desinfizierend, entgiftend	Entfaltet seine Wirkung nur im alkalischen Urin. Ernähren Sie sich während der Anwendung überwiegend vegetarisch und fügen Sie jeder Tasse Tee ¼ Löffel Natron hinzu. Kann zu blaugrünen Verfärbungen des Urins führen
	Baldrianwurzel *(Valerianae radix)* Innerlich: 1 TL mit 250 ml kochendem Wasser übergießen, 10 min ziehen lassen, abseihen, 3-mal täglich eine Tasse	Krampflösend, entspannungsfördernd, beruhigend, entwässernd	Bereiten Sie den Tee immer frisch zu, um eine optimale Wirkung zu erreichen
	Basilikumblätter 1–2 gehäufte TL mit 250 ml kochendem Wasser übergießen, 10 min zugedeckt ziehen lassen. 2- bis 3-mal täglich 1 Tasse nach den Mahlzeiten	Mild östrogenartig, regt Eisprung und Libido an	

	Pflanze	Anwendungsgebiete	Wirkstoffe
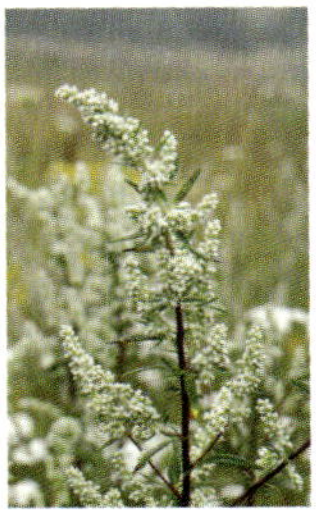	Beifuß *(Artemisia vulgaris)*	Menstruationsstörungen, Hormondysbalance, ausbleibender Eisprung, Anregung der Magen- und Gallensaftproduktion	Bitterstoffe, Campher und Thujon enthaltendes ätherisches Öl
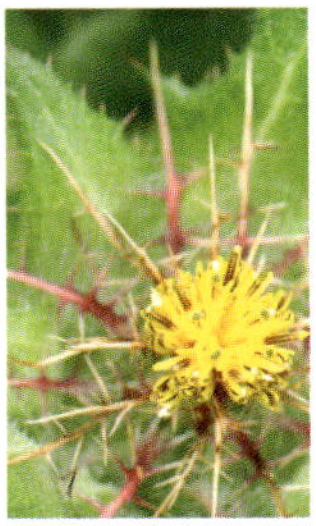	Benediktenkraut *(Cnici benediktus)*	Verdauungsschwäche, Magen-, Galle-, Leberstörungen, Appetitlosigkeit	Bitterstoffe, Gerbstoffe, ätherisches Öl
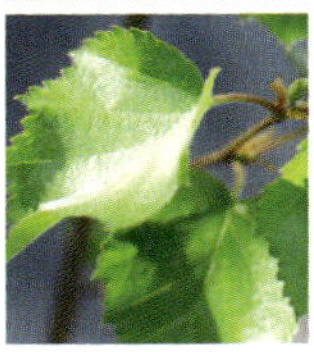	Birke *(Betula pendula)*	Bakterielle und entzündliche Erkrankungen der ableitenden Harnwege, Nierengrieß, Gicht und rheumatische Erkrankungen	Flavonolglykoside Hyperosid und Quercitrin, Vitamin C, Saponine, Gerb- und Bitterstoffe, Harze
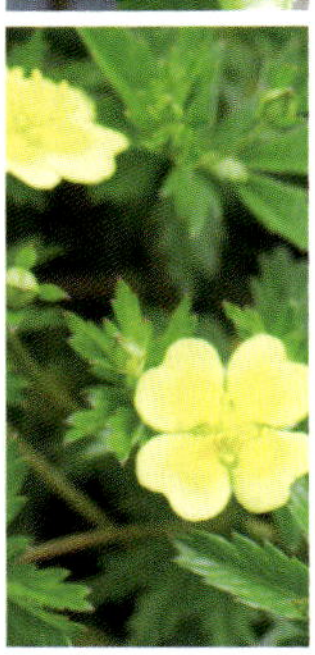	Blutwurz *(Potentilla erecta Raeusch, Tormentilla)*	Starke Periodenblutung, Schleimhautentzündung, Entzündungen im Mund- und Rachenraum, akuter Durchfall, Magen-Darm-Störungen, Hämorrhoiden, oberflächige Verletzungen, leichte Verbrennungen oder Erfrierungen	15–20 % Catechin-Gerbstoffe, Flavonoide, wenig ätherisches Öl
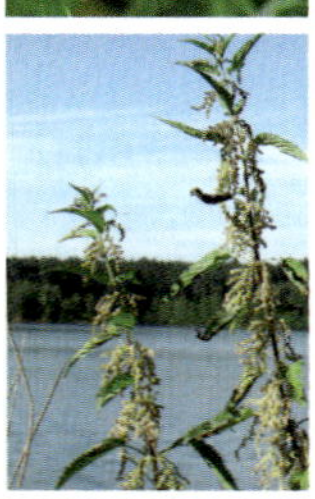	Brennnessel *(Urtica dioica)*	Entzündliche Erkrankungen der Harnwege, Nierengrieß, rheumatische Beschwerden, Gicht, zur Anregung des Milchflusses stillender Frauen, Anämie, Menstruationsstörungen	Kieselsäure, Kalium, Kalzium, Kaffeoylchinasäuren, Chlorophyll, Flavonoide, biogene Amine
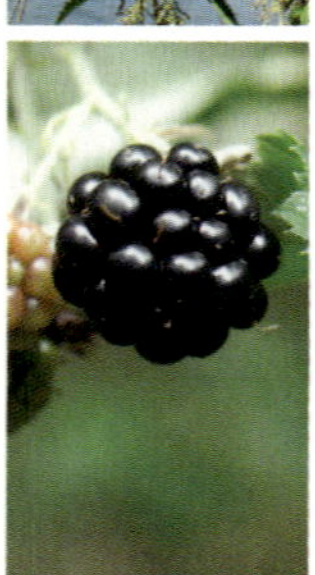	Brombeere *(Rubus fruticosus)*	Verfrühte Menstruation, Menstruationsbeschwerden, Entzündungen im Mund- und Rachenraum	Flavonoide, Gerbstoffe, organische Säuren, Vitamin C

Gegenanzeigen und Nebenwirkungen	Pflanzenteile und Zubereitung	Wirkung	Besonderheiten
Nicht bei Infektionen und Entzündungen der Organe im kleinen Becken. Nicht in Schwangerschaft und Stillzeit	Beifußkraut *(Artemisiae herba)* Innerlich: 1TL mit 250 ml kochendem Wasser übergießen, 1–2 min ziehen lassen, ungesüßt trinken, 1- bis 3-mal täglich eine Tasse trinken. Äußerlich als Fußbad	Regt Östrogen- und Gestagenproduktion an. Teekuren fördern Eisprung. Wärmend, krampflösend, stärkend, desinfizierend, verdauungsfördernd	nicht überdosieren
Allergische Reaktionen sind möglich. Bei Überdosierung kann es zu Übelkeit und Erbrechen kommen	Benediktenkraut *(Cnici benedikti herba)* Innerlich: 2 TL mit 250 ml kochendem Wasser übergossen und nach 5–10 Minuten abgeseiht. 2- bis 3-mal täglich ½ Stunde vor den Mahlzeiten eine Tasse frisch bereiteten, ungesüßten Tee trinken	Stoffwechselanregend, verdauungsanregend, sekretionsfördernd	
Bei Ödemen infolge von Herzschwäche oder Niereninsuffizienz fragen Sie Ihren Arzt	Birkenblätter *(Betulae foliae)* Tee: 1–2 TL mit 250 ml kochendem Wasser übergießen, 10–15 min ziehen lassen. 3 Tassen täglich lauwarm trinken	Fördert die Harnbildung	Achten Sie bei einer Durchspültherapie auf eine ausreichende zusätzliche Flüssigkeitszufuhr
Selten treten bei innerlicher Einnahme Erbrechen oder Magenbeschwerden auf. In Schwangerschaft oder Stillzeit nicht ohne Anraten des Arztes anwenden	Tormentillwurzel *(Tormentillae rhizoma)* Tee: 1TL mit 250 ml kochendem Wasser übergießen, 10 min köcheln lassen, 2–3 Tassen täglich. Äußerlich: Tinktur S. 26	Adstringierend, austrocknend, antibakteriell, antiviral	Bitte wenden Sie sich an Ihren Arzt, wenn Durchfall länger als drei Tage anhält. Die Anwendungsdauer ist bei innerlicher Einnahme auf 3–4 Tage, bei äußerlicher Anwendung auf 2–3 Wochen beschränkt
Bei Ödemen infolge von Herzschwäche oder Niereninsuffizienz fragen Sie Ihren Arzt. Leichte Magen- und Darmirritationen möglich	Brennnesselkraut *(Urticae herba)* Tee: 2–3 TL mit 250 ml kochendem Wasser übergießen, 10 min ziehen lassen, 2 Tassen täglich	Harntreibend, reinigend, blutbildend, immunstimulierend	Achten Sie auf eine ausreichende, zusätzliche Flüssigkeitszufuhr
Nicht bekannt	Brombeerblätter *(Rubi fruticosi foliae)* Tee: 1–2 TL mit 250 ml kochendem Wasser übergießen, 15 min ziehen lassen, 3 Tassen täglich. Abgekühlt auch zum Gurgeln geeignet	Adstringierend, lindert leichte Durchfallerkrankungen, bei entzündeten Schleimhäuten	

	Pflanze	Anwendungsgebiete	Wirkstoffe
	Damiana *(Turnera diffusa)*	Sexuelle Schwäche, Libidoverlust, als Aphrodisiakum	Damianin, Arbutin, Tanin, Glycosid, Harz, ätherische Öle
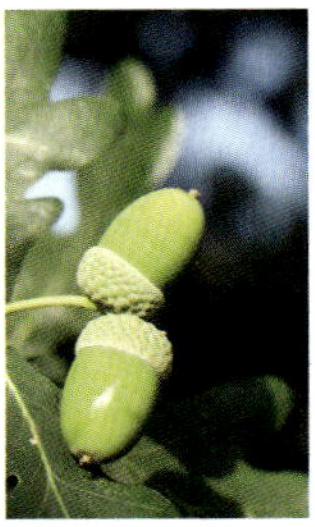	Eiche *(Quercus robur)*	Entzündungen im Genital- und Analbereich, Entzündungen im Mund- und Rachenraum, nässende Ekzeme, Hämorrhoiden, Darminfekte, Überproduktion der Schweißdrüsen	Catechin- und Taningerbstoffe
	Eisenkraut *(Verbena officinalis)*	Nervöse Störungen, akute und chronische Angstzustände, Langzeitbehandlung prämenstrueller Migräne und Periodenschmerzen, Anregung der Milchbildung	Iridoidglycoside, Verbenalin, Kaffeesäurederivate Gerbstoffe, Kieselsäure, Bitter- und Schleimstoffe, ätherisches Öl
	Engelwurz *(Angelica archangelica)*	Hormonelles Ungleichgewicht, Zyklusstörungen, Ausbleiben des Eisprungs, krampfartige Magen-Darm-Beschwerden, Völlegefühl, mangelnde Bildung von Verdauungssäften, Appetitlosigkeit, Rheuma	Gerbstoffe, Bitterstoffe, ätherisches Öl, Stärke, Wachs, Harze, Furanocumarine
	Enzian, gelber *(Gentiana lutea)*	Magen-, Darm-, Gallen- und Leberbeschwerden, Schwangerschaftserbrechen	Bitterstoffe wie Gentiopikrin, Amarogentin, ätherisches Öl
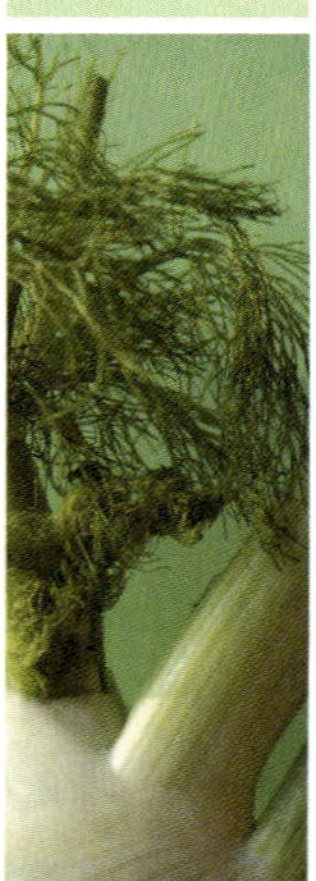	Fenchel *(Foenicum vulgare Mill.)*	Menstruationsbeschwerden, zur Anregung der Milchbildung stillender Frauen, Husten, Magen-Darm-Beschwerden, Galle- und Leberleiden	Ätherische Öle, fettes Öl, Eiweiß, Zucker

Gegenanzeigen und Nebenwirkungen	Pflanzenteile und Zubereitung	Wirkung	Besonderheiten
Bei lang andauerndem Genuss von übergroßen Mengen sind Leberschäden möglich. Nicht in Schwangerschaft und Stillzeit anwenden	Damianablätter *(Turnera foliae)* 1 – 2 TL mit 250 ml kochendem Wasser übergießen, 10 min ziehen lassen, 2 Tassen täglich	Nervenstärkend, entkrampfend, tonisierend, nierenanregend	
	Eichenrinde *(Quercus cortex)*, innerlich: 1 – 2 TL mit 250 ml Wasser kalt ansetzen, 3 – 5 min köcheln lassen, 2 Tassen pro Tag trinken äußerlich: 2 gehäufte EL auf 1 l Wasser, aufkochen, 15 – 20 min ziehen lassen, abseihen	Gerbend, entzündungshemmend, virustatisch vor allem bei Darminfekten	Die Anwendung sollte auf 2 Wochen begrenzt werden. Eichenrinde färbt, bei Sitz- und Teilbädern können dies einige Spritzer Zitronensaft vermeiden
Nicht in der Schwangerschaft	Eisenkraut *(Verbenae herba)* Innerlich: 2 TL mit 250 ml kochendem Wasser übergießen, nach 5 min abseihen. 1 – 3 Tassen täglich	Zusammenziehend, entzündungshemmend, stimmungsaufhellend, entspannend, lösend	
Nicht bei Magen- oder Darmgeschwüren	Angelikawurzel *(Angelicae radix)* innerlich: 2 TL mit 250 ml Wasser kalt ansetzen, zum Kochen bringen, nach 1 min abseihen, 2 Tassen täglich	Regt die Östrogenbildung an, eisprungfördernd, krampflösend, desinfizierend, entblähend, fördert die Gallensekretion und die Lebertätigkeit	Furanocumarine können zu verstärkter Lichtempfindlichkeit führen
Nicht bei Bluthochdruck, Magen-, Darmgeschwüren	Enzianwurzel *(Gentianae radix)* Innerlich: 1 TL mit 250 ml Wasser kalt ansetzen, 5 min kochen lassen, abseihen. 3-mal täglich ½ Stunde vor dem Essen lauwarm trinken	Fördert die Speichel- und Magensaftsekretion	
Sehr selten treten allergische Reaktionen auf	Fenchelfrüchte *(Foeniculi fructi)* Innerlich: 1 TL anstoßen, mit 250 ml kochendem Wasser übergießen, 5 – 10 min ziehen lassen. 3- bis 5-mal eine Tasse täglich, am besten ungesüßt trinken	Schleimlösend bei Katarrhen der Luftwege, entblähend, krampflösend im Magen-Darm-Bereich, anregend auf Verdauungsdrüsen	

	Pflanze	Anwendungsgebiete	Wirkstoffe
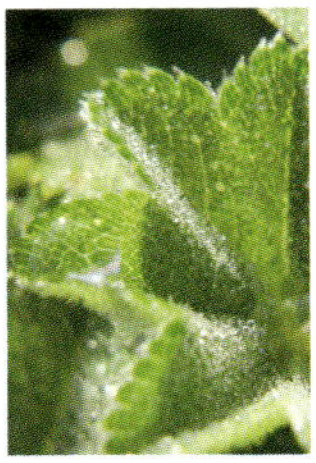	Frauenmantel *(Alchemilla vulgaris)*	Hormonelles Ungleichgewicht, Prämenstruelles Syndrom, Endometriose, Wechseljahrsbeschwerden, Ausfluss, unspezifische nässende Ekzeme	Gerbstoffe, Flavonoide, Bitterstoffe, ätherisches Öl
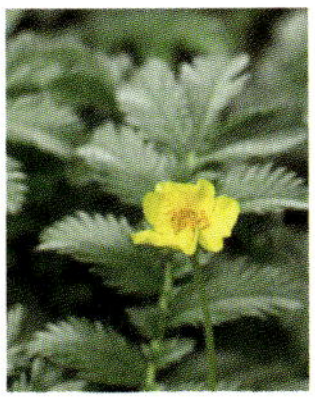	Gänsefingerkraut *(Potentilla anserina)*	Schmerzhafte Periodenblutung, Endometriose, Spannungskopfschmerz, Migräne, Durchfallerkrankungen, Magen-Darm-Störungen mit kolikartigen Schmerzen	Gerbstoffe, Flavonoide, Cumarine, Bitterstoffe
	Goldrute *(Solidago virgaurea)*	Entzündliche Erkrankungen der ableitenden Harnwege, Harnsteine und Nierengrieß, Entzündungen der Mund- und Rachenhöhle	Saponine, Flavonoide, Kaffeesäurederivate, ätherisches Öl, Gerbstoffe
	Ginseng *(Panax Ginseng)*	Steigerung der Abwehrkräfte, leichte Depressionen, Abgeschlagenheit, Konzentrationsschwäche, Steigerung der Vitalität	Ginsenoide, Vitamin B, ätherisches Öl, östrogene Stoffe
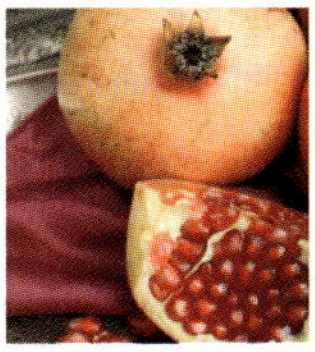	Granatapfelbaum *(Punica granatum)*	Wechseljahrsbeschwerden, bakterielle Erkrankungen, Darmparasiten, chronische Schleimabsonderungen	Piperidin-Alkaloide, Gerbstoffe, Vitamine, Mineralstoffe Flavonoide, Samen enthält Östron
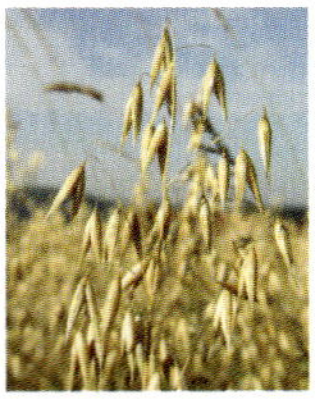	Hafer *(Avena sativa)*	Nervöse Erschöpfung, Schlaflosigkeit, Rheuma, Gicht, Durchspülungstherapie bei Stein- und Nierenleiden	Aminosäuren, Vitamine, Phosphor, Eisen, Kobalt, Mangan, Zink, Aluminium, Kalium, Avenin
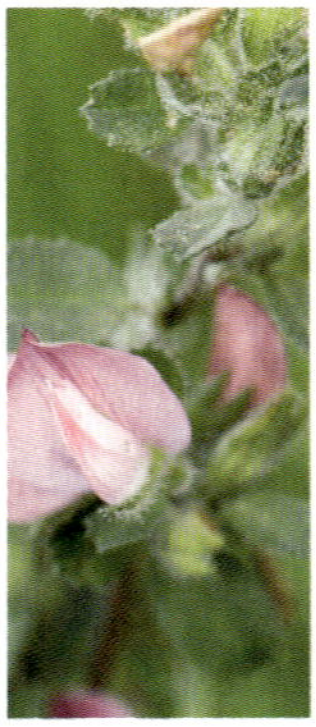	Hauhechel *(Ononis spinosa)*	Erhöhung der Harnmenge bei Nierenbecken und Blasenkatarrhen, Harngrieß	Isoflavone, Onocol, ätherisches Öl, Gerbstoffe, Siosterin

Gegenanzeigen und Nebenwirkungen	Pflanzenteile und Zubereitung	Wirkung	Besonderheiten
	Frauenmantelkraut *(Alchemillae herba)* Innerlich: 2 TL mit 250 ml kochendem Wasser übergießen, aufkochen, 10–15 min ziehen lassen, 1–3 Tassen täglich. Äußerlich: Tee zu Waschungen, Scheidenspülungen	Gelbkörperregulierende Wirkung, entzündungshemmend, adstringierend	
	Gänsefingerkraut *(Anserinae herba)* Innerlich: 2 TL mit 250 ml kochendem Wasser übergießen, 10 min ziehen lassen. 2–3 Tassen täglich ungesüßt und möglichst heiß trinken	Krampflösend, entspannend, schmerzlindernd	
	Goldrutenkraut *(Solidaginis herba)* Innerlich: 2 TL mit 250 ml Wasser kalt ansetzen, zum Kochen bringen, nach 2 min abseihen, 3 Tassen täglich	Ausschwemmend, stoffwechselanregend, entzündungshemmend	Achten Sie auf eine ausreichende zusätzliche Flüssigkeitszufuhr
Bei Ödemen infolge von Herzschwäche oder Niereninsuffizienz fragen Sie Ihren Arzt	Ginsengwurzel *(Ginseng radix)* 1 g Extrakt oder 2 g fein geschnittene rote Ginsengwurzel mit 250 ml kochendem Wasser aufgießen, 10 min ziehen lassen, 2 Tassen täglich evtl. mit Honig süßen	Stimmungsaufhellend, vitalisierend, kräftigend, leistungssteigernd, verdauungsfördernd	
Nicht länger als 3 Monate einnehmen. Es kann sonst zu Schlafstörungen und Übererregbarkeit kommen	Granatapfelsamen *(Punicum granatum granae)* Innerlich als Tinktur oder die frischen, ummantelten Samen essen.	Regulierend auf den Hormonhaushalt, Antioxidans, entzündungshemmend, kräftigend, vitalisierend	
Bei Überdosierung können Kopfschmerzen auftreten	Grüner Hafer *(Avenae herba recens)* Innerlich: 2 TL mit 250 ml kochendem Wasser übergießen, abkühlen lassen, abseihen. 3-mal täglich 1 Tasse ungesüßt trinken. Äußerlich: Dampf-Sitzbad S. 134	Beruhigend, lösend, entstauend	Achten Sie bei einer Durchspültherapie auf eine ausreichende, zusätzliche Flüssigkeitszufuhr
Bei Ödemen infolge von Herzschwäche oder Niereninsuffizienz fragen Sie Ihren Arzt. Achten Sie auf eine ausreichende, zusätzliche Flüssigkeitszufuhr	Hauhechelwurzel *(Ononidis radix)* Innerlich: 2 TL mit 250 ml heißem Wasser übergießen, ½ Stunde ziehen lassen, 2 Tassen täglich	Mild wassertreibend	Die Wirkung lässt bald nach. Legen Sie nach einigen Tagen eine Teepause ein und wiederholen Sie die Teekur

	Pflanze	Anwendungsgebiete	Wirkstoffe
	Himbeere *(Rubus idaeus)*	Schmerzhafte Periodenblutung, zu schwache oder ausbleibende Regel, Endometriose, Schleimhautentzündungen	Gerbstoffe, Aromastoffe, Vitamine, Kalium, Kalzium, Phosphor, Eisen, Magnesium
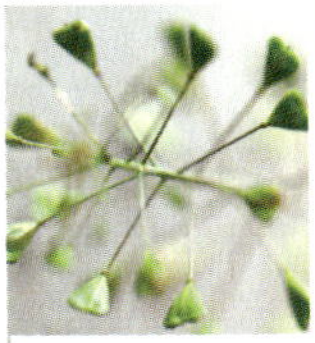	Hirtentäschel *(Capsella bursa-pastoris)*	Zu starke Periodenblutungen, Endometriose, Herz-Kreislauf-Beschwerden	Flavonoide, Kalium, Peptid
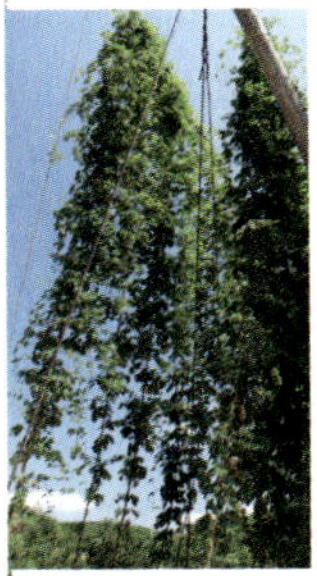	Hopfen *(Humulus lupulus)*	Einschlafstörungen, leichte Depression, Unruhe, Ängste, nervöse Magenbeschwerden, Zyklusstörungen, Beschwerden im Klimakterium	Bitterstoffe, Humulon, Lupulon, Mineralstoffe, Flavonoide, ätherisches Öl
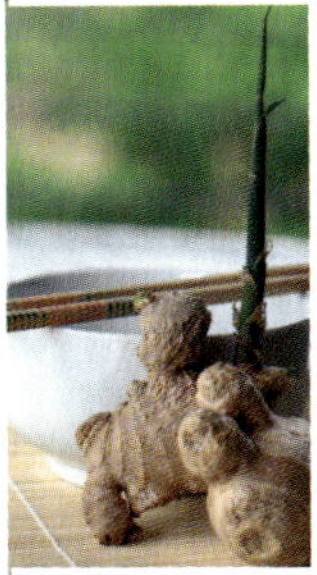	Ingwer *(Zingiber officinale Rosc.)*	Zyklusstörungen, schmerzhafte Periode, Ovarialzysten, Übelkeit und Brechreiz in der Schwangerschaft, Verdauungsbeschwerden, Magengeschwüre, Reisekrankheit	Ätherisches Öl, Zingiberen, Zingiberol, Shogaol, Gingerol
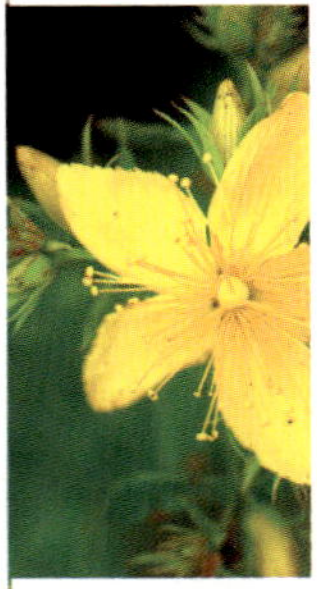	Johanniskraut *(Hypericum perforatum)*	Depressionen, psychovegetative Störungen, Ängste, Schlafstörungen, depressive Verstimmungen im Klimakterium, Reizbarkeit, Niedergeschlagenheit, Menstruationsbeschwerden	Hypericin, ätherisches Öl, Phlobaphene, Flavonoide, Gerbstoffe, Harze
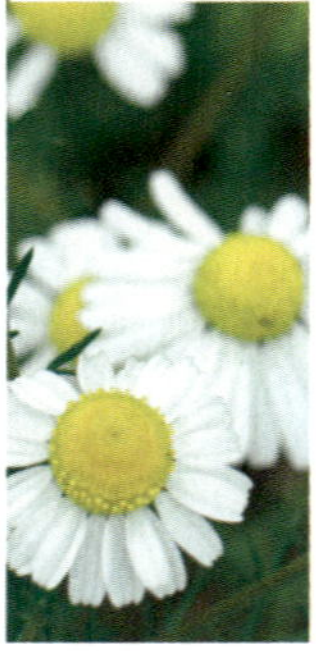	Kamille *(Chamomilla recutitia)*	Völlegefühl, Blähungen, Krämpfe der glatten Muskulatur, Reizungen der Mund- und Rachenschleimhaut, Erkrankungen und Reizzustände der Luftwege (Inhalation), Erkrankungen im Anal- und Genitalbereich (Bäder, Spülungen), Anregung des Hautstoffwechsels	Ätherisches Öl, Flavonoide, Cumarine

Gegenanzeigen und Nebenwirkungen	Pflanzenteile und Zubereitung	Wirkung	Besonderheiten
	Himbeerblätter *(Rubi idaei foliae)* Innerlich: 2 TL mit 250 ml kochendem Wasser übergießen, 10 min ziehen lassen, abseihen. 3-mal täglich eine Tasse trinken	Östrogenausgleichend, adstringierend, krampflösend, entspannend auf die Muskulatur des kleinen Beckens	
	Hirtentäschelkraut *(Bursae pastoris herba)* Innerlich: 2 TL mit 250 ml kochendem Wasser übergießen, 10 min ziehen lassen, 2-mal täglich eine Tasse	Adstringierend, blutstillend	Als Beigabe zum Frühlingskräutersalat sehr empfehlenswert
Frische Hopfenzapfen können bei Hautkontakt zu Hautreizungen führen	Hopfenzapfen *(Lupuli strobuli)* Innerlich: 2 TL mit 250 ml kochendem Wasser übergießen, 15 min ziehen lassen. 2-mal täglich eine Tasse trinken	Wirkt östrogenähnlich, steigert die Libido bei Frauen, hemmt sie bei Männern, beruhigend und schlaffördernd, spasmolytisch, Bitterstoffe wirken auch antibakteriell, antimykotisch	
Bei Gallensteinleiden nur nach Rücksprache mit einem Arzt anwenden. In seltenen Fällen tritt nach dem Ingwergenuss Sodbrennen auf	Ingwerwurzel *(Zingiberis rhizoma)* Innerlich: 3–4 cm der frischen, geschälten Wurzel in Scheiben schneiden, in 1 l Wasser aufkochen und 5–10 min ziehen lassen. Äußerlich als Auflage oder Badezusatz (S. 126 f.)	Krampflösend, entzündungshemmend, schmerzlindernd, wärmend, durchblutungsfördernd, antiemetisch, anregend auf die Magensaft-, Speichel- und Gallebildung	Ingwer wärmt und fördert den Blutfluss zur Hautoberfläche. Der ideale Tee gegen kalte Hände und Füße
Bei schweren Depressionen nur nach Rücksprache mit dem Arzt	Johanniskraut *(Hyperici herba)* innerlich: 2 TL mit 250 ml kochendem Wasser übergießen und 10 min ziehen lassen, 2 Tassen täglich. Äußerlich als Tinktur und Ölauszug	Stimmungsaufhellend, beruhigend, antibakteriell, antiviral, wundheilend, kreislauftonisierend	Bei Einnahme standardisierter Fertigarzneimittel ist eine verstärkte Lichtempfindlichkeit möglich, verzichten Sie während der Einnahme auf Sonnenbäder und Besuche im Solarium
Nicht bei bekannter Überempfindlichkeit gegenüber Korbblütlern. Nicht zur Anwendung im Bereich des Auges	Kamillenblüten *(Matricariae flos)* Innerlich: 1 EL mit 250 ml kochendem Wasser übergießen, 5–10 min ziehen lassen, warm trinken. äußerlich: (Inhalation, Dampfsitzbad) 8 TL Kamillenblüten mit 1 l kochendem Wasser übergießen, 10 min zugedeckt ziehen lassen	Entzündungshemmend, krampflösend, wundheilungsfördernd, antibakteriell und bakterientoxinhemmend	Kamillentee ist nicht zum Dauergebrauch bestimmt

	Pflanze	Anwendungsgebiete	Wirkstoffe
	Klette *(Arctium lappa)*	Magen-Darm-Beschwerden, Gallen- und Leberfunktionsstörungen, Hautunreinheiten, schuppige Kopfhaut	Phytoöstrogene, Inulin, Polyacetylene, Bitterstoffe, Gerbstoffe, ätherisches Öl
	Koriander *(Coreandrum sativum)*	Hitzewallungen, Verdauungsbeschwerden, Blähungen, krampfartige Magen-Darm-Störungen	Ätherisches Öl, Gerbstoff, Vitamin C, Eiweiß, fettes Öl
	Labkraut, echtes *(Galium verum)*	Blasenentzündung, Nierenleiden, schlecht heilende Wunden, Sonnenbrand	Kieselsäure, Gerbstoffe, Glykoside, Flavonoide, organische Säuren, ätherisches Öl
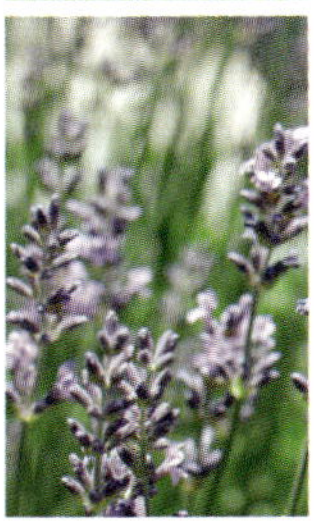	Lavendel *(Lavandula angustifolia Mill.)*	Vegetative Dystonie, Unruhezustände, Nervosität, Reizbarkeit, Einschlafstörungen, Appetitlosigkeit, Blähungen, nervöser Reizmagen, Darmkrämpfe	Flavonoide, Gerbstoffe, Phytosterole, Cumarine, ätherisches Öl
	Liebstöckel *(Levisticum officinale Koch)*	Menstruationsstörungen, Blasenentzündungen, Verdauungsbeschwerden, Sodbrennen	Ätherisches Öl
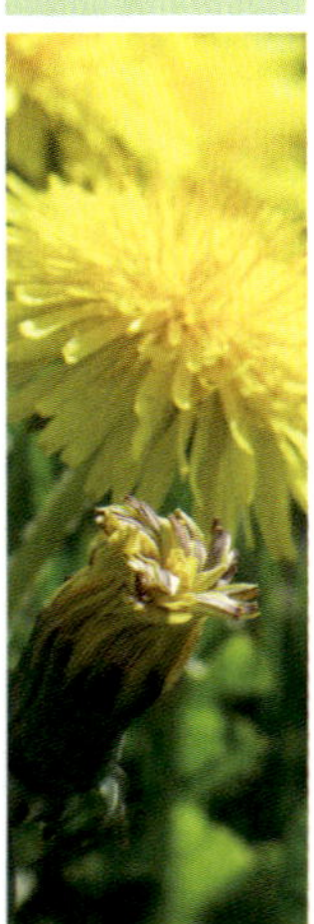	Löwenzahn *(Taraxacum officinale)*	Blasen- und Nierenleiden, Gallen- und Leberprobleme, Rheuma, Ekzeme	Flavonoide, Triterpene, Sterole, Carotine, Bitterstoffe, Vitamine

Gegenanzeigen und Nebenwirkungen	Pflanzenteile und Zubereitung	Wirkung	Besonderheiten
Nicht bei bekannter Überempfindlichkeit gegenüber Korbblütlern	Klettenwurzel *(Bardanae radix)* Innerlich: 2 TL mit 250 ml kaltem Wasser ansetzen, 5 Std. ziehen lassen, aufkochen, 1 min sieden lassen, abseihen. 3-mal täglich eine Tasse trinken. Auch für Waschungen und Umschläge geeignet	Funghizid, antibiotisch, harntreibend	Am bekanntesten ist die Anwendung des Klettenwurzelöls bei schuppiger Kopfhaut
	Korianderfrüchte *(Coriandri fructi)* Innerlich: 1 TL anstoßen, mit 250 ml heißem Wasser übergießen, 10 min ziehen lassen, abseihen, ½ Stunde nach den Mahlzeiten trinken	Lösend, entkrampfend, antibakteriell, antimykotisch	Das frische Grün findet vor allem in der vietnamesischen und thailändischen Küche Verwendung
	Labkraut *(Gallii veri herba)* Innerlich und äußerlich (Umschläge): 2 TL mit 250 ml Wasser kalt ansetzen, zum Kochen bringen, nach 2 min abseihen, 2–3 Tassen täglich	Harntreibend, wundheilend	Achten Sie bei einer Durchspültherapie auf eine ausreichende, zusätzliche Flüssigkeitszufuhr
	Lavendelblüten *(Lavandulae flos)* Innerlich: 1–2 TL mit 250 ml kochendem Wasser übergießen, 5 min ziehen lassen. Mit Honig gesüßt trinken, bei Magen-Darm-Beschwerden ungesüßt. Äußerlich als Badezusatz zu Fuß-, Sitz- und Vollbädern	Antibakteriell, antimykotisch, schmerzlindernd, durchblutungsfördernd, krampflösend, beruhigend, entzündungshemmend, desodorierend, zellerneuernd	Für ein wunderbar duftendes, schlafförderndes Schlummerkissen nehmen Sie je einen Teil Lavendelblüten, Hopfenzapfen und Melissenblätter
Nicht bei eingeschränkter Nierentätigkeit. Nicht während der Schwangerschaft. Bei längerer Einnahme kann Lichtempfindlichkeit auftreten	Liebstöckelwurzel *(Levistici radix)* Innerlich: 2 TL zerkleinerte Wurzel mit 250 ml Wasser kalt ansetzen, zum Kochen bringen und sofort abseihen. 2 Tassen täglich trinken	Krampflösend, entwässernd, harntreibend, verdauungsfördernd	Würzen Sie öfter einmal mit frischen Liebstöckelblättern, die Sie mitkochen lassen
Gelegentlich treten Magen-Darm-Beschwerden auf. Allergische Reaktionen können vereinzelt vorkommen	Löwenzahn *(Taraxaci radix cum herba)* Innerlich: 1–2 TL mit 250 ml kaltem Wasser ansetzen, 1 min aufkochen und nach 10 min abseihen. 2- bis 3-mal täglich eine Tasse trinken	Verbessert das Allgemeinbefinden, fördert den Leber-, Gallefluss	Frühjahrs- und Herbstkur: 4–6 Wochen lang 2-mal täglich eine Tasse Löwenzahntee trinken. Das regt den Stoffwechsel und die Ausscheidung an und verhilft zu neuem Wohlbefinden

	Pflanze	Anwendungsgebiete	Wirkstoffe
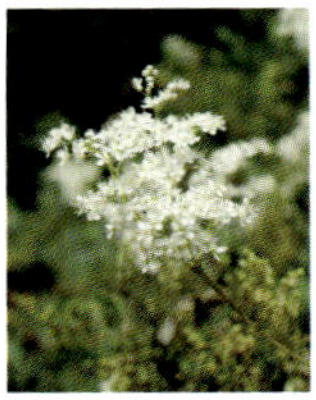	Mädesüß *(Filipendula ulmaria)*	Blasenerkrankungen, Schmerzen bei Endometriose, Rheuma, Gicht, Erkältungserkrankungen	Gerbstoffe, Flavonglykoside, Salicylsäureverbindungen, ätherisches Öl
	Majoran *(Origanum majorana)*	Schmerzhafte Regelblutung, zu schwache oder ausbleibende Regel, Schleimhautentzündungen, Verdauungsbeschwerden, Husten, Asthma, Verschleimung	Ätherisches Öl, Gerbstoffe, Bitterstoffe
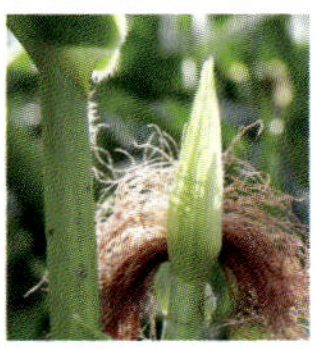	Mais *(Zea mays.)*	Blasenentzündung, Blasengrieß	Sapoide, Flavone, Gerbstoffe, Bitterstoffe, Harze, Kalium, fettes und ätherisches Öl
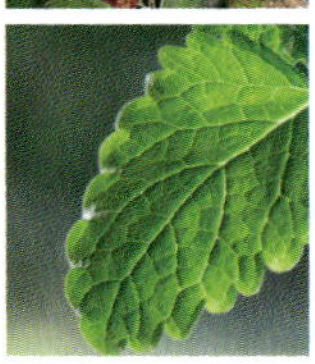	Melisse *(Melissa officinalis)*	Herpesinfektionen, nervöse Einschlafstörungen, Reizbarkeit, Spannungskopfschmerzen, Magen-Darm-Beschwerden	Ätherisches Öl, Mineralstoffe, Flavonoide, Gerb- und Bitterstoffe
	Mistel *(Viscum album)*	Begleittherapie bei Krebs, degenerativ entzündliche Gelenkserkrankungen, leichter Bluthochdruck, «Altersherz»	Viscotoxine, Lectine, Schleimstoffe, Zuckeralkohole, flavonoide, Ligane
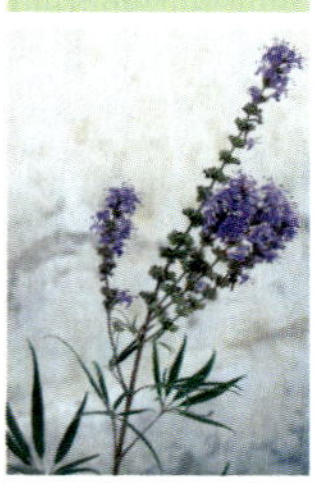	Mönchspfeffer *(Vitex agnus-castus)*	Prämenstruelles Syndrom, Brustspannen, Zyklusunregelmäßigkeiten, Blutungsstörungen, Schmerzen während der Periode, Hyperprolaktinämie, Wechseljahrsbeschwerden, Hypogalaktie	Iridoide, ätherisches Öl, Flavonoide, Bitterstoffe, fettes Öl
	Passionsblume *(Passiflora incarnata)*	Nervöse Unruhe, Schlafstörungen, depressive Verstimmungen, nervöse Magen-Darm-Beschwerden	Flavonoide, Glykoside, ätherisches Öl

Gegenanzeigen und Nebenwirkungen	Pflanzenteile und Zubereitung	Wirkung	Besonderheiten
Bei Überdosierung kann es zu Übelkeit und Magen-Darm-Beschwerden kommen	Mädesüß- oder Spierstaudenkraut *(Spiridiae herba)* Innerlich: 1 TL mit 250 ml kochendem Wasser übergießen, 10 min ziehen lassen, abseihen. 2-mal täglich eine Tasse	Entzündungshemmend, harntreibend, fiebersenkend, schmerzlindernd	
Bei Überdosierung können Kopfschmerzen auftreten	Majorankraut *(Majoranae herba)* Innerlich: 1 TL mit 250 ml kochendem Wasser übergießen, nach 5 min abseihen, 2 Tassen täglich trinken. Äußerlich als Majoranbutter (S. 30)	Krampflösend, durchblutungsfördernd im Beckenbereich, reizlindernd, schleimlösend	In der Antike wurde Majoranwein als die Liebeskräfte weckend sehr geschätzt
Bei Ödemen infolge von Herzschwäche oder Niereninsuffizienz fragen Sie Ihren Arzt	Maisgriffel *(Maydis Stigmatae)* Innerlich: 2 TL mit 250 ml Wasser kalt ansetzen, zum Kochen bringen, nach 5 min abseihen, 2–3 Tassen täglich trinken	Harntreibend, ausschwemmend	Achten Sie bei einer Durchspültherapie auf eine ausreichende, zusätzliche Flüssigkeitszufuhr
	Melissenblätter *(Melissae foliae)* Innerlich: 3 TL mit 250 ml kochendem Wasser übergießen und 10 min ziehen lassen. 3 Tassen täglich trinken	Mild östrogenartig, beruhigend, krampflösend, ausgleichend	
Keine Nebenwirkungen bei der Anwendung als Tee. Bei Injektionen sind lokale Entzündungen, Fieber, Schüttelfrost, Kreislaufstörungen und vereinzelt allergische Reaktionen möglich	Mistelkraut *(Visci herba)* Innerlich: 1–2 TL in 250 ml kaltem Wasser 10 Std ziehen lassen, aufkochen und abseihen. 1–2 Tassen täglich. In der Krebstherapie werden Mistelpräparate injiziert, die Behandlung muss therapeutisch überwacht werden	Immunstärkend, verbessert die Lebensqualität, kann das Tumorwachstum verzögern, aufbauend, blutstillend	
Selten tritt ein juckender Hautausschlag auf. Nicht während der Schwangerschaft	Mönchspfefferfrüchte *(Agni casti fructus)* Innerlich nur als Fertigarzneimittel, Teezubereitungen werden nicht empfohlen, da die arzneilich wirksamen Bestandteile schlecht wasserlöslich sind	Krampflösend, zyklusregulierend, gelbkörperhormonanregend	
Kann Schläfrigkeit auslösen und die Reaktionsfähigkeit einschränken	Passionsblumenkraut *(Passiflorae herba)* Innerlich: 1–2 TL mit 250 ml heißem Wasser übergießen, 10 min ziehen lassen, abseihen. Eine halbe Stunde vor dem Zubettgehen trinken	Beruhigend, lösend, stimmungsaufhellend	

	Pflanze	Anwendungsgebiete	Wirkstoffe
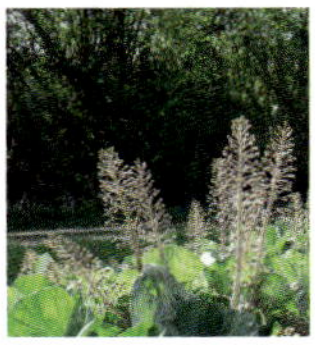	Pestwurz *(Petasitis hybridus)*	Krampfartige Beschwerden während der Menstruation, Migräne, Kopfschmerzen, Krampfhusten, Asthma, Reizblase	Ätherisches Öl, Pyrrolizidinalkaloide, Sesquiterpenalkaloide, Bitter- und Schleimstoffe
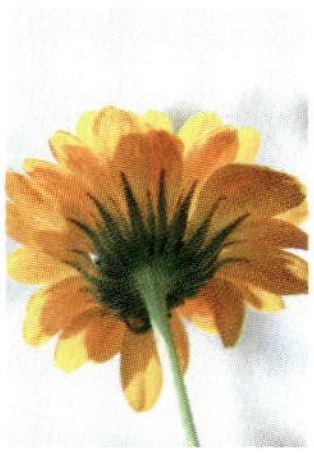	Ringelblume oder Calendula *(Calendula officinalis)*	Menstruationsbeschwerden, Haut, Bindehaut- und Schleimhautentzündung	Calendula-Sapogenin, Saponine, Glykoside, Carotinoide, Schleime, Bitterstoffe, Fermente, ätherisches Öl
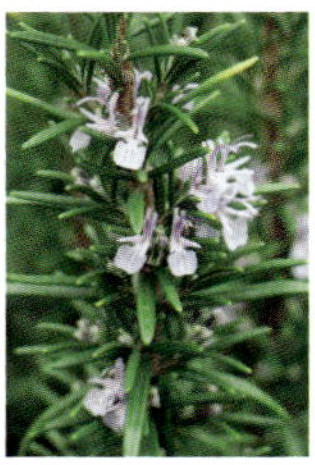	Rosmarin *(Rosmarinus officinalis)*	Menstruationsbeschwerden, zu schwache und ausbleibende Blutungen, Blähungen und Krämpfe im Magen-Darm-Bereich, Kreislaufbeschwerden, niedriger Blutdruck, Erschöpfung	Ätherisches Öl, Harze, Bitterstoffe, Gerbstoffe, Flavonoide
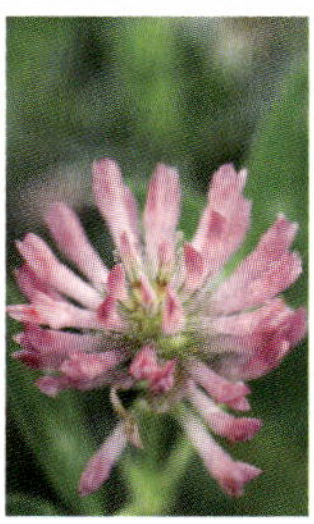	Rotklee *(Trifolium pratense)*	Hormonmangelzustände, Wechseljahrsbeschwerden, Osteoporose, Depressionen, Hauterkrankungen	Isoflavonoide, Glykoside, Cumarinderivate, ätherisches Öl
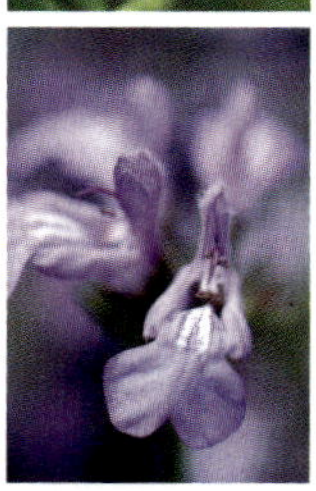	Salbei *(Salvia officinalis)*	Übermäßiges Schwitzen, zu starke Periode, Entzündungen im Hals- und Rachenraum, Zahnfleischentzündungen, Reizhusten, Funktionsstörungen des Magen-Darm-Traktes, zum Abstillen	Ätherische Öle, Flavonoide, Bitterstoffe, Salvin, Gerbstoffe
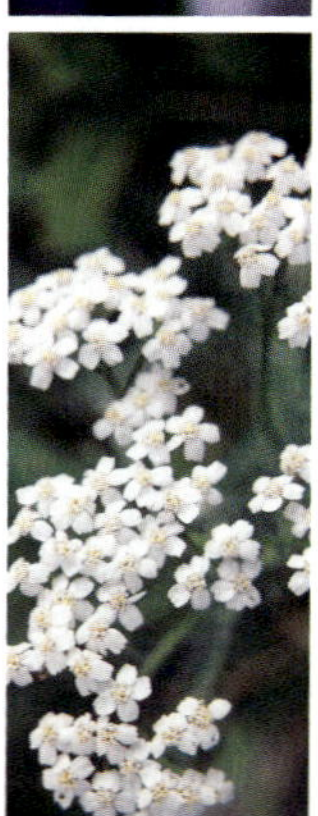	Schafgarbe *(Achillea Millefolium)*	Vegetative Dystonie des kleinen Beckens, schmerzhafte Menstruation, prämenstruelles Syndrom, Zyklusstörung, Wechseljahrsbeschwerden, Magen-, Darm-, Gallenbeschwerden	Bitterstoffe, Flavonoide, Gerbstoffe, Kalium, ätherisches Öl

Gegenanzeigen und Nebenwirkungen	Pflanzenteile und Zubereitung	Wirkung	Besonderheiten
Pyrrolizidinalkaloide sind giftig!	Ein Teeaufguss ist wegen der giftigen Pyrrolizidinalkaloide nicht ratsam. Verwenden Sie standardisierte Fertigpräparate	Ausgleichend, beruhigend, schmerzlindernd, spasmolytisch	
Ein mögliches allergenes Potenzial ist abhängig vom Anbauort, den verwendeten Pflanzenteilen und den Herstellungsprozessen.	Ringelblumenblüten *(Calendulae flos)* Innerlich: 1–2 TL mit 250 ml kochendem Wasser übergießen, 10 min ziehen lassen. Äußerlich: für Umschläge, Kompressen und Abwaschungen	Spasmolytisch, entzündungshemmend, antibakteriell, antiviral, antimykotisch	
In der Schwangerschaft nicht innerlich anwenden. Vorsicht bei zu hohem Blutdruck	Rosmarinblätter *(Rosmarini foliae)* Innerlich: 1 TL mit 250 ml kochendem Wasser übergießen, 10 min ziehen lassen, 2- bis 3-mal täglich 1 Tasse Äußerlich: 50 g auf 1 Liter Wasser, heiß aufgießen, bedeckt 30 min ziehen lassen. Zum Voll- oder Teilbad geben	Fördert den Eisprung und die Menstruation, krampflösend, durchblutungsfördernd, verdauungsfördernd, kreislauftonisierend, zur Rekonvaleszenz	Rosmarin wirkt sehr anregend, nicht vor dem Schlafen anwenden
Nicht bei östrogenabhängigen Tumorerkrankungen. In sehr seltenen Fällen sind allergische Reaktionen möglich. Nicht in Schwangerschaft und Stillzeit	Rotkleeblüten *(Trifolii pratensis flos)* Innerlich: 2–3 TL mit 250 ml kochendem Wasser übergießen, 10 min ziehen lassen, abseihen. 3 Tassen täglich trinken	Östrogenartige Wirkung, antioxidativ, wundheilend	Halten Sie bei gleichzeitiger Einnahme der Pille Rücksprache mit Ihrem Frauenarzt
Nicht in Schwangerschaft und Stillzeit (nur zum Abstillen)	Salbeiblätter *(Salviae foliae)* Innerlich: 1 TL mit 250 ml siedendem Wasser übergießen, 10 min ziehen lassen, 2–3 Tassen täglich. Äußerlich: für Waschungen, Fußbäder, als Gurgellösung	Schweißhemmend, östrogenartig, antibiotisch, krampflösend, beruhigend	Frische Salbeiblätter, fein gehackt, verleihen vielen Speisen eine aromatische Frische und verlängern außerdem die Haltbarkeit der Lebensmittel
Bei Hautausschlag nach Berührung des frischen Krautes empfiehlt sich keine weitere Anwendung	Schafgarbenkraut *(Millefolii herba)* Innerlich:1–2 TL mit 250 ml kochendem Wasser übergießen, 5–10 min ziehen lassen, 1–3 Tassen. Äußerlich: 8 EL Schafgarbenblüten mit 2 l kochendem Wasser übergießen, nach 15 min abseihen. Tinktur (s. S. 86)	Gestagenartig, krampflösend, wundheilend, entzündungshemmend, keimhemmend, adstringierend	Nicht anwenden bei bekannter Überempfindlichkeit gegen Korbblütler

	Pflanze	Anwendungsgebiete	Wirkstoffe
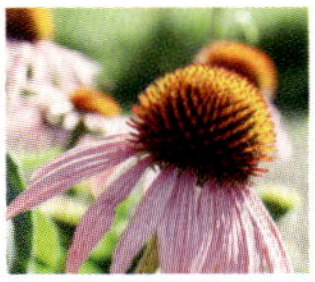	Sonnenhut, Roter *(Echinacea purpurea)*	Unterstützung der Abwehrkräfte bei Erkältungskrankheiten, Wundbehandlung, Schuppenflechte	Echinacin, Bitterstoffe, Harze, Phytosterine, ätherisches Öl
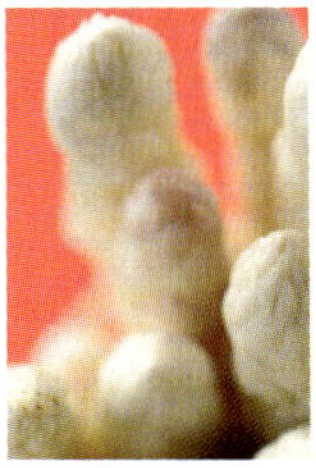	Spargel *(Asparagus officinalis)*	Blasen- und Nierenbeschwerden, Hautausschläge	Asparagin, Asparagose, Arginin, Flavonoide, Saponoide, Mineralstoffe
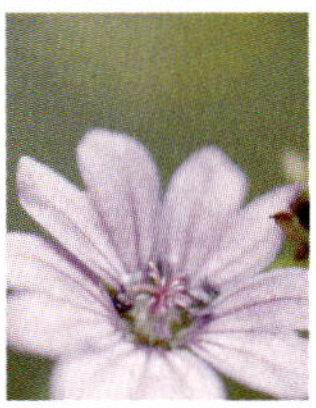	Storchschnabel *(Geranium robertinum)*	Blutungen verschiedenster Art, Schleimhautentzündungen, Durchfallerkrankungen	Bitterstoffe, Gerbstoffe, organische Säuren, ätherisches Öl
	Taubnessel, Weiße *(Lamum album)*	Unregelmäßige und schmerzhafte Periode, Ausfluss	Saponine, Gerbstoffe, Flavonglycoside, Schleim, ätherisches Öl
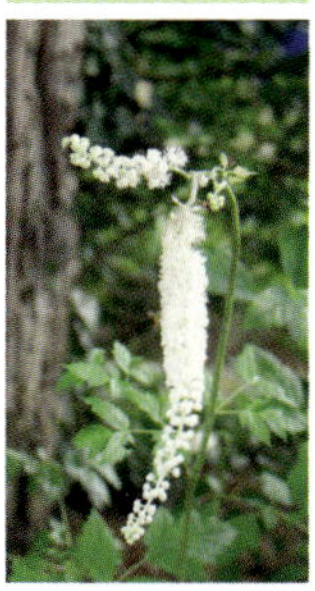	Traubensilberkerze *(Cimicifuga racemosa)*	Wechseljahrsbeschwerden, prämenstruelles Syndrom, schmerzhafte Periode	Triterpenglycoside, Cimifugasid, Alkaloide, Cytisin, Cimifugasäuren, Gerbstoffe, Harze, Flavonoid
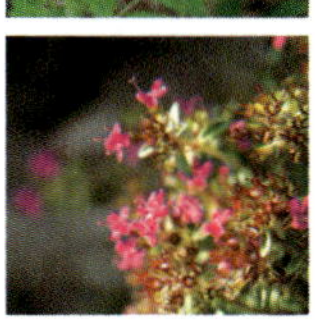	Thymian *(Thymus vulgaris)*	Bronchitis, Katarrhe der oberen Luftwege, Reizhusten	Ätherisches Öl (bis zu 50 % Thymol), Flavonoide, Gerbstoffe
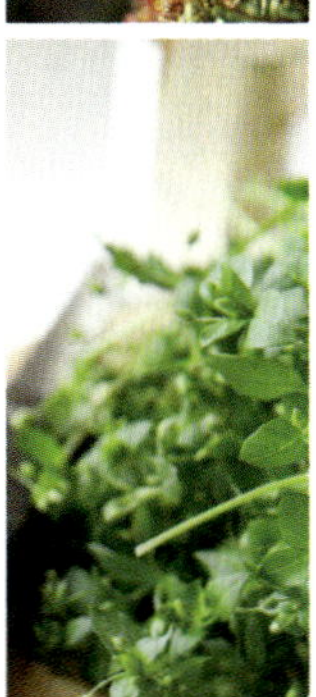	Vogelmiere *(Stellaria media)*	Stoffwechselerkrankungen, Osteoporosevorbeugung, Erkältungserkrankungen, Ekzeme, Psoriasis	Saponine, Kalium, Kupfer, Magnesium, Phosphor, Zink, Kalzium, Eisen, Vitamin C, Gerbstoffe, ätherisches Öl, Kieselsäure, Mineralsalze und Karotin

Gegenanzeigen und Nebenwirkungen	Pflanzenteile und Zubereitung	Wirkung	Besonderheiten
	Sonnenhutkraut *(Echinacea herba)* Innerlich als Fertigpräparate in Form von Tropfen und Tabletten, äußerlich als Salbe oder Tinktur (S. 69)	Antibakteriell, antiviral, immunstärkend, wundheilend	
Bei Ödemen infolge von Herzschwäche oder Niereninsuffizienz fragen Sie Ihren Arzt. Selten treten allergische Hautreaktionen auf	Spargelwurzel *(Asparagi rhizoma)* Innerlich und äußerlich (Umschläge, Waschungen): 2 TL Spargelwurzel mit 250 ml Wasser kalt ansetzen, zum Kochen bringen, abseihen, 2–3 Tassen täglich trinken	Harntreibend, leicht abführend	Achten Sie auf ausreichende, zusätzliche Flüssigkeitszufuhr. Spargelgemüse enthält viel Vitamin E und Folsäure
Überdosierung kann durch den hohen Gerbstoffanteil zu Magenproblemen führen	Storchschnabel- oder Ruprechtskraut *(Geranii robertiani herba)* Innerlich: 2 TL mit 250 ml kochendem Wasser übergießen, 5 min ziehen lassen, abseihen, 2-mal täglich eine Tasse	Wundheilend, stoffwechselanregend, blutstillend	Der scharf-herbe, etwas unangenehme Geruch verlieh ihm das Beiwort «stinkender» Storchschnabel
	Weiße Taubnesselblüten *(Lamii albi flos)* Innerlich: 1–2 TL mit 250 ml Wasser aufkochen, 5 min ziehen lassen, abseihen	Lösend, entzündungshemmend, adstringierend	
Nicht in Schwangerschaft und Stillzeit einnehmen. Sehr selten treten Magenbeschwerden auf. Arzneimittel aus Traubensilberkerzen nicht länger als 6 Monate anwenden	Traubensilberkerzenwurzel *(Cimicifuga rhizoma)* Innerlich als Fertigpräparate, in Form von Filmtabletten oder Tropfen	Östrogenartige Wirkung, lindert die physischen, psychischen und neurovegetativen Symptome von Wechseljahrsbeschwerden	
Nicht anwenden bei Überempfindlichkeit gegenüber Lippenblütlern	Thymiankraut *(Thymi herba)* Innerlich:1–2 TL mit 250 ml kochendem Wasser übergießen, 5–10 min ziehen lassen.1–3 Tassen täglich	Krampflösend, auswurffördernd, antibakteriell	
	Vogelmierenkraut *(Stellariae media herba)* Innerlich: 1–2 TL mit 250 ml kochendem Wasser übergießen, 5 min ziehen lassen, abseihen. 2-mal täglich eine Tasse warm trinken. Tinktur (s. S. 121)	Aufbauend, immunstimulierend, antiviral, juckreizstillend	Frisches Grün auch im Winter – bestreuen Sie an düsteren Tagen Ihre Gerichte mit frischer Vogelmiere, die keine Winterruhe kennt

	Pflanze	Anwendungsgebiete	Wirkstoffe
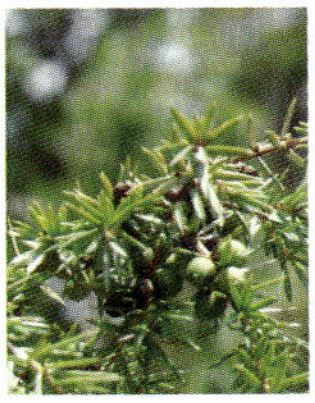	Wacholder *(Juniperus communis)*	Schmerzhafte oder ausbleibende Menstruation, Ausfluss, Erkrankung der Harnwege, Verdauungsstörungen	Ätherisches Öl, Flavonoide, Gerbstoffe
	Walnuss *(Juglans regia)*	Entzündung der Schleimhäute wie der Magen- und Darmschleimhaut, Entzündungen im Mund- und Rachenraum, Entzündungen der Augenlidränder, Entzündungen im Genitalbereich, Hautschäden und Ekzeme	Gerbstoffe, ätherisches Öl, Juglon, Flavonoide, Vitamin C
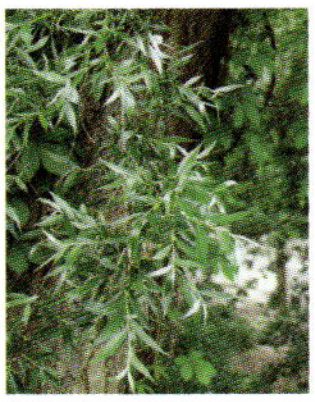	Weide *(Salix alba)*	Endometriose fieberhafte Erkrankungen, Kopfschmerzen, rheumatische Beschwerden	Salicylsäureverbindungen, Flavonoide, Glykoside, Gerbstoffe
	Yamswurzel *(Dioscorea mexicana)*	Progesteronmangel, Endometriose, Menstruationsstörungen, Übergewicht infolge Hormonstörungen, Spannungen der Brust, Wechseljahrsbeschwerden, Osteoporose, Nervosität, Depressionen	Diosgenin
	Zaubernuss *(Hamamelis virginiana)*	Menstruationsbeschwerden, Durchfall, Entzündung von Haut und Schleimhaut, Hämorrhoiden, Krampfadern	Gerbstoffe, Flavonoide, ätherisches Öl

Gegenanzeigen und Nebenwirkungen	Pflanzenteile und Zubereitung	Wirkung	Besonderheiten
In der Schwangerschaft und bei Nierenerkrankungen nicht innerlich anwenden. Überdosierungen unbedingt vermeiden	Wacholderbeeren *(Juniperi fructi)* Innerlich: 1 TL zerdrückte Beeren mit 250 ml kochendem Wasser übergießen, 10 min ziehen lassen. Äußerlich als Zusatz zum Fußbad	Appetitanregend, verdauungsfördernd, entwässernd	Nicht zur Daueranwendung
Bei magenempfindlichen Personen sind bei innerlicher Einnahme Übelkeit und Erbrechen möglich	Walnussblätter *(Juglandis foliae)* Innerlich: 1–2 TL geschnittene Blätter mit 250 ml kaltem Wasser ansetzen, 3 min kochen lassen, abseihen, 2- bis 3-mal eine Tasse Äußerlich: 2 EL Walnussblätter mit 1 l kaltem Wasser ansetzen, 30 min kochen lassen, abseihen	Adstringierend, desinfizierend, entzündungshemmend	Eine Braunfärbung der Haut ist möglich. Frische Blätter haben insektizide Wirkung
Nicht in der Schwangerschaft, nicht bei Magengeschwüren, Asthma, Diabetes und Blutgerinnungsstörungen	Weidenrinde *(Salicis cortex)* Innerlich: 1 TL mit 250 ml kaltem Wasser ansetzen, langsam zum Kochen bringen, nach 5 min abseihen. 2 Tassen täglich trinken	Schmerzlindernd, entzündunghemmend, fiebersenkend, wundheilend	
Nicht in Schwangerschaft und Stillzeit anwenden	Yamswurzel *(Dioscorea mexicana)* Innerlich in Kapselform, äüßerlich als Öl	Hormonregulierend, vitalisierend, fruchtbarkeitsfördernd	
Bei Überdosierung können Magen-Darm-Reizungen auftreten	Zaubernussrinde *(Hamamelidis cortex)* Innerlich: 1 TL mit 250 ml kaltem Wasser ansetzen, 10 min kochen lassen. 2–3 Tassen täglich. Äußerlich zu Spülungen, Umschlägen und Sitzbädern	Entzündungshemmend, blutungsstillend, wundheilend	

Service

Literatur zum Weiterlesen

Bühring Ursula, Annegret Sonn: ***Heilpflanzen in der Pflege***, Huber Verlag, Bern 2004

Daub-Amend, Eveline: ***Wechseljahre*** Aethera Verlag, Stuttgart 2001

Fischer-Rizzi, Susanne: ***Medizin der Erde***, Heyne Verlag, München 2002

Klein, Margarita: ***Beckenboden – Deine geheime Kraft***, Rowohlt Verlag, Reinbek 2003, rororo 61465

König, Uta: ***Wir wollen ein Baby***, Rowohlt Verlag, Reinbek 2003, rororo 61561

Laue, Birgit: ***Ich bin schwanger: natürlich pflegen und heilen***, Rowohlt Verlag, Reinbek 2002, rororo 60997

Laue, Birgit, Angelika Salomon: ***Kinder natürlich heilen***, Rowohlt Verlag, Reinbek 2003, rororo 61703

Laue, Birgit: ***100 Fragen: Geburt***, Rowohlt Verlag, Reinbek 2004, rororo 61716

Madejsky, Margret: ***Alchemilla***, Goldmann, München 2000

Nissim, Rina: ***Naturheilkunde in der Gynäkologie***, Orlanda Frauenverlag, Berlin 1998

Pahlow, Manfried: ***Das große Buch der Heilpflanzen***, Bechtermünz, Augsburg 2000

Sonn, Annegret: ***Pflegethema: Wickel und Auflagen***, Thieme Verlag, Stuttgart 1998

Dittmar, W. F., E. Loch, M. Wiesenauer: ***Naturheilverfahren in der Frauenheilkunde und Geburtshilfe***, Hippokrates, Stuttgart 1998

Wichtige Adressen

AKF – Arbeitskreis Frauengesundheit in Medizin, Psychotherapie und Gesellschaft e. V.

Knochenhauer Str. 20–25
28195 Bremen
Tel.: 0421/4349340, Fax: 0421/1604960
www.akf-info.de

Bundesselbsthilfeverband Osteoporose e. V.

Kirchfeldstr. 149
40215 Düsseldorf
Tel.: 0211/319165, Fax: 0211/332202
www.bfo-aktuell.de

Bundeszentrale für gesundheitliche Aufklärung

Postfach 910152
51071 Köln
Tel.: 0221/8992-0, Fax: 0221/8992300
www.bzga.de

Dachverband der Frauengesundheitszentren in Deutschland e. V.

Goetheallee 9
37073 Göttingen
Tel./Fax: 0551/487025
www.frauengesundheitszentren.de

Deutsche Gesellschaft für Ernährung e. V.

Godesberger Allee 18
53175 Bonn
www.dge.de

Endometriose-Vereinigung Deutschland e. V.

Bernhard-Göring-Str. 152
04277 Leipzig
Tel./Fax: 0341/3065304
www.endometriose-vereinigung.de

Kneipp-Bund e.V.
Adolf-Scholz-Allee 6–8
86825 Bad Wörishofen
Tel.: 08247/3002-0, Fax: 08247/3002/199
www.kneippbund.de

Kuratorium Knochengesundheit
Leipziger Str. 6
74889 Sinsheim
Tel.: 07261/92170, Fax: 07261/64659
www.osteoporose.org

LARA Verein gegen sexuelle Gewalt an Frauen e.V.
Tempelhofer Ufer 14
10963 Berlin-Kreuzberg
Tel.: 030/2168888, Fax: 030/2168061
www.lara-berlin.de

Mütterzentren Bundesverband e.V.
Müggenkampstraße 30a
20257 Hamburg
Tel.: 040/40170606, Fax: 040/4903826
www.muetterzentren-bv.de

Pro Familia Bundesgeschäftsstelle
Stresemannallee 3
60596 Frankfurt
Tel.: 069/639002
www.profamilia.de

TERRE DES FEMMES e.V. – Menschenrechte für die Frau
Konrad-Adenauer-Str. 40
72072 Tübingen
Tel.: 07071/79730, Fax: 07071/797322
www.frauenrechte.de

Bezugsadressen

Bienenwachsauflagen:
Fa. Wachswerk, Dirk-H. Otto
Schmachtenberg Str. 174
45219 Essen-Kettwig
Tel.: 02054/124726
www.wachswerk.de

Diosgeninöl:
Stadt-Apotheke, Dr. Joachim Exner
Marktstr. 8
72275 Alpirsbach
Tel.: 07444/3666

Ginsengzubereitungen:
Flora Farm
Bockhorn 1
29664 Walsrode
Tel.: 05162/1393

Granatapfelkernöl:
Fa. Jäger und Partner
Im Winkel 17
87463 Reicholzried
Tel.: 08374/230173

Rosenzäpfchen:
Savoy-Apotheke, Rainer Wieshammer
Tengstr. 16
80798 München
Tel./Fax.: 089/2717135

Register

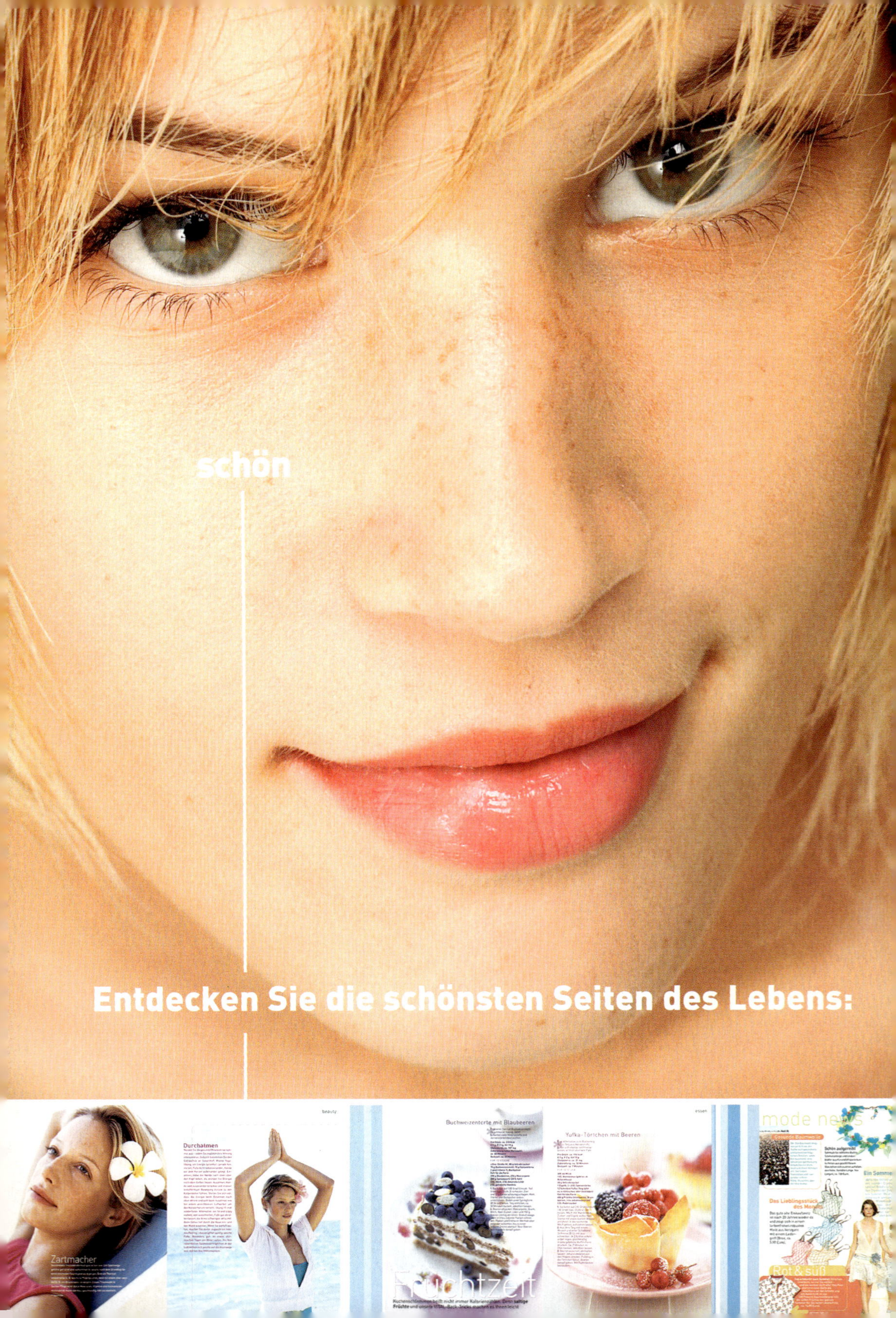
schön
Entdecken Sie die schönsten Seiten des Lebens:
Zartmacher
beauty
Durchatmen
Buchweizentorte mit Blaubeeren
Fruchtzeit
essen
Yufka-Törtchen mit Beeren
mode news
Das Lieblingsstück des Monats
Rot & süß